삐뚤어진 얼굴, 습관 바로잡기

신정민 지음

아침사과

머리말

저는 1998년 첫 번째 대학을 졸업한 후 약사로 2년여간 사회생활을 하다가 2001년 한의대에 입학했습니다. 그래서 아이를 낳고 키운 시간과 한의학을 공부하고 임상에 뛰어든 시간이 겹치는데요. 지금 생각해보니 임상 경험도 턱없이 부족했고, 육아에도 서툴렀던 시기라 잘 몰라서 아이들을 조금 더 건강하게 키워내지 못했다는 아쉬움이 많이 듭니다.

큰아이가 턱이 아프다고 울고불고하던 그 어느 겨울밤 이후로 제 삶의 패러다임이 바뀌었습니다. 제 아이를 치료하는 방법들을 찾아 헤매다 뒤늦게 턱 건강의 중요성을 알게 되었고, 구강 호흡 패턴, 치료하면 좋아졌다 재발하는 비염, 성장 부진, 치아의 부정렬 현상 등 아이들이 성장 과정에 보여왔던 여러 병적 패턴이 턱관절 문제와 관련이 깊은 걸 알게 되었습니다. 그러면서 좀 더 아이들이 어렸을 때 지금 알고 있는 것들을 알았더라면 하고 얼마나 후회를 했는지 모릅니다.

그래서 제 아이를 치료하면서, 또 임상에서 환자들을 보면서 연구하고 고민했던 부분을 모아서 '브런치'라는 채널에 틈틈이 글을 쓰기 시작했습니다. 제가 알고 있는 지식을 하나라도 더 알려서, 제가 뒤늦게 알아서 후회했던 그 전철을 대한민국 다른 부모님들은 밟지 않았으면 하는 작은 사명감 때문이었던 것 같습니다. 정신없이 돌아가는 숨 가쁜 일상 속에서 시간을 쪼개 써 내려간 글들이 씨앗이 되어 이렇게 책으로 엮여 큰 열매가 되었습니다.

우리는 척추 건강에 악영향을 주고, 턱관절 장애가 쉽게 발생하며, 그로 인해 얼굴 변형이 발생할 수밖에 없는 사회환경적인 악화 요인들이 넘쳐나는 시대를 살고 있습니다.

스마트폰을 가진 사용자의 연령대는 자꾸만 낮아지고 있으며 게임 중독을 WHO에서 치료가 필요한 질병으로 규정해야 할 만큼 테크놀로지의 해악은 늘어난 상황이며, 우리 아이들은 학원을 빵빵이 돌며 하루를 보내고 있어 근골격계의 고른 성장을 유도할 운동량은 턱없이 부족합니다. 이는 많은 인간을 정신적으로나 육체적으로 병들게 하는 일에 그치지 않고 미래 인간의 표준 얼굴형이 바뀔 수밖에 없는 상황을 만들 수도 있습니다. 이러한 현실 속에서 여러분의 건강을 지키고 아름답게 나이 들어가는 일에, 우리 아이들을 건강하게 키워내는 일에 이 책이 조금이나마 도움이 되길 진심으로 바랍니다.

끝으로 본인의 고단함을 마다하지 않고 그 어느 순간에도 진심 어린 지지를 보내주는 사랑하는 우리 가족들, 특히 이 책이 세상에 빛을 볼 수 있는 계기를 만들어줬을 뿐 아니라 엄마라는 이름의 진정성을 일깨워 준 나의 소중한 두 딸, 승연이와 민주에게 이 책을 바치고 싶습니다.

한의사 신정민

차례

PART 3 안면비대칭, 수술 없이 교정할 수 있다

PART 4 얼굴 변형 교정 방법 알아보기

집에서 해보는 얼굴 교정 운동법

③ 구강 호흡 개선

④ 저작, 연하 습관 개선

⑤ 입술 운동

PART

1

얼굴 변형,
요람에서 무덤까지

스마트폰,
우리 아이 얼굴에
비상이 걸렸다!

아이를 키우시는 부모님들, 스마트폰 때문에 골머리를 앓고 계시는 분들이 많으시죠? 또래 집단에서 소외감을 느끼는 아이 마음을 생각하면 안 사줄 수도 없고, 장고 끝에 스마트폰을 안겨주고 나면 그날부터 아이와 전쟁이 시작됩니다. 학교만 다녀오면 종일 스마트폰에 머리 박고 있는 아이와 감정 씨름하는 것이 일상이 되거든요.

스마트폰에서 눈을 떼지 못하고 길을 걷다가 타인과 부딪히기도 하고, 발밑에 있는 돌부리를 못 봐서 넘어진다거나 갑자기 튀어나온 자동차를 피하지 못해 교통사고를 당하기도 하는 사건이 심심찮게 발생하고 있습니다.

스몸비 Smombie

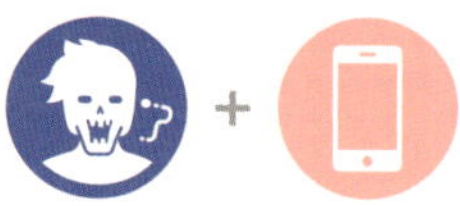

스마트폰에 정신이 팔려 걸음이 느리고 주위를 살피지 못하는 모습을 보이는 사람들, 스마트폰을 보며 길을 걷는 모습이 마치 좀비 같아 보인다 해서 탄생한 신조어, 스마트폰(smartphone)과 좀비(zombie)의 합성어입니다.

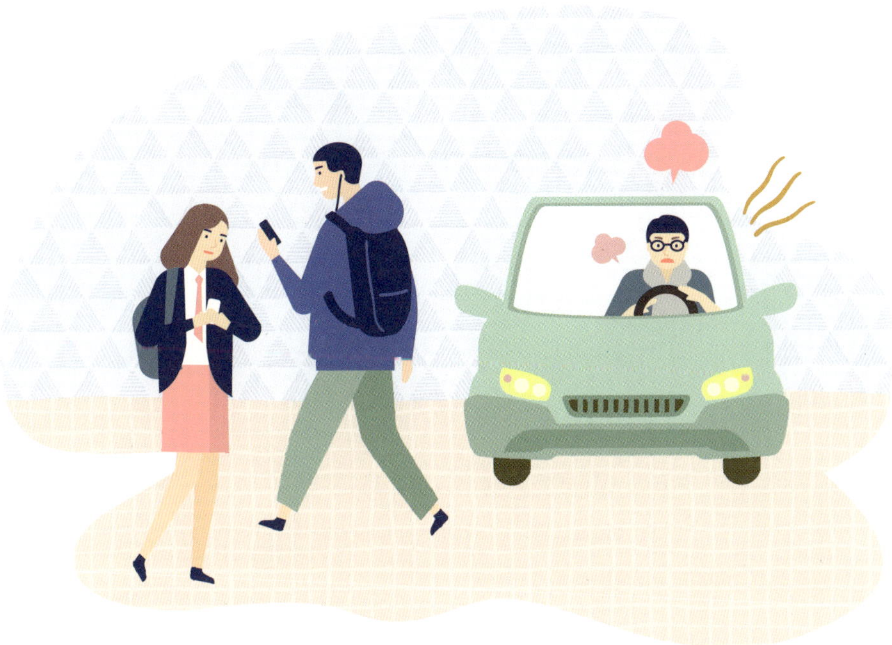

스마트폰 과의존 실태

(단위: %)

- 고위험
- 잠재적 위험
- 과의존(고위험+잠재적 위험)

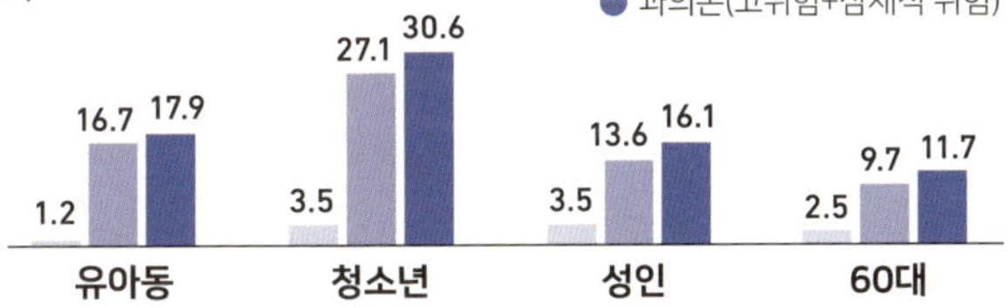

*만 3~69세 스마트폰 이용자 조사 / 자료: 한국정보화진흥원

자녀의 스마트폰 등 이용 권고안

- **2세 미만** 스마트폰 노출을 피한다.
- **2세 이상** 하루 2시간 이내 이용
- 훈계 · 비난보다 대화로 다가선다.
- 심야 시간 스마트 기기 이용 금지
- 부모가 모범을 보인다.
- 올바른 사용습관을 들인다.

*대한신경정신의학회 · 한국중독정신의학회 · 대한소아청소년정신의학회

작년에 발생한 보행자 사고의 10%가 주위를 살피지 않고 스마트폰에 빠져 걷다가 일어난 사고이며 그 비율은 매년 증가하고 있어서 심각한 사회 문제로 대두되고 있습니다. 이는 단순히 우리나라만의 문제는 아닌가 봅니다. 세계 각국에는 보행 시 스마트폰 사용을 규제하는 다양한 스몸비 정책을 내놓고 있습니다.

제가 글을 시작하면서 굳이 스마트폰에 대한 이야기를 꺼내는 것은 절제력이 떨어지는 아이들에게 스마트폰이 심각한 부분일 수밖에 없기 때문입니다.

스마트폰 과의존도를 조사한 위의 결과를 보면 청소년 > 유아동 > 성인 > 노인 순으로 높은 의존도를 보이고 있습니다. 통계적으로 보더라도 실제 성장기 아이들의 스마트폰 의존도는 심각한 수준에 이르렀다고 볼 수 있습니다.

스마트폰이 보편화되기 시작하면서 다양한 질병의 발병률이 증가했습니다. 중독으로 인한 정신과적 문제뿐 아니라 안구건조증, 시력저하와 같은 안과 증상, 손목터널증후군, 손가락 통증과 같은 손의 증상, 목디스크, 척추측만증, 거북목, 일자목 등의 척추 증상으로 나뉩니다. 스마트폰이 거북목을 늘리고 척추 건강에 악영향을 주는 것은 보편적으로 잘 알고 있지만, 스마트폰을 장기간 사용하는 습관이 턱관절 건강에 주는 악영향이나 안모, 즉 얼굴 모양을 변하게 할 수 있다는 점은 잘 알려져 있지 않습니다. 성장이 완료되어 변화의 폭이 작은 어른에 비해 스마트폰은 성장기 아이들에게 더욱 치명적입니다.

부모님들의 가장 큰 관심사는 바로 우리 아이의 바른 성장일 겁니다. 그러나 스마트폰에 여러 가지 부정적인 부분들이 있으니 현대문명을 배척하고 타인들과 동떨어져 사는 극단적인 방법을 선택할 수는 없는 노릇입니다. 그러면 도대체 이런 상황에서 우리 아이들의 건강을 지키려면 어떻게 해야 할까요? 스마트폰을 적절하게 활용할 수 있도록 부모님들의 적절한 훈육과 교육이 필요한 시점이 아닌가 싶어요. 제가 생각하기에 최선은 아이가 아직 어리다면 최대한 늦게 스마트폰을 사주도록 가이드라인을 정하고 부모님들이 마음을 먹고 지키셔야 할 것이고요. 이미 스마트폰을 쥐여줬다면 아이에게 생길 수 있는 여러 가지 문제들을 우리가 알고 대처를 하는 것이 필요합니다. 어쩌면 스마트폰에 중독되기 쉬운 현대 사회의 환경 속에서 아이를 잘 키워내는 것이 이 시대 부모님의 가장 큰 숙제가 아닐까 하는 생각을 해봅니다.

아데노이드 얼굴이 많아진 요즘

한 치과 선생님이 최근 구강검진을 하는데 아데노이드 얼굴을 가지고 있는 아이들이 한 반에 2/3 정도가 되는 경우도 있었다고 하시더라고요. 그 아이들 입안을 들여다보면 치아 상태도 불량하고 교합도 당연히 좋지 않았다고 합니다. 해가 갈수록 이러한 경향이 심해지는 것 같다고 우려의 목소리를 내십니다. 수년간 성장을 지켜봐 온 저희 집 아이들 포함 동네 꼬마 녀석들의 안모 변화를 살펴봤을 때 이 치과 선생님이 나눠준 경험이 과장은 아니다 싶은 생각이 듭니다. 왜 이런 현상이 생기는 걸까요?

아데노이드 얼굴이 폭증하는 이유는 현대 사회의 여러 가지 사회환경적인 변화를 꼽을 수 있습니다. 크게 3가지 정도로 정리해 볼 수 있는데요.

1. 부드럽고 연한 음식 위주의 식습관

가공식품과 아이스크림, 빵, 면 요리 등 부드럽고 연한 음식이 식이의 상당 부분을 차지하면서 성장에 필요한 건강한 자극이 될 음식을 씹는 힘이 감소되어 턱관절이 약해지고 교합에 문제가 생깁니다.

2. 알러젠 증가로 염증 반응 증가

정상적인 비강호흡을 방해하는 미세먼지, 황사 등과 같은 각종 알러젠의 증가로 인해 비염과 편도, 아데노이드 비대가 늘어나고 그로 인해 구강호흡이 증가했습니다.

3. 불량한 자세 습관

컴퓨터, 핸드폰 사용이 보편화되고 게임 사업이 확장되면서 자세가 불량한 아이들이 늘어났습니다. 또한 운동이 부족한 아이들이 많아서 근력이 약화되는 것도 한몫했습니다. 성장기의 잘못된 자세 습관은 얼굴 형태를 바꿀 수 있습니다.

스마트폰 사용이 안모를 변화시키는 원리

스마트폰이 얼굴 건강에 악영향을 준다고 말하는 것은 바로 스마트폰을 볼 때 반복적으로 취하게 되는 자세와 스마트폰을 보면서 걸을 때 나타나는 특징적인 보행패턴 때문입니다. 한 손에 스마트폰을 쥐고 고개를 앞으로 쭉 빼서 고개는 숙이고 한쪽 어깨가 앞으로 말리는 라운드 어깨를 만드는 자세를 장시간 취하게 되고요. 또한 길을 걸으면서 스마트폰을 보게 되면 양팔을 흔들어 앞으로 나아가는 힘을 만들 수 없고 시선이 아래로 향하기 때문에 보행이 파행적으로 진행됩니다. 이로 인해 보폭이 작아지고 발의 아치가 무너지면서 여러 가지 인체 불균형 현상으로 이어질 수 있습니다.

1. 목을 앞으로 쭉 빼고 한 손에 스마트폰을 든 자세

목을 숙이는 각도에 증가하면서 상대적인 머리 무게가 증가합니다. 반복적으로 이 자세를 취하게 되면 목과 어깨에 상당한 압력을 주게 되고 경추 C 커브가 변형되면서 일자목과 거북목이 되며 또한 아래 척추에 가해지는 하중도 증가하게 되고, 척추의 만곡도 무너집니다. 스마트폰을 보는 자세는 얼굴을 쭉 앞으로 빼고 어깨는 앞으로 말리는 라운드 숄더가 됩니다. 이 자세에서는 위턱은 아래 방향으로 힘을 받아서 처지게 만들고, 아래턱은 뒤로 후퇴하게 만들어서 얼굴이 점차 길어지게 되는 결과를 부릅니다.

또한 한 손에 스마트폰을 쥐고 머리가 한쪽으로 기울어지는 자세도 반복적이고 취할 수밖에 없습니다. 좌우 근육을 불균형하게 쓰는 습관을 반복하면 얼굴비대칭도 진행될 수 있습니다. 긴얼굴증후군과 안면비대칭이 동반되는 얼굴형으로 변하게 되는 것이지요. 특히 성장기의 아이들에게 이러한 자극이 지속적으로 가해지는 것은 올바른 얼굴 성장을 방해하는 심각한 문제를 만들어낼 수 있습니다.

스마트폰을 보기 위해 고개를 숙일 때 그 각도에 따라 목에 가해지는 하중이 증가합니다. 숙이는 각도 변화에 따라 목에 가해지는 하중의 변화는 아래 일러스트에 잘 표현되어 있습니다.

2. 작은 보폭, 느린 걸음

스마트폰을 보면서 걷는 자세를 떠올려보세요. 작은 보폭으로 총총, 시선이 밑으로 가 있기 때문에 느릿느릿 움직일 수밖에 없습니다. 마치 체력이 떨어지고 근육이 약해져서 걷는 것이 힘든 노인처럼 걸음을 걷고 근육

정상 C커브 목 vs 일자 목 vs 거북 목

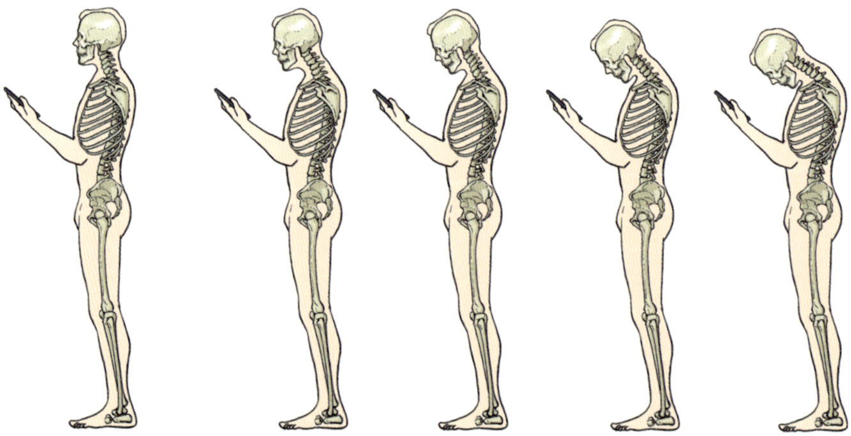

0도
4.5~5.5kg

15도
12.3kg

30도
18.2kg

45도
22.2kg

60도
27.2kg

을 사용하게 됩니다. 하루 종일 앉아서 공부하는 청소년들에게는 걷는 시간이 하루의 유일한 운동 시간일 수 있습니다. 그런데 양팔을 힘차게 흔들면서 빠른 걸음으로 걷는 것과 한 손에 스마트폰을 들고 느릿느릿 총총 걷는 걸음의 질은 천지차이입니다. 뼈는 근육이 주는 적당한 자극에 의해 성장합니다. 성장기 아이들이 노인처럼 근육을 쓴다면 성장에 문제가 발생할 수밖에 없습니다.

3. 구강호흡

구강호흡은 자세 불량의 원인이기도 하고 결과가 되기도 합니다. 또한 자세의 변화는 얼굴 모양의 변화를 만들어내는 원인이기도 하고 결과가 되기도 합니다. 그래서 아이들이 건강하게 예쁜 모습으로 성장하도록 하려면 자세를 바르게 하고 코로 호흡을 할 수 있도록 하는 것은 매우 중요합니다.

그런데 스마트폰을 보는 자세는 얼굴을 쭉 앞으로 빼고 어깨는 앞으로 말리는 라운드 숄더를 만듭니다. 이는 구강호흡을 해서 비강이 폐색이 될 때 인체가 만들어내는 자세와 똑같습니다. 구강호흡으로 평소 입이 벌어져 있을 때 경추 1번이 전방으로 아탈구 되어 있는 경우가 많습니다. 또한 비강이 폐색되면 후두골의 신전이 4도 이상 증가하게 되고 이러한 반응은 이설근의 활성을 증가시키면서 혀를 낮추고 앞으로 내미는 힘을 가하고 아래턱이 뒤로 밀리게 하면서 교근이 활성화되어 턱을 악무는 경향성을 만들게 되지요.

또한 안면두개골에서도 변화가 일어나는데 상악이 아래로 처지고, 하악이 뒤로 후퇴하면서 얼굴이 길어지게 됩니다. 얼굴의 총 부피는 똑같은 상태에서 얼굴이 길어지게 되면 악궁 폭이 감소하고 치열이 고르지 못하게 됩니다. 또한 상악이 아래로 처지는 현상으로 코 중간이 튀어나오는 험프hump가 생겨 메부리코가 되고 눈동자의 하얀동자가 많이 보이고 눈 아래 점막이 시커멓게 보이는 다크서클 증상도 나타나게 되는 것이지요. 이러한 과정을 거쳐 긴 얼굴에 특징적 형상을 가진 아데노이드 얼굴이 됩니다.

그리고 중요한 부분이 구강호흡을 하는 환자의 인체 근육의 변화는 노화의 과정에 나타나는 신체 근육의 변화와 동일한 양상을 보인다는 점인데요. 이것은 구강 호흡을 하는 사람은 "노인과 같은 방식으로 근육을 쓰고 있다"는 것을 의미합니다. 구강호흡을 할 때 근육과 뼈의 움직임을 정리해보면 아래와 같습니다.

구강호흡을 할 때 근육과 뼈의 움직임

1. 장골의 앞이 외측으로 벌어지고 후상장골극은 내측으로 움직인다.
2. 횡격막이 내려가고 복근의 근력이 약해진다.
3. 후두골 신전으로 경추 전만되고 머리 무게가 앞으로 쏠린다.
4. 하악의 후방으로 이동해 교합의 위치가 과개교합으로 바뀐다.
5. 삼킬 때 혀가 앞으로 움직여서 연하 작용의 움직임이 바뀐다.

성장기의 아이들에게 이러한 자극이 지속적으로 가해지는 것은 올바른 성장을 방해하는 심각한 문제를 만들어낼 수 있습니다.

스마트폰으로부터 우리 아이를 지키는 방법

1. 바른 자세를 가르치자

의자에 앉아 책이나 모니터를 볼 때 자세는 턱은 뒤로 당겨야 하며 시선은 15도 하방으로 향하는 자세가 좋습니다. 그리고 배에 힘을 주고 허리를 곧게 펴고 양쪽 발이 바닥에 닿도록 앉아야 합니다. 불편한 책상과 의자를 쓰고 있다면 바꿔주는 것도 고려해주시고요. 아이가 다리를 구부리고 의자에 앉거나 다리를 꼬고 앉는 습관이 있다면 보이는 즉시 고쳐주세요.

서 있을 때 가슴을 앞으로 내고 어깨를 펴고 턱을 당기고 머리 중심을 뒤로 가도록 잡아줘야 합니다. 기립 자세에서 가장 안정적인 자세는 체중이 발의 뒤쪽에 실리면서 양발을 35도 각도로 벌리고 있을 때 만들어집니다. 일자로 서 있을 때와는 달리 35도 정도 각도의 A자형으로 다리를 벌리면 안쪽 허벅지 내전근에 힘이 들어가고 배에도 힘이 들어가면서 어깨를 펴고 턱을 당기는 자세가 용이해지게 됩니다. 또한 어깨를 쭉 펴려고 하다 보면 과도하게 뒤로 젖혀지게 되는데 그보다 어깨에 힘을 빼고 가능한 아래로 늘어뜨리려는 자세를 취하는 것이 좋습니다.

무엇보다 중요한 것은 부모님들이 본인들의 자세부터 바꿔야 합니다. 부모는 아이의 거울입니다. 부모의 자세가 나쁜데 아이들만 바른 자세를 가지라고 말을 하면 될까요? 아이가 바른 자세를 부모를 통해 배울 수 있게 본인의 자세를 고쳐주세요.

2. 턱건강을 지키는 습관을 길러주자

턱을 괴거나 엎드려서 자는 습관, 한쪽으로 씹거나 연필이나 손톱을 깨무는 습관이 있다면 고치도록 해주세요. 또한 가공식품이나 무르고 연한 음식, 즉 라면, 짜장면 등의 면류, 아이스크림과 케이크 등의 간식류를 줄이는 것이 좋습니다. 성장기에는 적당하게 씹는 자극이 있어야 턱이 건강하게 자랄 수 있습니다. 물론 지나치게 단단하고 딱딱한 음식만, 그것도 한쪽으로만 먹는다면 턱건강에 안좋은 영향을 줄 수 있습니다. 아이들에게 말린 오징어나 껌을 자주 주지 않으셔야 합니다.

3. 우리집만의 스마트폰 규율을 만들자

여러분의 아이들은 몇 살부터 스마트폰을 가지기 시작했나요? 주변 환경적인 요인이나 아이의 성향에 따라 처음 스마트폰을 갖게 되는 연령은 다르겠지만 초등학교 졸업할 때까지는 가능한 스마트폰보다는 폴더폰을 유지하는 것이 좋지 않을까 합니다. 치아 발달이 어느 정도 완료된 후에 스마트폰 사주는 것을 기준으로 잡기를 권해드립니다. 또한 스마트폰을 쓰기 시작했다면 스마트폰 사용하는 시간을 부모님들이 제한해주시는 것이 필요합니다. 저희 집을 예로 들어드리면 초등학생인 둘째는 하루 1시간 내로 사용시간을 제한하고 있으며, 중학생인 큰아이의 경우에는 하루 2시간 내로 사용 시간을 제한하고 정해진 시간에 특정 공간으로 스마트폰을 갖다 놓도록 하고 있습니다.

나쁜 식습관이 얼굴 모양을 바꿀 수 있다

웃을 때마다 툭 튀어나와 보이는 덧니, 토끼 이빨같이 유달리 튀어나온 앞니, 비뚤비뚤 고르지 못한 치아는 미용적으로 단정한 인상을 주기 힘듭니다. 치아 교정 산업이 번창하게 된 현대사회의 의료 산업 패턴이 이러한 보편적인 인식을 반영하는 거고요. 그러나 이러한 치아의 크라우딩 현상은 사실 인류의 시작부터 함께했던 것은 아닙니다. 인류학적으로 인간의 삶을 번창시킨 혁명적인 사건으로 알려진 농업 혁명 이후에 발생한 인류의 질병 패턴으로 이해해야 합니다.

농업혁명, 그 이후 시작된 질병의 역사

수렵채집 생활을 하던 인간이 한 곳에 정착해 직접 다양한 작물을 재배하기 시작하면서 생긴 인간 생활 방식의 큰 변화를 농업혁명이라고 합니다. 농업혁명은 "인간성의 정점을 찍는 위대한 변혁"인 사건으로 인류학에서는 평가되고 있습니다. 진화 과정을 거치면서 미개한 다른 동물들과 달리 인간은 지적으로 너무 똑똑해지면서, 자연의 비밀을 파악하고 양을 길들이며 밀을 재배할 수 있게 되었고, 그게 가능해지자 지겹고 위험하고 가혹한 수렵채집인의 삶을 기꺼이 포기하고 농부의 안락하고 만족스러운 삶을 즐기기 위해 정착했다는 것이 농업혁명이 일어나는 과정에 대한 일반적인 서술입니다.

그러나 농업혁명에 대해 우리가 배운 내용은 진실과는 달리 너무 미화된 내용이며, 실상은 여러 가지 측면에서 농업혁명은 인간의 삶을 왜곡시켜 온 것으로 보는 것이 맞습니다. 심지어 유발 하라리는 《사피엔스》에서 농업혁명은 역사상 최대의 사기라고 했습니다.

> 농부들은 수렵 채집인들보다 더 힘들고 불만스러운 삶을 살고 있으며, 식량의 총량은 늘어났지만 많은 인간들은 심각한 기아와 빈곤에 시달리고 있다. 그것은 누구의 책임이었을까? 범인은 한줌의 식물 종인 밀과 쌀과 감자였다. 이들 식물이 호모사피엔스를 길들였지, 호모사피엔스가 이들을 길들인 것이 아니었다.
>
> *— 《사피엔스》, 유발하라리*

고대 유골에 대한 연구를 보면 농업혁명으로 인간은 수렵채집 생활에서는 발생하지 않았던 신종 질병인 추간판 탈출증(디스크), 관절염, 탈장 등의 수많은 질병을 앓기 시작했다고 합니다. 또한 인류는 원래 아주 다양한 음식을 먹고 사는 잡식성이었는데, 농업혁명으로 정제된 곡류 중심의 식단을 갖게 되면서 미네랄과 비타민이 부족해지면서 치주조직도 망가지고 충치도 생기기 쉬운 상황이 되었습니다. 이러한 영양 섭취 패턴은 인간의 턱성장에 영향을 주게 되면서 얼굴 형태의 변화를 만들어내게 됩니다.

수렵채집인의 안모 vs 현대인의 안모

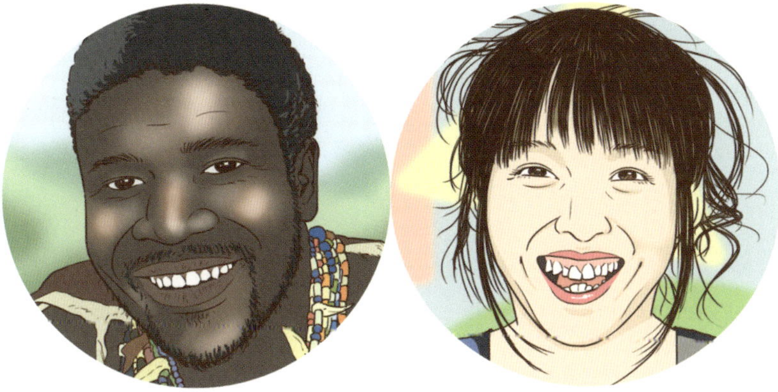

왼쪽 이미지는 수렵채집 생활을 아직도 유지하며 살아가는 아프리카 원시부족의 모습인데요. 과거 수렵채집인의 얼굴 모습과 치아 형태가 이와 비슷했을 것으로 추정되고 있습니다. 정제되는 않은 곡식과 사냥한 육류, 채집한 열매나 과일을 통해 충분한 영양소를 고루 섭취한 그들의 얼굴은 턱이 잘 발달해 고른 치아를 가지고 있으며 충치도 발생하지 않습니다.

반면 농경사회의 일원의 얼굴은 오른쪽 이미지와 유사한 모습을 가진 것으로 추정됩니다. 수렵채집인에 비해 턱이 옆으로 잘 발달이 잘 일어나지 않아 아래턱하악이 아래로 길어집니다. 또한 위턱상악도 자라지 않아서 치아의 배열을 형성하는 아치 모양의 치열궁, 악궁이 좁아지고 뾰족해집니다. 그로 인해 30개의 치아가 들어갈 공간이 부족해서 어금니가 상대적으로 힘이 약한 앞니를 밀어내 앞니가 삐죽 나오기도 하는 등 치아 교합에도 문제가 발생합니다. 이들의 모습은 농경 사회의 식습관으로 뼈성장에 관계된 비타민과 미네랄 결핍과 적당한 씹는 자극이 부족해지는 패턴과 관련이 깊습니다.

식생활 변화가
어떻게 안모 변화를 일으키는 걸까요?

두개골은 유아기부터 빠른 성장을 거듭해 4세경 전체 성장의 90%까지 진행되는 패턴인 반면, 이 시기에 안면골의 성장은 35~49% 정도에 그친다고 합니다. 4세 이후에도 안면골은 점진적으로 자라다가 사춘기에 키 성장이 급격히 일어나면서 안면골의 성장도 급격한 성장 상승세를 보이고 17~18세경에 아래턱 성장을 끝으로 완료됩니다. 골세포의 성장은 일차적으로 유전적인 요소보다 외적 요인, 즉 주위 연부조직의 성장에 따라 수동적으로 영향을 받아서 진행이 됩니다.

마찬가지로 턱도 적당히 씹는 자극에 의해 성장합니다. 그런데 요즘 아이들이 주로 먹는 음식은 아이스크림, 빵, 케이크 등과 같이 달고 부드럽고 연한 음식입니다. 성장기 내내 이러한 음식을 주로 먹는 식습관을 지속한다면 충치가 많아지고 치아가 약해지며 건강한 안모를 결정하는 턱의 발달이 일어날 수가 없습니다.

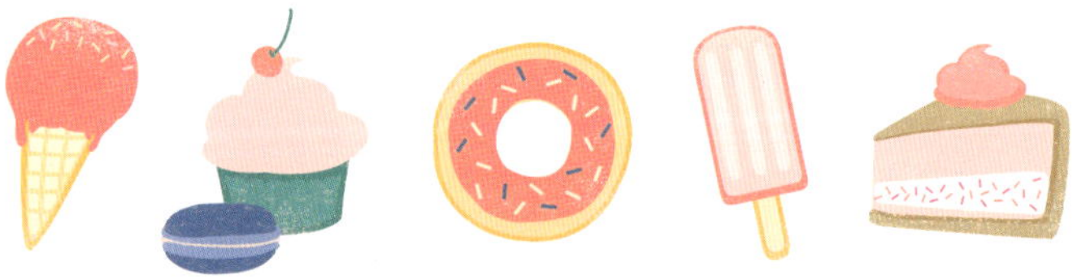

또한 농작물, 가축류는 자생적으로 자라는 동식물에 비해 영양학적으로 결핍되어 있습니다. 그래서 현생 인류의 몸에는 만성적으로 비타민 C, E, B, K, 엽산, 철, 아연과 같은 비타민, 무기질이 부족한 패턴을 보인다

고 알려져 있습니다. 이것이 현대 사회에 만성질병이 늘어난 원인으로 지목되고 있습니다. 안모 변화와 특히 관련이 깊은 영양소는 비타민 K인데요. 골성장을 주도하는 비타민 K가 부족해지면서 안면골의 성장 속도가 떨어지는 것이 특징적인 얼굴 모양을 가진 사람들이 늘어난 이유입니다. 임신 초기에 비타민 K가 부족하면 태아의 상악과 비강의 형성 부전을 유발해 얼굴과 치아 골격에 영향을 미친다고 알려져 있습니다. 또한 비타민 K는 치아 건강에도 중요한 역할을 하는데요. 비타민 K는 치아의 상아질의 오스테칼신osteocalcin을 자극해 충치를 예방하고 치아를 튼튼하게 만들어줍니다.

입으로 숨 쉬면 얼굴이 길어진다

턱관절과 그 주변의 근육의 기능과 얼굴 모양의 변형은 상당히 밀접한 관계가 있습니다. 유아기 때 짧은 아래턱이 성장함에 따라 점차 발달하면서 성인의 안모를 갖게 되는데요. 주걱턱과 무턱, 그리고 턱관절 틀어짐으로 인한 안면비대칭은 어려서부터 성장기에 이어져 온 완고한 습관, 특히 입을 벌리고 숨 쉬는 구강호흡mouth breathing이 중요한 원인이 될 수 있습니다.

만성적인 구강호흡 습관은 여러 가지 건강적인 문제를 만들 수 있습니다. 코로 하는 호흡은 박테리아, 바이러스와 같은 알러젠을 필터링하고 점막을 촉촉하게 해줌으로써 산소가 쉽게 폐에 흡수되는 질 좋은 호흡인 반면 구강호흡을 하면 알러젠 필터링 기능이 떨어지고 공기가 차가운 상태로 폐에 도달해 산소 흡수율이 떨어지게 됩니다. 이로 인해 과호흡을 하게 되어 결국 뇌에 산소가 부족해지게 되어 집중력 저하되고 주의력도 떨어지게 되지요. 또한 구강호흡은 뇌에 잘못된 신호를 보내 코점막이 민감해지며 호흡 속도가 느려지고 혈관이 수축되게 하면서 비점막이 충혈되어 코가 막히는 비염이 발생하게 합니다.

그러나 구강호흡이 이러한 기능적인 문제의 원인일 뿐 아니라 얼굴 구조의 변형을 만들어내는 것이 더 큰 문제입니다. 구강호흡을 반복하게 되면 안면골의 성장에 영향을 줌으로써 특징적인 얼굴 형태를 갖게 되는데요. 안면부의 상악maxilla은 자라지 않아 좁아지며 하악mandible이 길어지게 되어 악궁의 성장이 부족해 치아의 배열이 고르지 못하게 되는 부정교합이 발생합니다.

성장기 아이들에게 보이는 구강호흡은 절대 단순한 문제로 치부해서는 안 됩니다. 평생 가져갈 얼굴 형태가 잘못된 호흡 습관에 의해 좌지우지된다면 이보다 슬픈 일이 어디 있을까 싶네요. 또한 구강호흡은 공기가 통과하는 기도airway의 확보를 위해 목을 앞으로 쭉빼고 등을 굽히는 나쁜 자세를 만들어내어 척추 건강에도 악영향을 줄 수 있는데요. 이는 일자목과 척추측만증 등의 증상으로 이어지고 소아의 경우 성장 부전으로 이어질 수 있는 문제입니다.

구강호흡이 얼굴 구조에 미치는 영향

구강호흡에 의해 만들어지는 특징적인 얼굴

- 입을 무의식 중에 벌리고 있어요
- 콧대가 좁아져요
- 짧은 윗입술, 두툼한 아랫입술
- 앞니가 삐드러져요
- 아래턱의 폭이 좁고 긴 얼굴을 가져요
- 얼굴 비대칭이 생겨요
- 잇몸이 드러나요
- 안검도 처지고 다크서클도 생겨요
- 눈에 초점이 없어져요

구강호흡에 의해 만들어지는 이 특징적인 얼굴 모습을 이비인후과 영역에서는 아데노이드 얼굴, 치과 영역에서는 긴얼굴증후군이라고 부르고 있습니다.

이는 결국 말을 하거나 음식을 먹고 침을 삼키는 움직임이 없을 때 혀의 위치가 잘못되었기에 발생하는 것입니다. 혀의 정상적인 위치는 아랫니나 앞니 부근이 아니라 정확히 상악maxilla의 바닥인 입천장입니다. 성장기에는 혀가 정상적인 위치에서 적당한 힘을 입천장에 가하는 자극에 의해 상악의 발달이 일어나야 얼굴이 성장합니다. 그러나 구강호흡을 할때 혀의 위치는 바닥으로 떨어져 아래턱하악에 위치하게 됩니다. 혀가 아래턱에 위치하게 되면 아랫니를 밀어 아래턱을 성장시키고 주걱턱을 만들게 되어 얼굴이 길어지게 되는 것입니다. 이를 구강반사tongue thrust라고 합니다. 아데노이드, 편도 비대와 알러지, 유전적으로 짧은 설소대tongue tie를 갖고 있는 경우, 유아기에 손가락을 빠는 습관도 원인이 됩니다.

여러분들의 혀가 씹고 말하기 위해 움직이지 않을 때 어디에 위치해 있는지 잘 관찰해보세요. 이것은 굉장히 중요한 문제입니다. 혀를 반복적으로 앞니 근처에 두게 되면 혀에 앞니가 밀려 앞니 사이의 간격이 벌어지거나 악궁이 뾰족해지면서 부정교합의 원인이 될 수 있습니다. 혀는 위턱과 아래턱의 성장을 자극하는데 혀를 앞니 부근에 두게 되면 치아를 앞쪽으로 미는 힘에 의해 돌출입이 될 수 있으며 혀가 아랫턱을 밀게 되면 주걱턱이 될 수 있습니다.

구강호흡이 얼굴 변형에 미치는 영향을 실험적으로 증명한 연구가 있는데요. 바로 치과의사인 하볼드Harvold 박사가 3년의 기간에 걸쳐 진행한 동물실험입니다. 내용을 좀 소개해드려 볼게요.

하볼드의 실험

인위적인 조작으로 비강호흡을 제한해 3년간 구강호흡을 하게 한 원숭이의 얼굴 구조와 치아 교합의 변화를 확인한 실험

결과

- 혀의 아래쪽이 얇아지면서 연구개와 목젖이 위로 이동한다.
- 치아가 점점 비뚤어진다. 또한 전치부 즉, 앞니에 개방교합(open-bite)이 발생한다.
- 아래턱이 좁아지고 뾰족해지고, 하악면의 각도가 가파르게 변하게 된다.
- 하악의 악궁이 좁아지고 상악의 길이가 감소한다.

우리 아이 정말 잘 크고 있나?

성장기의 아이들이 영양학적으로 불균형한 식사 습관을 가진다든가 구강호흡을 지속하게 되면 이는 미용적으로 미운 얼굴로 변하는 문제뿐 아니라 전신 건강에 여러 가지 치명적인 문제들을 만들어낼 수 있습니다. 다음 쪽 그림은 유치가 빠지고 영구치가 나오기 시작하는 시기에 급변한 어느 꼬마의 모습을 보여줍니다. 혼합치열기의 나쁜 구강습관은 짧은 시간 안에도 얼굴 모양을 이처럼 극명하게 바꿀 수 있습니다. 이러한 치아 상태는 교합에 문제를 일으킬 수 있으며 결국은 전신 건강에도 악영향을 줄 수 있음을 알아야 합니다. 아래턱이 좁아지고 상대적으로 길어진 얼굴형은 들여다보지 않아도 치아의 크라우딩 현상이 있음을 예측할 수 있습니다.

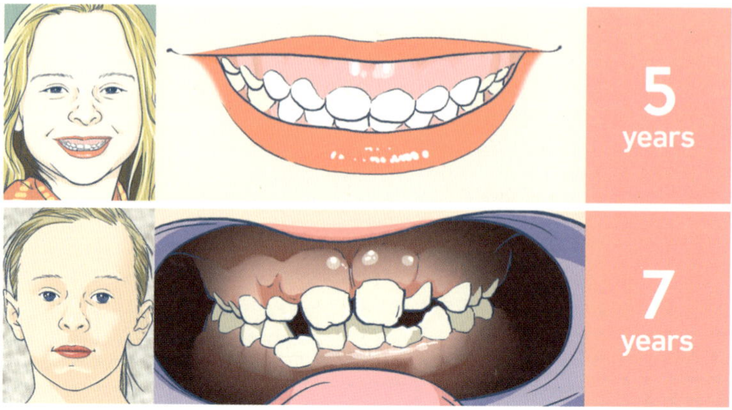

특히 성장기의 구강호흡은 단기간 안에 치아와 얼굴의 변형을 만들어낼 수 있습니다.

코로 숨 쉬는 이 당연한 생리적 반응을 잃은 사람들이 주변에 참 많이 보이는 것 같아요. 앞서 말씀드렸듯이 한참 자라나는 아이들이라면 코로 호흡하도록 만들어주는 것은 올바른 성장을 위해서도 중요한 부분입니다. 구강호흡에 비해 코로 숨 쉬는 호흡은 18% 정도 더 많은 산소를 뇌로 보내줘서 뇌의 발달을 촉진하고 스태미나를 올려주고 지구력을 향상시킬 수 있습니다. 반면 구강호흡은 입안과 입술을 마르게 해서 구강내 pH를 낮춰서 산패를 일으켜서 점막이 충혈되고 부어 있는 상태를 만들어내어 입냄새를 만들 수 있습니다. 수면 중 코골이와 수면 무호흡 증상을 일으키기도 하고요. 또한 전신에 산소가 부족해져서 만성 피로와 집중력 저하로 학습 부진의 원인이 될 수도 있겠습니다.

구강호흡이 만들어내는 신체 반응을 정리해봤는데요. 다음 체크리스트 중 여러분 그리고 여러분의 아이들은 몇 개나 해당되시는지요?

구강호흡 자가 체크리스트

- ○ 평소 의식하지 않으면 입이 반쯤 벌어져 있다.
- ○ 앞니가 튀어나왔다.
- ○ 입이 돌출되어 있다.
- ○ 입을 다물면 턱밑이 볼록하게 솟아오른다.
- ○ 입술이 거칠고 건조하다.
- ○ 아침에 일어나면 목이 따끔거린다(편도선염이 잘 생긴다).
- ○ 콧구멍을 벌름거리지 못한다.
- ○ 입안이 자주 마른다.
- ○ 평소 구취가 고민이다.
- ○ 입을 벌리고 잔다.
- ○ 자면서 코를 골거나 이를 간다.
- ○ 코가 잘 막히고 훌쩍인다.

구강호흡과 바른 성장

저는 한의사이기 이전에 15세, 12세 아이 둘을 가진 엄마입니다. 그래서 아이들의 바른 성장에 아주 관심이 많습니다. 피부 치료를 주로 해온 13년차 임상 한의사인 제가 뒤늦게 아이들의 성장에 관심을 가지게 된 계기는 유치에서 영구치로 넘어가는 중요한 시기를 잘 챙기지 못해 아이들 턱 성장의 골든타임을 놓치고 뒤늦은 후회를 한 경험 때문입니다. 그래서 제가 알고 있는 내용을 부모님들께 알려드려야 한다는 작은 사명감으로 이 책을 쓰게 되었습니다.

아이가 고운 얼굴, 큰 키를 가진 어른으로 건강하게 자라기를 바라는 것은 부모라면 누구나 가지는 희망사항일 것입니다. 이를 위해 무엇보다 중요한 일은 아이들에게 좋은 생활 습관을 길러주는 것입니다. 성장에 도움이 되는 건강한 식단으로 골고루 먹는 습관이나 규칙적인 운동습관이나 수면습관을 가지도록 해야 한다는 것은 제가 말씀드리지 않아도 다 알고 계시는 부분이 아닐까 싶어요. 그런데 많은 분들이 놓치고 있는 부분이 있습니다. 바로 건강한 호흡 습관과 좋은 자세 습관을 가지도록 가르치는 일입니다. 저는 성장기 아이들을 키우고 지도하는 주체인 부모님과 학교 선생님들이 아이들의 자세습관을 바로잡는 데 많은 에너지를 쏟아야 한다고 생각합니다. 그건 바로 우리의 미래를 바꾸는 일이기 때문입니다.

구강호흡, 성장 장애의 신호

아이가 자는 모습을 지켜보신 적 있으신가요? 혹시 아이가 아래 사진과 같은 모습으로 자고 있지는 않은가요?

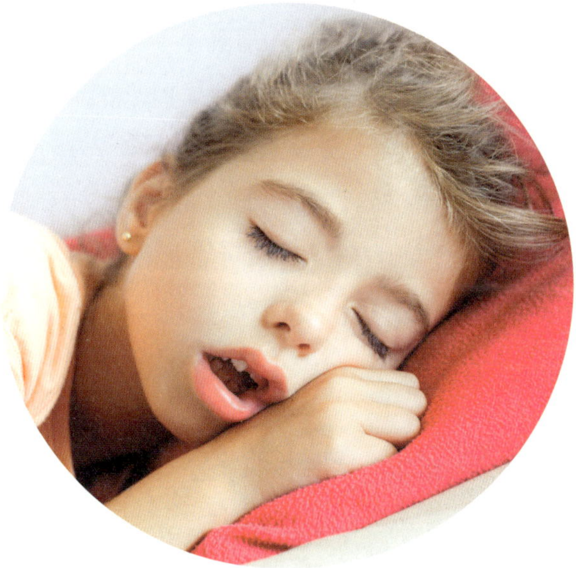

코로 숨쉬기 힘들어서 입으로 숨을 쉬는 구강호흡을 하면서 자는 모습인데요. 이러한 모습이 매일 반복되는 일이라면 현재 아이의 성장에 문제가 있음을 알려주는 신호로 받아들이셔야 합니다.

구강호흡을 하면 코로 하는 호흡에 비해 산소 포화도가 떨어져서 뇌가 저산소 상태에 놓이게 됩니다. 이는 당장 수면의 질이 떨어지는 문제에 그치지 않고 깨어있을 때 집중력도 떨어지고 학습장애를 겪을 수도 있는 문제입니다. 또한 면역력 저하로 염증에 취약하게 만들 수 있으며 성장 속도도 더디게 만드는 원인이 될 수 있습니다.

잠을 자는 동안 성장호르몬이 분비되는데 구강호흡으로 수면의 질이 떨어지게 되면 뇌하수체에서 성장호르몬이나 면역호르몬 분비가 저하될 것입니다. 또한 부비동은 두개안면골의 중심이 되는 접형골sphenoid에 위치하고 있습니다. 접형골은 두개골에서 가장 중심이 되는 부위라고 생각될 정도로 중요한 부위인데요. 그 이유는 접형골에 각종 호르몬 대사의 중심이 되는 뇌하수체와 시상하부가 위치해 있기 때문입니다. 접형골의 두개골 움직임cranial motion에 문제가 생기면 당연히 뇌하수체의 기능에 문제가 생길 수밖에 없고 아이는 성장부전을 겪을 것입니다. 구강 호흡의 원인으로 지목되는 비염이나 아데노이드가 있다면 빨리 치료해야 하는 이유가 바로 이 때문입니다.

구강호흡은 얼굴을 변하게 한다

구강호흡으로 얼굴이 변형된 대표적 사례로 알려진 켈리와 사만다 자매 이야기를 좀 해볼게요. 호흡기계 전문 의사였던 두 소녀의 주치의는 아이들이 어릴 때 만나 성장 과정을 지켜보면서 안모 변화를 관찰해왔습니다. 의사를 처음 찾아왔을 때 켈리는 만 7세였고 사만다는 8세 반이 된 아이였습니다. 둘 다 어릴 때부터 입으로 숨을 쉬는 구강호흡 습관이 있었다고 합니다. 그래서 의사는 구강호흡 습관을 고치는 방법을 알려주고 실천하도록 아이들을 만날 때마다 당부했다고 하는데요. 이 나쁜 습관을 고치려고 노력했던 켈리와 의사의 권고를 듣지 않았던 사만다는 5, 6년 후 전혀 다른 안모로 바뀌게 됩니다.

켈리 사만다

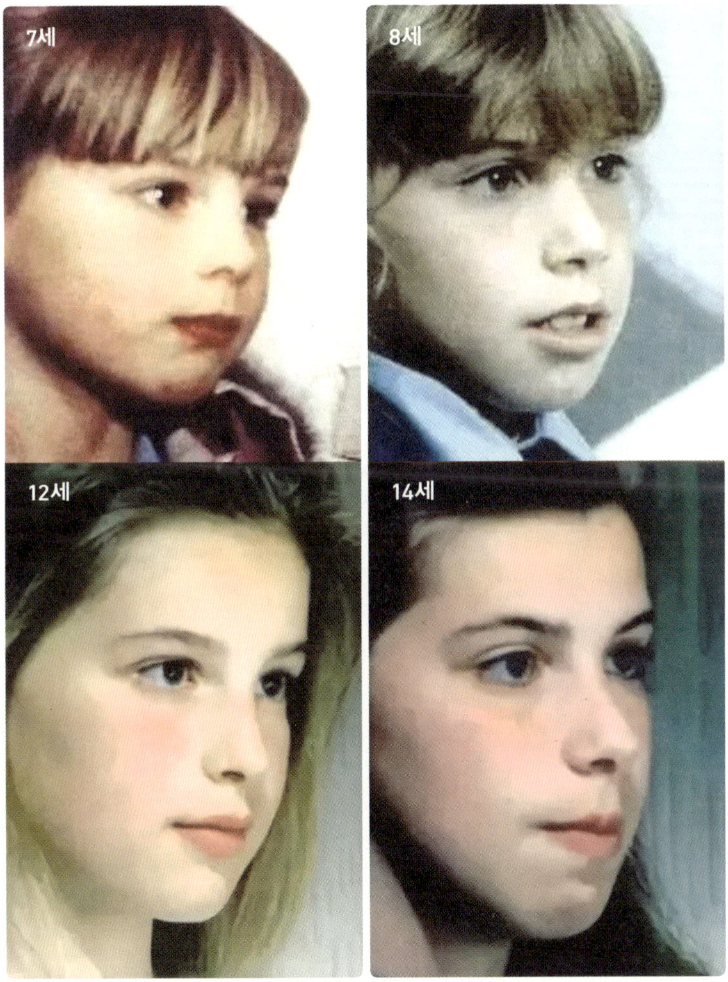

켈리의 모습이 사만다에 비해 훨씬 예뻐 보이는 것은 저만 그러한 것이 아닐 것입니다.

사만다는 입술을 다물려면 상대적으로 큰 힘을 입술과 그 주변의 근육에 주어야 합니다. 그러다 보니 입을 다물고 있는 14세의 사만다의 턱은 쭈글거리고 패여 매끈하지 않습니다. 또한 구강호흡을 했던 사만다는 얼굴이 길어지고 턱이 뒤로 빠진 아데노이드 얼굴로 자란 반면, 같은 자매이지만 비강호흡을 했던 켈리의 경우는 균형 잡힌 안모로 예쁘게 성장했습니다.

이 사례를 통해 비슷한 얼굴 골격을 타고난 자매이지만 실제로 성장 과정의 환경적인 요인에 따라 안모가 변할 수 있다는 것을 이해하실 수 있을 겁니다. 상안모눈과 이마 주변는 유전적 소인에 의해 결정되며 중앙부 안모는 유전적 요인에 후천적 요인이 개입해 변화가 일어날 수 있으며 하안모는 유전적 소인에 후천적 요인이 지배적으로 영향을 주는 것으로 알려져 있습니다.

아데노이드 얼굴은 상하로 길어지면서 측면에서 보면 둥글게 변합니다. 턱이 뒤로 밀리고 위 앞니가 튀어나와 입이 잘 안 다물어지며 돌출되는 양상을 보이지요. 구글에서 '아데노이드 얼굴'이라는 키워드로 검색했을 때 나온 얼굴 이미지는 다음 쪽 그림과 같습니다.

이미지가 그려지시지 않으세요?

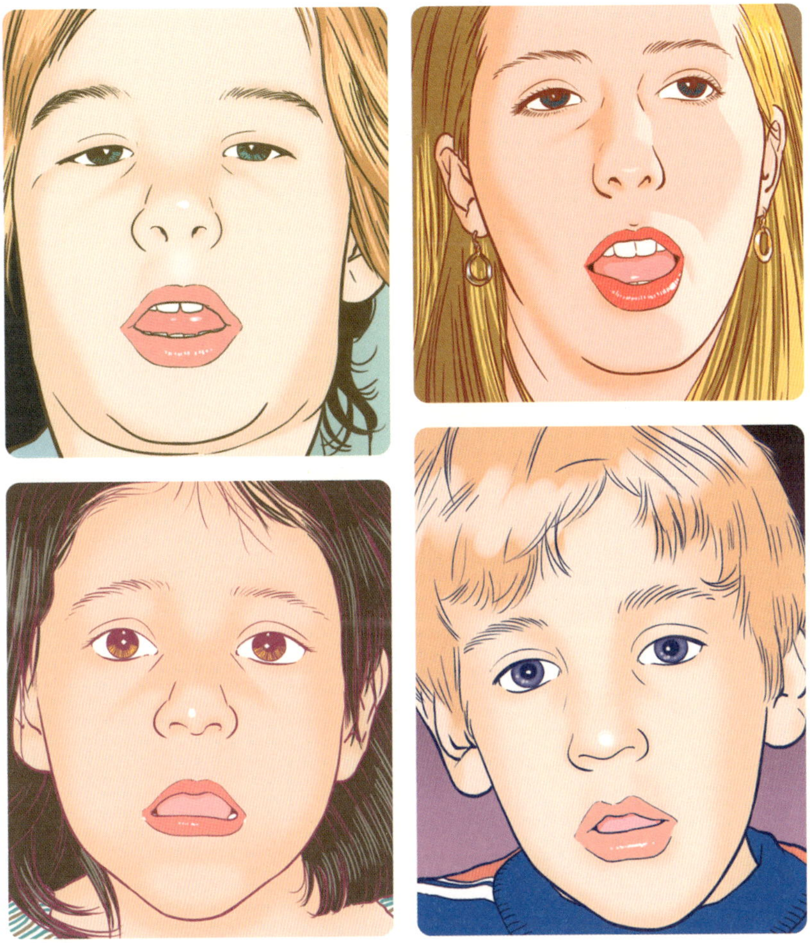

긴얼굴증후군 원인

구강호흡을 하는 아이들이 늘어나고 아데노이드 얼굴이 많아진 사회환경적 이유를 세 가지 정도로 말씀드렸습니다. 첫 번째, 달고 부드럽고 연한 음식을 많이 섭취하면서 충치가 많아지고 턱발달이 잘 일어나지 않는 부분, 두 번째 환경오염으로 황사, 미세먼지 등 알러젠이 많아져 염증이 생기기 쉬운 상황, 마지막으로 스마트폰이 보편화되면서 필수적으로 생길 수밖에 없는 나쁜 자세 습관입니다.

그런데 이 세 가지 원인 외에 임신과 출산이라는 조금 더 근원적인 부분으로 거슬러 올라가 원인을 찾아야 합니다. 첫 번째로 제왕절개가 늘어나면서 태아가 모체의 좁은 산도를 거치면서 두개안면골이 재정렬되는 현상을 겪지 않은 아이들이 늘어난 부분입니다. 또한 자연 분만 과정과는 달리 모체의 질내 세균을 이식받지 못하면서 구강내 세균총이 제대로 형성되지 못해 면역력이 저하되기 때문에 비염이나 각종 호흡기 질환에 취약해지기 때문입니다.

모유수유보다 분유수유가 늘어난 것도 원인으로 지목되고 있습니다. 모유수유를 할 때는 유두와 유방이 입천장에 밀착되며 모유 수유중 혀와 구개가 유기적으로 작용하는 리듬 있는 연동 운동으로 입천장을 압박을 하면서 수유를 하기 때문에 상악이 잘 발달하는 조건이 만들어집니다. 반면 젖병 수유의 경우 턱의 상하운동만으로 수유가 진행되기 때문에 젖병의 젖꼭지가 입술을 폐쇄하지 못하고 혀가 입천장까지 가지 못하면서 혀기능 발달이 모유수유에 비해 떨어진다고 합니다. 또한 젖병 수유의 경우 모유수유에 비해 한쪽으로만 안고 수유하게 되는 경향성이 있기 때문에 한쪽 두개골 모양의 변형에 영향을 줄 수 있습니다.

씹는 힘과 삼키는 힘은 모두 턱과 혀의 운동에 의해서 만들어집니다. 입술을 다물지 못하는 구강호흡을 하는 아이들의 경우 음식을 자주 흘리게 되거나 저작 능력이 나빠져서 씹는 것을 힘들어합니다. 또한 혀의 컨트롤 능력이 떨어져 삼키는 힘도 부족해 입안에서 음식을 오래 씹거나 심지어 알약을 못 삼키는 아이들도 많아졌다고 합니다. 모두 아데노이드 얼굴이 늘어난 현 세태 때문에 나타나는 현상이 아닐까 하는 생각이 듭니다.

안면골의 성장, 입술과 혀의 운동

두개골의 성장은 유아부터 빠른 성장을 거듭해 전체 성장의 90%까지 4세에 완료되는 패턴으로 진행이 되는 반면, 이 시기에 안면골의 성장은 35~49% 정도에 그칩니다. 그 이후 안면골은 점진적으로 자라다가 사춘기에 키의 성장과 동시에 안면골의 성장도 빠른 속도로 진행되다가 17~18세경에 아래턱 성장을 끝으로 완료됩니다.

얼굴뼈 성장은 여러 가지 요인에 영향을 받지만, 입술과 혀의 힘이 미치는 영향력이 대부분이라고 할 수 있습니다. 입술은 치아를 100~300mg의 힘으로 밀고 있으며 침을 삼킬 때는 혀가 입천장을 500mg의 힘으로 밉니다. 우리는 침을 하루에 2000번 정도 삼키는데, 침을 삼킬 때마다 우리 혀는 입천장을 밀어 입천장을 편평하게 만들고 혀의 바깥쪽으로 타원형의 좋은 치열을 만드는 자극을 줍니다. 그리고 아래턱은 위턱의 넓이에 따라 안쪽으로 몰리게 되면 좋은 교합이 생성되는 것입니다. 코로 호흡하고 입술을 잘 다무는 습관을 가지면 입의 전방부 근육이 앞니가 뻐드러지는 것을 막습니다. 또한 혀를 입천장에 두는 습관을 가지면 혀는 위턱에 지속적인 압력을 가해 악궁이 적당히 넓어지도록 상악골의 성장을 유도합니다.

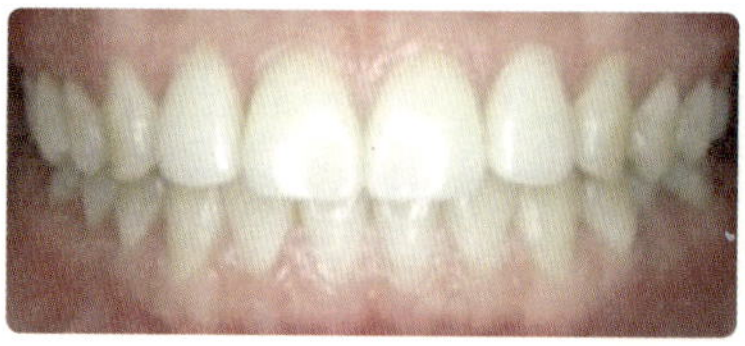

정상교합

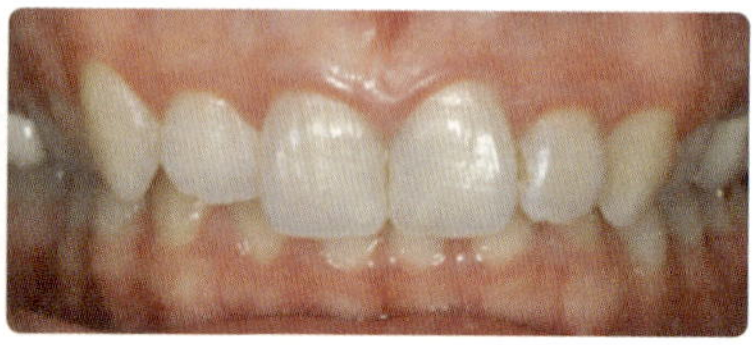

과개교합 Class 2

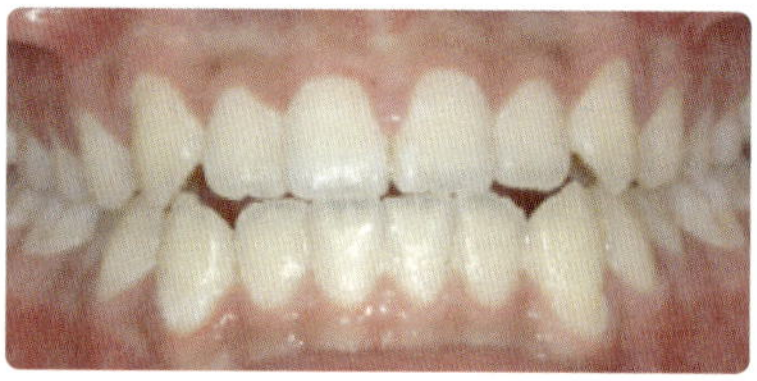

오픈바이트 Class 3

그런데 구강 호흡을 하고 입술을 늘 벌리고 있는 경우는 상황이 다릅니다. 입술에 의해 만들어지는 긍정적인 자극을 받지 않은 앞니는 뻐드러지고 혀는 입천장에 닿지 못하고 낮게 유지되어 위턱의 성장은 일어나지 않아 v 모양의 좁고 높은 입천장을 갖게 되어 삐뚤삐뚤 앞쪽으로 뻐드러진 치열을 가지게 되어 교합이 나빠집니다. 그리고 아래턱은 혀의 압력으로 뒤로 밀리면 위턱과 앞니가 만나지 않는 과개교합, 즉 Class 2의 무턱의 부정교합을 많이 보이게 됩니다. 또한 구강호흡으로 양쪽 근육의 힘의 균형이 깨지고 저작력이 불균형해진 상태가 오래 유지가 된다면 안면비대칭이나 턱관절 장애의 원인이 되기도 합니다.

아이가 안 큰다면 꼭 챙겨봐야 할 것

턱관절 교정 후 우리 아이에게 일어날 수 있는 변화

보통 아이가 성장 부전이 보일 때 그 원인으로는 유전적인 요인을 우선으로 꼽게 됩니다. 실제로 부모의 신장이 작은 경우 혹은 사춘기가 늦게 오고 키도 늦게 자랐던 경우에는 자식의 경우도 비슷한 성장 패턴을 보이는 경우가 많지요. 그러나 성장에는 식습관, 수면습관, 자세습관 등의 후천적인 요인들도 중요하게 작용합니다. 이와 함께 성장부전의 원인 중 가장 중요한 부분은 바로 구조적인 요인을 빼놓을 수 없는데요. 잘 먹고 잘 자는데도 유독 키가 안 크고 있다면 턱관절 문제가 아닌지 의심해보는 것이 좋습니다. 턱관절이 틀어지면 전신의 불균형을 유발하게 되어 성장의 방해 요인이 될 수 있습니다. 이러한 경우 유전적 요인과 무관하게 또래에 비해 더디 성장하는 양상을 보일 수 있습니다.

부끄럽지만 제 이야기를 좀 해볼까 합니다. 제가 아이들의 얼굴 성장에 관심을 갖게 된 것은 순전히 저희 아이들 때문이라는 말씀을 드렸는데요. 저희 큰아이는 7살 때부터 바이올린을 배우기 시작해, 중학생인 지금까지 오케스트라 단원으로 활동하고 있습니다. 성장기 내내 편측만 쓰는 자세를 반복적으로 만들 수밖에 없는 환경에 있습니다. 거기에 더해 소원이라고 징징거리는 아이에게 스마트폰 사용을 허락해줬던 것이 큰 화근이었습니다. 초등학교 2학년에 스마트 폰을 손에 쥐게 된 아이는 목을 쭉 앞으로 빼고 앉아 있거나, 구부정하게 소파에 기대앉아 다리를 꼬는 등 점점 나쁜 자세로 하루를 보내는 시간이 늘어났습니다. 그러다 초등학교 6학년 늦봄 즈음이었죠. 오케스트라 대회를 나갔다 온 아이가 턱이 너무 아프다며 울면서 음식을 씹지 못하는 일이 벌어지게 되었답니다. 침을 놔 근육을 풀어주면 괜찮아졌다가 다시 재발하는 일을 반복하다가 근육만 이완시키는 치료로는 절대 해결되지 않는 문제라는 것을 알게 되었습니다. 그때부터 아이의 나쁜 자세를 바로잡으면서 구조적 균형을 찾아주는 턱관절 치료에 집중하게 되었습니다.

턱관절잡음, 개구장애, 턱통증 등 전형적인 턱관절 장애 증상도 나타날 뿐 아니라 얼굴이 한쪽으로 찌그러지는 얼굴비대칭도 심하게 진행되고 있었습니다. 겨울 방학인 2월에 찍었던 사진을 보면 아이의 눈썹라인은 오른쪽 아래로 기울어 있고, 아래턱은 오른쪽으로 틀어져 찌그러진 얼굴비대칭이 관찰됩니다. 전형적인 오른쪽 2형, 측두골형 얼굴비대칭입니다. 자면서 입을 벌리고 자는 구강호흡도 있었고, 코 막힌다는 소리를 입에 달고 있었습니다. 매사에 짜증이 많았고, 집중력도 좋지 못해 한자리에 진득하게 앉아 있지 못하니 엄마인 저한테는 큰 고민이었던 것 같아요. 특히 큰아이는 또래에 비해 키가 너무 더디게 자랐는데요. 5학년부터 6학년 신체검사 결과를 기준으로 보면 1년 동안 1.8cm 정도 컸습니다. 그러다 보니 반에서 작은 키에 속했습니다.

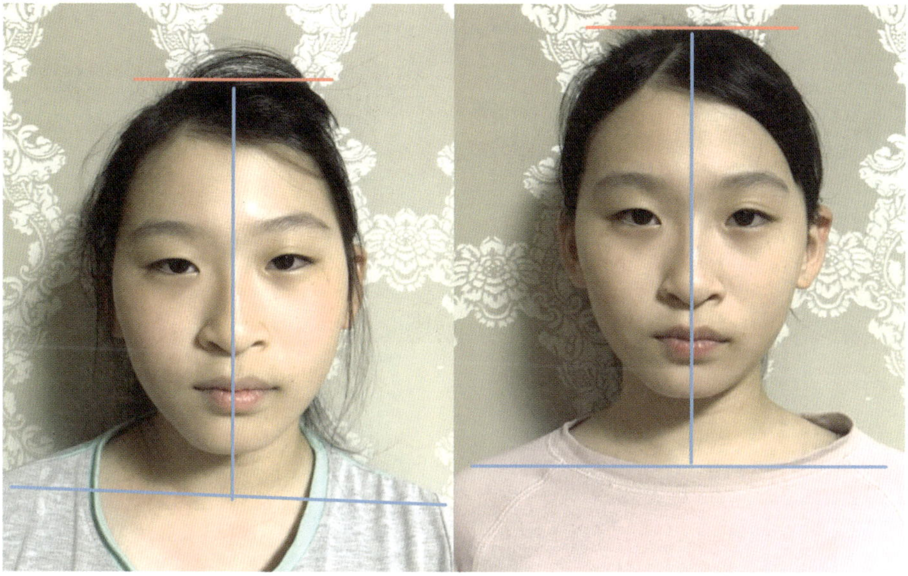

2월 25일 156cm **9월 28일 161cm**

그런데 같은 벽지에 비슷한 간격에서 떨어져 찍은 사진을 보면 7개월 사이에 많은 변화가 보입니다.

1. 목을 앞으로 쭉 빼던 구부정한 모습에서 허리를 세우고 턱을 뒤로 놓을 수 있는 바른 자세를 취할 수 있게 되었습니다. 덤으로 목이 길어졌습니다.
2. 오른쪽으로 진행된 얼굴 비대칭 증상이 좋아져, 눈썹 라인이 가지런해지고 교합평면의 기울기가 개선되었습니다.
3. 턱이 갸름해지고 얼굴형에도 변화가 생겼네요.
4. 이목구비가 정렬되면서 눈도 커지고 코도 상대적으로 오똑해지면서 예쁜 얼굴로 변했습니다.
5. 기울기가 심하던 어깨라인이 가지런해졌습니다.

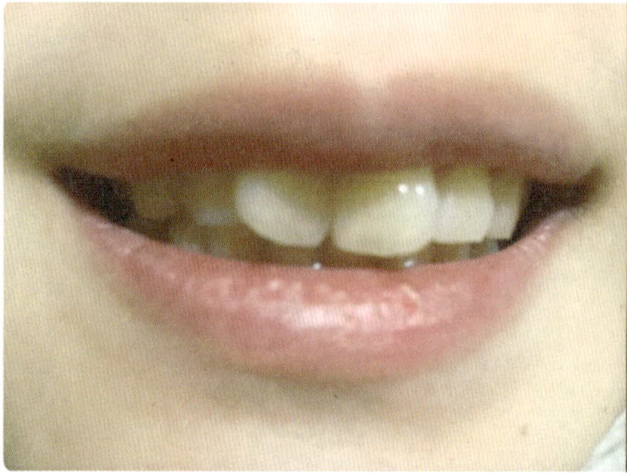

4월 29일

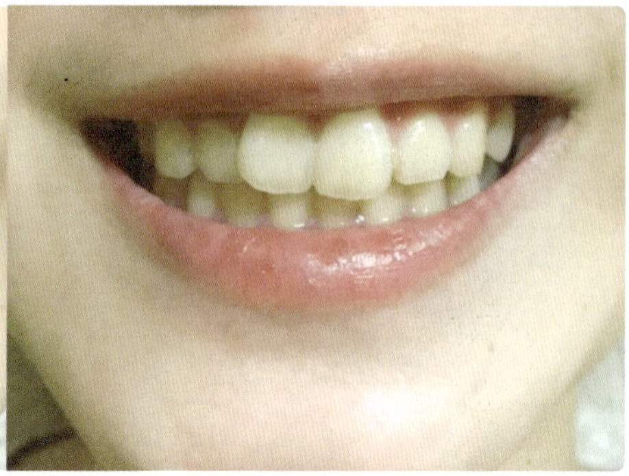

9월 28일

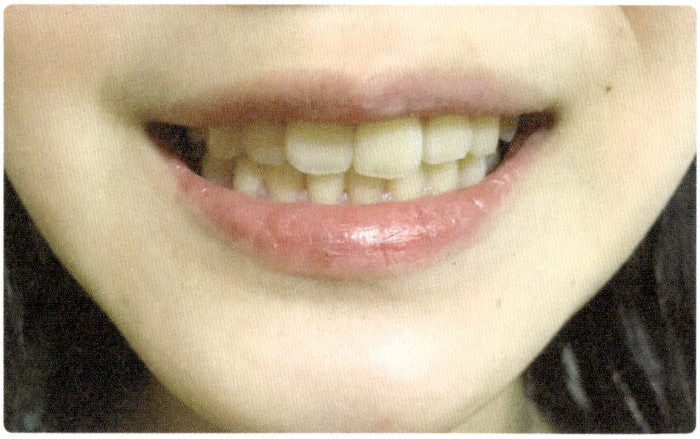

12월 30일

전혀 예상하지 못했기에 제가 가장 놀랐던 부분은 치아의 변화였습니다. 치아 촬영을 놓쳐 뒤늦게 찍었는데, 악궁이 좁아서 영구치가 자라는동안 뻐드렁니로 돌출되어 있었던 앞니가 뒤로 점점 밀려들어가면서 가지런해지는 변화를 보이고 있습니다. 턱이 편해지면 치아 교정을 해줄까 하고 있었는데, 그럴 필요가 없게 되었습니다. 게다가 고작 1.8센치 성장에 그쳤던 1년 전과는 달리 7개월 사이에 5센치가 훌쩍 자랐습니다. 그리고 산만하던 아이가 차분해지고 어른스러워지는 변화까지 함께 일어났습니다. 단순히 클 때가 되어서 자랐다고 하기에 몸 구석구석 얼굴 모양, 그리고 심리적인 부분까지 아이에게 찾아온 이 놀라운 변화는 모두 동시에 일어났습니다.

턱건강에 문제가 있는 아이는 왜 키가 안클까?

실제 턱관절장애를 가진 성장기 아이들이 턱관절 치료 후 키가 컸다는 결과를 보여주는 연구는 여러 개가 있는데, 제가 읽었던 논문을 소개해 볼게요. 턱관절 장애를 가진 청소년이 턱관절 치료를 받은 뒤 키 성장이 일반 청소년에 비해 2배 가까이 촉진되었다는 결과를 보여주는 국내 한 치과 선생님의 연구입니다.

대상

턱관절 기능장애와 이비인후과 복합증상으로
3년 이상 턱관절 교정 치료를 받은 청소년 76명을 대상

결과

남학생은 월평균 7.05mm, 여학생은 6.39mm 성장함. 우리나라 청소년의 월평균 성장률은 남학생이 3.73mm, 여학생이 3.32mm이므로 이 연구의 결과는 통계적으로 유의함. 즉 턱관절 장애 교정치료를 받은 청소년은 보통 청소년에 비해 키의 성장이 2배 가까이 진행되는 결과

턱관절 기능장애가 있는 아이들이 성장 부전이 생기는 이유는 여러 가지를 생각해볼 수 있습니다.

첫 번째로 턱관절 장애를 가진 사람들은 이갈이나 코골이, 수면무호흡증을 동반하기도 하고 구강호흡을 하기 때문에 숙면을 취하는 것을 힘들어하는 패턴을 많이 보이게 됩니다. 턱관절 장애 치료 후 청소년의 키 성장이 촉진된 것은 수면의 질이 개선되기 때문에 성장호르몬의 분비가 수면 중에 충분히 이뤄지기 때문인 것으로 볼 수 있습니다.

두 번째로는 턱관절 장애가 성장호르몬의 분비를 주도하는 뇌하수체의 기능 부전을 유발하기 때문입니다.

턱관절 장애는 아래턱과 위턱의 기능적 맞물림인 교합과 저작근의 불균형에 의해 초래되는 턱관절의 신경학적, 기능적 이상을 의미합니다. 턱관절 장애는 비정상적인 두개천골리듬cranial rhythm을 형성해서 뇌척수액CSF의 흐름을 방해하고 턱관절 주변의 여러 뇌신경을 눌러 뇌신경계 질환과 전신 척추 불균형의 원인이 됩니다. 턱관절(**1**)에서 발생하는 부정적 신호는 턱관절이 맞물려 있는 측두와를 통해 측두골(**2**)에 전달되고 이 신호는 인접한 접형골(**4**)로 이어지게 됩니다. 접형골 중심부에 말 안장처럼 생긴 부위(**5**)에 성장호르몬을 분비하는 뇌하수체가 있습니다. 턱관절의 자

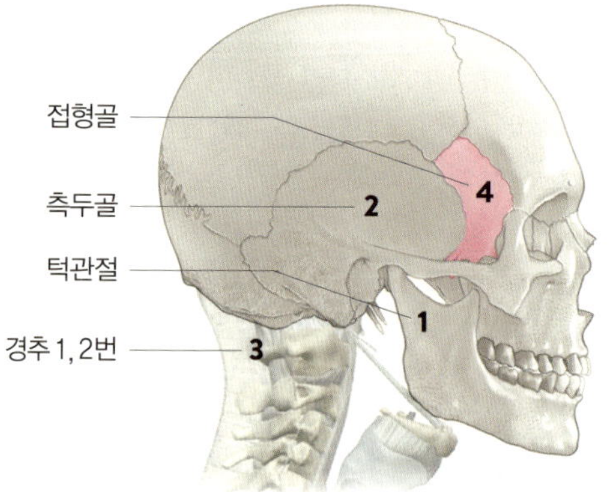

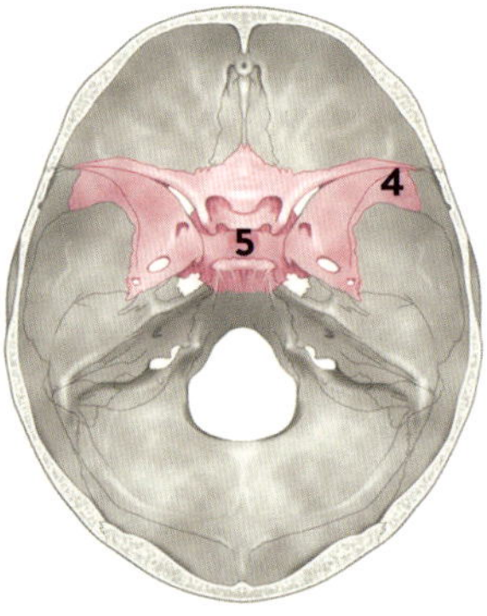

극은 뇌하수체를 자극해 성장호르몬 분비를 촉진하는 데 중요한 역할을 하게 됩니다. 또한 턱관절의 균형이 깨지면 접형골에 부정적 자극을 주면서 접형골에 위치한 뇌하수체의 기능적 문제로 이어져 성장호르몬의 분비가 저하될 수 있습니다.

세 번째는 키 작은 아이 중에는 불량한 자세 습관으로 인해 일자목, 척추측만증과 같은 구조적 문제를 갖고 있는 경우가 많은데요. 이런 아이들의 경우 턱관절 문제도 동반되어 나타납니다. 턱관절에 문제가 생기면 좁아진 턱관절의 디스크 주위를 지나는 여러 뇌신경을 압박해 관련 근육의 긴장을 유발하고 이와 연접한 상부경추 1번인 환추와, 2번인 축추에 영향을 미치게 됩니다. 이로 인해 그 내부를 관통하는 척수 및 뇌경막과 뇌간의 비틀림과 긴장이 동시에 유발되고 두개골과 척추의 상대적인 균형이 깨지면서 목부터 허리 골반까지 불균형 현상이 이어질 수 있습니다. 키가 크려면 좌우의 다리뼈인 대퇴골의 성장도 중요한데 골반이 틀어져 다리의 좌우 길이가 달라지고 족압이 차이가 나는 현상이 지속되면 당연히 대퇴골의 성장에 문제가 생길 수밖에 없고 이는 성장에 영향을 줄 수 있습니다.

아이는 부모의 관심을 먹고 무럭무럭 자란다

성장기에는 턱관절 문제가 있더라도 아이가 호소하는 별다른 불편 증상이 나타나지 않는 경우가 많아서 무심코 넘기시는 분들이 많습니다. 그러나 얼굴 성장의 측면에서만 보더라도 턱관절 이상은 좌우 턱뼈 길이가 다르게 자라 안면비대칭을 유발하거나 아래턱의 뼈가 길게 자라는 주걱턱, 아래턱이 뒤로 밀려있고 성장이 더딘 무턱 등의 증상을 유발할 수 있습니다.

이 경우 어른이 되어서 양악수술, 안면윤곽술과 같은 수술적 요법이 아니라면 치료가 힘들어지는 상황에 직면할 수 있다는 것을 아셔야 합니다.

보통 아이의 턱관절 문제는 평소 무심코 행하는 사소한 습관이 누적되어 발생합니다. 그러니 목을 앞으로 쭉 빼거나 짝다리를 짚고 서 있거나 구부정하게 소파에 구부러져 있거나 하는 불량한 자세 습관, 한쪽 치아만을 사용해 음식을 씹는 습관이나 한쪽으로 엎드려서 잠을 자는 습관, 연필이나 손톱을 깨무는 습관 등 좌우 근육을 불균형하게 쓰는 습관이 보인다면 바로 교정해주세요. 앞에서 말씀드렸던 대로 현대 사회에서 아이의 얼굴 변형을 유발하는 주범은 바로 스마트폰입니다. 스마트폰은 최대한 늦게 사주는 것을 권해드리고요. 현명하게 스마트폰을 활용할 수 있도록 계속 아이에게 관심을 가지고 교육해주세요. 스마트폰을 보는 시간을 최대한 줄이고, 바른 자세를 가지도록 지도해준다면 현대 문명의 최고봉인 스마트폰에 우리 아이의 성장을 저당 잡히는 일을 당하지 않으실 수 있을 겁니다.

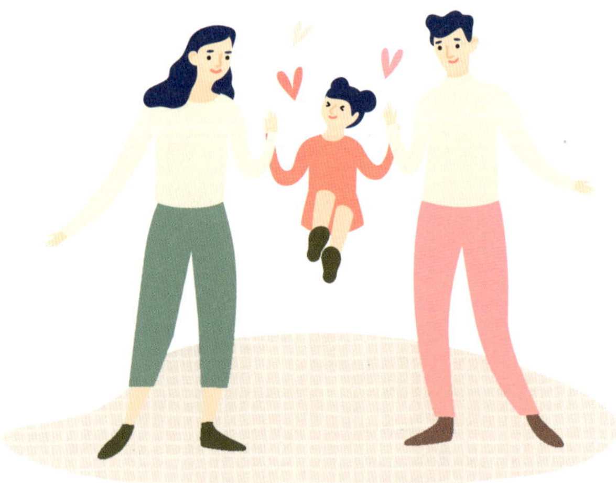

PART 2

턱이 아픈 나도 혹시 안면비대칭?

비뚤어진 얼굴, 사소한 습관에서 시작

환자를 치료하는 제 업에 이정표가 되어주는 글귀 하나를 소개하면서 글을 시작해볼까 합니다. 바로 동의보감 서문에 있는 글인데요.

人之爲病 皆生於不善 調攝修養爲先 藥石次之

"사람의 병은 옳지 못함(좋지 못한 습관)에서 발생하는데,
그래서 섭생을 올바르게 하고 몸과 마음을 바로잡는 것이 치료의 우선이고
약물과 침 등 의사의 치료 행위는 그 다음번이다."

인간에게 발생하는 대부분의 병은 습관에 의해 만들어진다고 해도 과언이 아닙니다. 그래서 저는 증상을 사라지도록 "무슨 약을 쓸까"를 고민하기 전에 "왜 이 병이 생겼을까"라는 질문을 먼저 던져보려고 합니다. 그 질병을 만든 한 사람의 삶의 패턴, 즉 습관을 교정해서 그 사람 삶에서 직접적인 변화를 이끌어내는 것이 환자를 치료하는 의사에게 가장 중요한 사명이 아닐까 싶어요.

안면비대칭과 긴얼굴증후군과 같은 얼굴 변형 그리고 이와 밀접한 관련이 있는 턱관절 장애는 인생 전반에 걸쳐 서서히 진행되는 생활습관병입니다. 실제 생활습관병이라는 단어를 백과사전에서는 아래와 같이 정의하고 있더라고요. 습관이 인간의 질병에 미치는 영향력은 모두가 인지하고 있는 부분입니다.

생활 습관병:
나쁜 생활습관으로 인해 생길 수 있는 질병

좋지 않은 자세로 있거나 나쁜 생활습관이 있는 경우에는 여러 질병이 생겨 평생 고생할 수 있으므로 주의해야 한다. 나쁜 습관으로 인해 나타날 수 있는 질병은 다음과 같다.

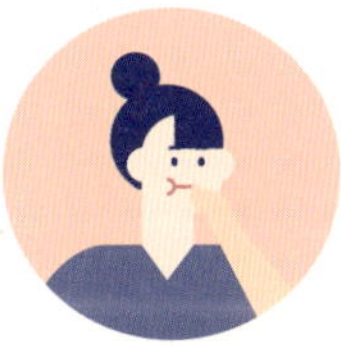

손가락 빨기

소아의 경우에는 손가락 빠는 습관으로 인해 주걱턱이 될 수 있으며, 마른오징어 등 딱딱하거나 질긴 음식을 매일 먹는 경우에는 턱의 모양이 변화될 수 있다. 평소에 이를 꽉 다물고 있는 습관은 턱을 사각 모양으로 바뀌게 할 수 있다.

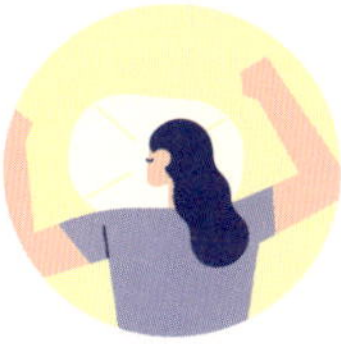

엎드려 자기

허리는 들어가고 엉덩이 및 등뼈는 나오게 되어 척추의 변형을 가져올 수 있다.

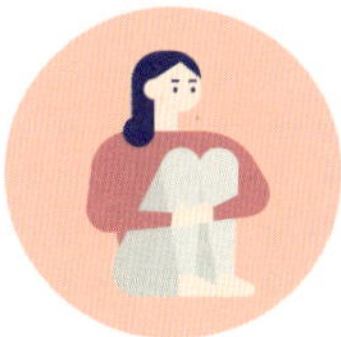

쪼그려 앉기 및 구부정한 자세

평소에 쪼그리고 앉는 습관이 있으면 관절염 중 특히 무릎 관절염을 일으키기 쉽다. 또 장시간 구부정한 자세로 컴퓨터 작업을 하거나 운전 등을 한 경우에는 요통이 발생할 수 있다.

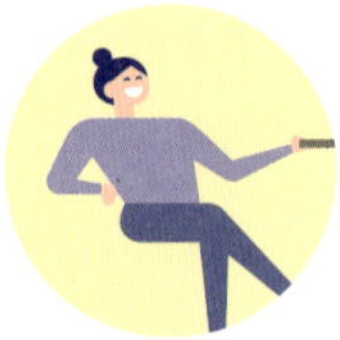

삐딱하게 서기 및 다리 꼬고 앉기

다리 한쪽에만 힘을 주고 서 있게 되면 골반이 기울거나 쏠릴 수 있어, 변비가 생기거나 소화가 안 된다. 골반이 기울거나 쏠리면 여기에 있는 내장의 위치가 변할 수 있기 때문이다. 또 다리를 꼬고 앉는 습관이 오래되면 골반이 비틀릴 수 있으므로 주의해야 한다.

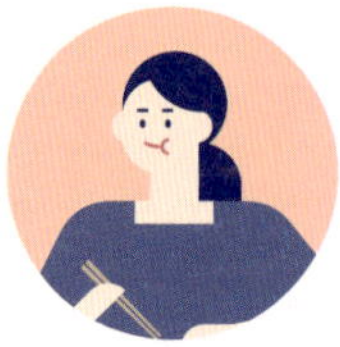

한쪽으로만 씹기

입안의 근육이 균형적으로 발달하지 못하기 때문에 얼굴의 균형도 함께 깨지기 쉬우며, 턱관절 질병이 발생할 수 있다.

출처: 두산대백과

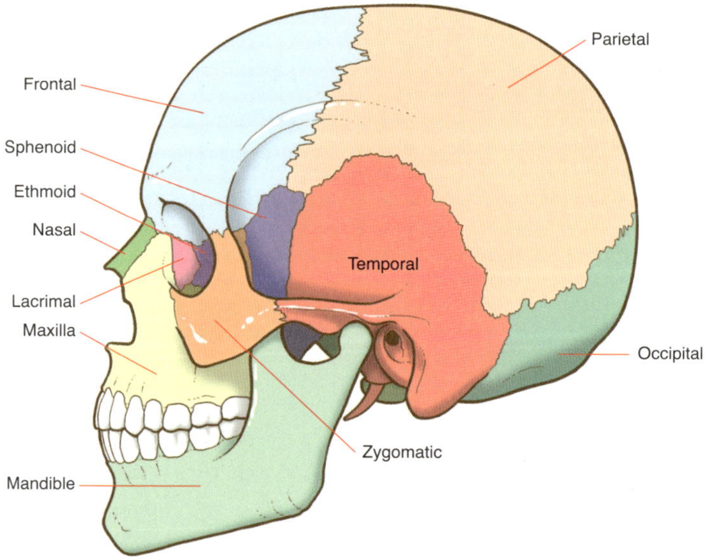

두개안면골 사람의 두개안면골은 14종 22개의 뼈의 뼈로 톱니바퀴처럼 유기적으로 연결되어 있습니다. 구체적으로 전두골(Frontal) 1개, 두정골(Parietal) 2개, 측두골(Temporal) 2개, 후두골(Occipital) 1개, 접형골(Sphenoid) 1개, 관골(Zygomatic) 2개, 상악골(Maxilla) 2개, 하악골(Mandible)은 1개 그리고 서골, 구개골, 누골, 사골, 비골, 하비갑개가 포함됩니다.

이 중 얼굴 형태를 망가뜨리는 중심 트러블 메이커는 바로 하악과 두개골을 연결해주는 턱관절입니다. 하악(아래턱뼈)은 다른 두개골과는 다른 특징을 가지고 있습니다. 좌우가 하나로 연결된 뼈이며, 봉합으로 고정되어 있지 않고 턱관절이라는 특징적 구조물을 통해 두개골에 수평으로 끼워져 측방 운동과 회전 운동을 동시에 하는 경첩이나 시계추처럼 움직이고 있습니다. 이러한 특징적인 구조 때문에 불안정하기 쉽고, 그로 인해 여러 가지 문제가 발생하기 쉬운 것입니다.

아래턱뼈를 제외한 두개안면골은 톱니바퀴처럼 각각의 봉합에 의해 아주 촘촘히 연결되어 있습니다. 그런데 이 톱니바퀴 중 하나가 느슨해진다면 어떤 일이 일어날까요? 톱니바퀴 사이에 작은 모래알 알갱이가 끼어들어가면 어떤 일이 벌어질까요? 아주 작은 모래 알갱이 하나로 이 톱니바퀴의 견고한 구조가 무너질 수 있습니다.

두개안면골도 마찬가지입니다. 톱니바퀴처럼 견고한 구조가 틀어지면서 턱관절이 틀어지기 시작하면 나머지 뼈도 동시에 영향을 받아 얼굴뼈 전체가 비틀어집니다. 만약 턱관절 주변 근육과 인대에 조그만 구조적 문제가 생기기 시작하면 인접한 안면골의 위치가 이동하고, 얼굴 전체의 구조가 틀어지고, 결국 몸 전체로 구조적 불균형이 이어지는 것이 안면비대칭이 진행되는 패턴입니다.

균형이 깨진 얼굴을 방치하면서 발생한 하악골의 틀어짐이 인접한 측두골, 후두골, 상악골, 전두골, 두정골로 순차적으로 영향을 주게 되어 견고했던 톱니바퀴가 어그러지게 되면서, 전체적인 얼굴이 한쪽으로 틀어진 구조가 되는 것입니다.

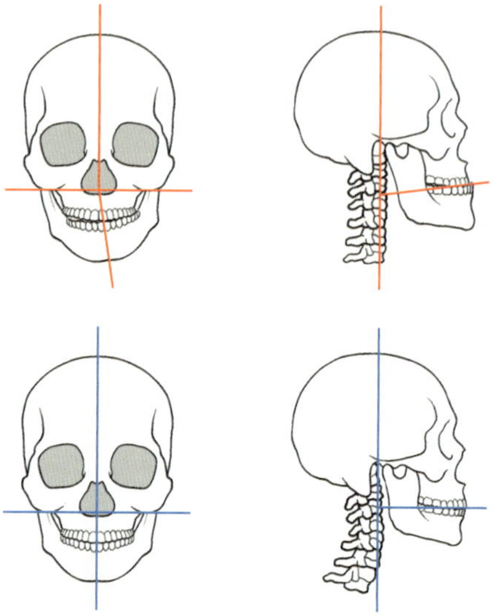

턱이 비뚤어지면서 연결된 얼굴뼈가 틀어지는 과정 턱이 비뚤어지면서 연결된 얼굴뼈가 틀어지는 과정은 톱니바퀴처럼 순차적으로 일어납니다.

안면비대칭은 선천적인 걸까 후천적인 걸까

안면비대칭은 선천적 원인과 후천적 원인에 의해 발생하는데요. 이중 선천적 원인에 의해 발생하는 안면비대칭의 비율은 5~10% 정도로 후천적 요인보다 비중이 작습니다.

안면비대칭 선천적 원인

1. 태아기 두개안면골의 이상 발달(구순구개열, 반안면왜소증, 두개골유합증)
2. 산전 자궁내 손상
3. 선천적인 근육 사경증
4. 혈관결손, 신경결손에 의한 안면기형

이러한 선천적 원인에 의해 발생한 안면비대칭의 경우에는 외과적인 수술 치료를 해야 합니다. 또한 후천적 원인 중 얼굴 성장 시기에 교합의 문제와 함께 발생한 뼈 길이나 크기의 차이의 교정도 수술적인 요법과 치아 교정을 병행하는 것이 필요합니다. 이러한 비대칭을 골격형 비대칭이라고 합니다.

제가 하는 얼굴비대칭 교정 치료의 대상은 보통 후천적 원인에 의해 발생하는 관절형 안면비대칭입니다. 이러한 안면비대칭은 보통 한쪽으로만 몸의 하중이 실리거나 턱관절과 척추와 골반이 틀어지게 만드는 불량한 자세 습관에 의해 야기되는 경우가 많습니다. 이런 안면비대칭은 대부분 수술할 필요가 없고, 틀어진 턱관절 위치를 이동시키고, 연부조직을 바로잡고 근육의 길이를 조절하는 침과 추나와 같은 보존적인 치료 방법을 통해 교정이 가능합니다.

안면비대칭을 만드는 나쁜 습관 5가지

1. 편측 저작 습관

한쪽으로만 씹는 습관을 갖고 있지는 않으신가요? 한쪽 턱관절만 사용해서 씹는 습관이 고착화되면 얼굴비대칭이 발생할 수 있습니다.

턱관절은 씹는 동안, 말하는 동안 침을 삼킬 때, 심지어 우리가 잠을 자는 동안에도 쉴새 없이 움직입니다. 그 움직임을 세어 보면 수백에서 수천 번까지 이르기도 합니다. 이런 일상적인 움직임을 할 때 턱관절에 가해지는 힘은 상상은 초월합니다. 딱딱하고 질긴 음식일수록 턱관절에 가해지는 힘은 더욱 강해지는데요.

일반적으로 오이나 상추 등과 같은 부드러운 채소를 씹을 때 턱관절에 가해지는 힘은 15~30kg, 당근과 생고구마 같은 단단한 채소의 경우 30~40kg, 오징어, 쥐포와 같은 질기고 단단한 탄성을 가진 음식물을 씹을 때는 우리 턱은 45~60kg 정도의 힘을 받고 있습니다.

늘 손톱을 물어뜯거나 연필이나 볼펜을 이빨로 씹는 습관이 있다면 비슷한 방식으로 문제를 만들어낼 수 있습니다.

2. 이갈이

위아래 이빨이 습관적으로 닿을 때 턱관절에 가해지는 압력은 상당합니다. 특히 잠을 잘 때는 턱관절이 이완되고, 온몸의 긴장이 풀어진 상태를 유지하는 것은 숙면을 위한 필수 조건입니다. 그런데 잠을 자는 동안 이를 지속적으로 가는 습관이 있다면 이는 숙면의 방해 요건일 뿐 아니라 안면비대칭의 원인이 될 수 있습니다.

옆 사람이 잠에서 깰 정도로 빠드득 소리를 심하게 나는 경우 턱관절에 가해지는 힘은 100~130kg이라고 합니다. 이 정도의 힘이 매일 턱관절에 가해진다면 턱관절이 받는 하중은 상상을 초월하는 결과를 만들어낼 수 있습니다. 그러므로 이갈이가 있다면 반드시 치료받으셔야 합니다.

3. 불량한 자세 습관

엎드려 자는 게 익숙하시다고요? 턱을 괴고 책을 읽거나 대화하지는 않으시는지요? 스마트폰이나 모니터를 볼 때 목을 앞으로 쭉 빼고 등을 구부정하게 하는 자세를 반복적으로 취하고 있지는 않나요? 출근길 무거운 가방을 한쪽으로만 메고 짝다리로 서 있는 것이 편하지는 않으신가요? 이러한 불량한 자세 습관이 누적되면 척추의 불균형으로 이어지고, 안면골의 틀어짐을 유발하게 되어 얼굴비대칭의 원인이 됩니다.

4. 과거의 턱에 가해진 충격

충격으로부터 턱을 보호해주셔야 합니다. 십수 년 전 높은 곳에서 떨어졌던 경험이 있다면, 걸음마를 배우면서 크게 넘어졌던 경험이 있다면, 누군가에게 맞거나 교통사고를 당했거나 하는 외상의 경험이 있다면, 과거에 그 어떤 이유로든 두개안면골에 가해진 강한 충격은 현재의 안면비대칭의 원인일 수 있습니다.

그러므로 아이들을 키우는 양육자라면 어린아이들이 넘어지면서 얼굴이나 머리에 강한 충격이 가해지는 일이 생기지 않도록 조심하는 환경을 만들어주는 것이 중요합니다.

5. 치아 건강 불량, 부정교합

정기적인 구강 검진을 통해 치아를 건강하게 관리하는 것이 얼굴 건강을 위해 꼭 필요한 부분입니다. 잇몸 질환이나 충치가 있을 때 방치하지 않고 즉각 치료해서 치아의 손실을 막아야 하며, 평소 올바른 양치 습관을 배워 생활 속에서 실천하는 것이 평생 치아 건강을 지키는 일일 뿐 아니라 얼굴비대칭을 예방하기 위한 기본 요건입니다.

결손된 치아가 있다면 임플란트를 고려하시는 것도 필요하며, 부정교합이 심한 상태라면 치아 교정을 고려해보시는 것이 필요할 수도 있습니다.

특히 유치에서 영구치로 넘어가는 혼합치열기에는 치아를 건강하게 관리하고, 나쁜 구강 습관, 호흡 습관을 갖도록 바꿔주는 것만으로 바른 얼굴로 성장할 수 있는 조건이 만들어질 수 있습니다.

턱관절 장애, 건강의 적신호

턱관절은 아래턱mandible과 머리뼈가 만나 이루는 복잡한 구조의 관절입니다. 턱관절은 말할 때, 무언가를 씹을 때, 음식을 삼킬 때뿐만 아니라 심지어 자고 있을 때까지 움직인다고 하는데요. 그 횟수는 수백 번, 많게는 수천 번에 달합니다. 이처럼 움직임이 많으니 당연히 피로도가 다른 관절에 비해 월등히 높습니다.

중요한 턱관절, 피로한 턱관절

턱관절은 뼈와 인대 근육과 연골, 그리고 근육을 둘러싼 근막으로 이루어져 있으며 아래턱의 맨 윗부분의 둥근 부분을 과상돌기condyle, 하악과두라고 하며 이 과상돌기는 입을 벌릴 때 앞쪽으로 미끄러지고 입을 오므릴 때 제자리로 돌아갑니다. 이 움직임을 부드럽게 해주기 위해 상악골maxillary bone, 측두골temporal bone과 하악골의 과상돌기 사이에 부드러운 연골이 있고 이 연골은 턱뼈가 움직일 때 발생하는 충격이 턱관절로 전달되는 것을 흡수합니다. 이 관절이 유연하기 때문에 턱을 아래위로, 양옆으로 움직일 수 있고, 말하거나 음식을 씹거나 하품을 하는 등의 움직임이 가능해지는 것입니다.

턱관절TMJ, Temporal-Mandibular Joint은 단순히 입을 벌리고 닫는 기능만 하는 관절이 아니라 인체 구조상 경추 1, 2번과 연결되어 역학적인 축을 이루며 근골격계, 신경계까지 영향을 주고 있습니다. 또한 중요 신경과 혈관의 이동 통로이기도 합니다. 턱관절 주변에는 12개의 뇌신경 중 9개의 뇌신경이 지나가 다양한 전신 증상을 유발할 수 있는 우리 몸에서 아주 중요한 기능을 하는 관절입니다. 턱관절에 문제가 생기면 턱관절 사이를 관통하는 중추신경 가닥이 눌리게 되는 현상이 발생합니다. 특히 5번 뇌신경Trigeminl Nerve이 압박되면서 눈, 코, 입, 귀 및 턱관절 부위의 통증과 이상증상이 발생하게 되는 경우가 많습니다.

턱관절은 주변의 여러 근육과도 밀접한 관련이 있는데요. 턱이 제 기능을 하지 못하면 근육의 움직임은 긴장도가 커지고, 근육의 긴장은 오래지 않아 주변으로 연쇄적인 반응이 일어나게 합니다. 턱관절 장애와 연관된 근육은 안면비대칭을 유발하는 근육과 유사합니다. 턱관절 장애에 영향을 주는 근육은 측두근, 교근, 과상돌기과 밀접한 연관이 있는 내익상근과 외익상근 그리고 목의 흉쇄유돌근이 있습니다.

근육에 대해서는 다른 편에서 자세히 다뤄볼 예정입니다.

턱관절 장애 자가진단법

턱관절 장애를 의심해봐야 하는 증상들은 어떤 것들이 있을까요? 아래 체크리스트에서 해당 사항이 있다면 턱관절 문제를 의심해봐야 합니다. 여러분들은 몇 개 항목이 해당되는지 한번 점검해보세요.

턱관절 장애 체크리스트

- ○ 뚜렷한 이유 없이 머리가 자주 아프다.
- ○ 입을 벌리고 닫는 데 힘이 들거나 이상하게 벌어진다.
- ○ 입을 벌리고 닫을 때 딸깍거리는 소리나 삐걱거리는 것이 느껴진다.
- ○ 턱이 꽉 끼는 느낌이 들 때가 있다.
- ○ 치아에는 이상이 없는데, 턱에 통증이 있다.
- ○ 잠자는 동안 이를 가는 버릇이 있다.
- ○ 아침에 일어났을 때 턱이 쑤시거나 쓰라린 경험이 있다.
- ○ 귀가 웅웅 울리거나 눈 뒤로 압박감이 느껴지거나 이유 없이 눈물이 흐르기도 한다.
- ○ 얼굴의 부비동(코 주변부 빈공간)에 통증이 있다.

그리고 혼자 턱관절 장애를 진단해 볼 수 있는 셀프 진단법을 알려드릴게요. 거울 앞에 서서 하나씩 따라 해 보세요. 해당 사항이 있다면 턱관절 장애 치료를 받으시길 권해드립니다.

턱관절 장애의 자가 진단법

1. 본인의 손가락 3개, 검지, 중지, 약지를 나란히 붙인 다음 입에 넣었을 때 잘 들어가야 합니다.
2. 입을 벌릴 때 남자의 경우 5cm 이상, 여자의 경우 4.5cm 이상 벌어져야 합니다.
3. 양쪽 새끼손가락을 귀속에 넣고 입을 크게 벌렸다 다물었다 할 때 손가락 끝이 조이거나 '탁' 치는 느낌이 들지 않아야 합니다.
4. 검지를 귀 바로 앞에 갖다 대고 입을 연 다음 약간의 힘을 주면서 입을 열었다 닫았다 합니다. 턱을 움직일 때 검지로 누르는 부위에 통증이 생기지 않아야 합니다.
5. 침을 연속적으로 3번 이상 삼킬 수 있어야 정상입니다. 침 삼키기 행위는 턱관절과 주변의 여러 근육의 유기적인 움직임을 통해 일어납니다.
6. 입을 열고 닫으면서 턱관절의 움직임을 관찰해봅니다. 이때 아래턱은 위아래로 일자로 열고 닫혀야 합니다. 아래턱이 지그재그로 움직이면 비정상입니다. 한쪽으로 턱관절이 틀어지게 되면 턱관절을 열고 닫는 동작이 동시에 일어나지 않고 좌우가 다르게 진행되어서 지그재그로 움직이는 패턴을 보입니다.

턱관절 문제는 전신 건강의 적신호

실제 턱관절 장애나 안면 비대칭을 고민하는 사람들은 만나보면 보통 외모 콤플렉스 고민에 끝나지 않고 다른 신체 증상을 호소하는 경우가 많습니다. 그분들이 호소하는 증상은 두통, 어깨, 목의 통증과 개구장애와 이명증, 축농증, 알레르기성 비염 등으로 정말 다양합니다. 그 이유는 제 위치를 벗어난 턱관절로 인해 얼굴이 한쪽으로 틀어지게 되면, 턱관절 주변을 지나가는 신경과 혈관이 눌리게 되면서 두개골의 정상 움직임motion이 깨지기 때문입니다.

1. 목, 어깨가 아파요

사람의 머리는 4~6kg 정도로 아주 묵직한 볼링공 정도의 무게를 갖고 있습니다. 이런 머리를 지탱하는 것은 가는 목이고요. 아래턱이 제 위치에서 벗어나면 머리의 무게 중심이 깨지고 이를 어떻게든 잡아보려는 항상성 때문에 일어나는 보상반응으로 목에서 어깨로 이어지는 근육들이 잔뜩 힘이 들어가 긴장하는 연쇄반응이 일어나게 되는 것입니다.

2. 지끈지끈 두통, 편두통

두통도 턱관절 문제가 생겼을 때 빈발할 수 있는 증상입니다. 그 이유는 두개골 바로 밑에서 머리를 떠받치고 있는 1, 2번 경추가 턱관절과 두개골 위치와 밀접한 연관이 있기 때문에 발생합니다. 턱관절이 틀어지면서 턱관절–두개골–목뼈의 균형이 깨지면 목뼈가 취하고 있던 C커브가 펴져 맨 위의 1번 경추가 앞으로 밀리거나 혹은 뒤로 움직이게 됩니다. 문제는 이 주변이 심장에서 펌프질하는 혈액을 뇌로 공급하는 경동맥이 지나는 중요한 통로라는 데 있습니다. 목뼈의 정렬이 흐트러지면서 주변 근육의 긴장도가 올라가면 두뇌로 올라가는 혈류순환에 장애가 생기고 경동맥과 추골동맥 같은 혈관뿐 아니라 이곳을 지나가는 여러 신경 분지들까지 압박되는 현상이 발생합니다. 이로 인해 두통이나 어지럼증 같은 증상이 나타나고, 좌우 두개골 근막의 긴장도 차이에 따라 편두통이 생기기도 합니다.

3. 귀가 울리는 이명

새끼손가락을 양쪽 귀속에 넣고 입을 벌렸다 다물었다 하면 입을 다물 때 손가락 끝에서 조이거나 탁 치는 증상이 있으면 턱관절 장애를 의심해볼 수 있습니다. 이때 손끝에 부딪히는 것이 턱관절을 구성하는 하악과두입니다. 이처럼 턱과 귀는 아주 가까운 곳에 붙어 있는데요. 그래서 턱관절이 틀어졌을 때 이명증, 귀의 통증, 난청, 이석증 등의 발생할 가능성이 높습니다.

4. 코가 막히는 축농증

턱관절 장애나 얼굴비대칭을 가지고 있는 사람들의 엑스레이 영상을 보면 부비강 주변이 뿌연 형상을 보입니다. 부비강을 통한 공기 순환이 잘 되지 않아 생기는 증상입니다. 코 옆과 눈 주변의 부비강이 막히고 점막이 예민해져서 알레르기 비염이나 축농증과 같은 증상이 발생하기 쉽습니다.

5. 자도 자도 피곤해! 만성피로

턱관절 장애 환자들 중 절반 가까이가 충분한 휴식을 취해도 해결되지 않는 만성피로에 시달린다고 합니다. 턱관절 장애로 인한 신경과 근육의 불균형때문에 발생하는 현상인데요. 턱관절 주변에는 무수히 많은 신경과 혈관이 지나갑니다. 목과 턱의 근육의 긴장도가 높아지면 주변을 지나는 신경이 압박되고 혈액순환과 림프 순환에 문제가 생깁니다. 그 영향은 턱에서 끝나지 않고 신경의 신호 전달 체계나 혈류 흐름에 영향을 주게 되어 대사와 순환 그리고 배설 기능을 조절하는 인체 기능이 저하되기 때문입니다.

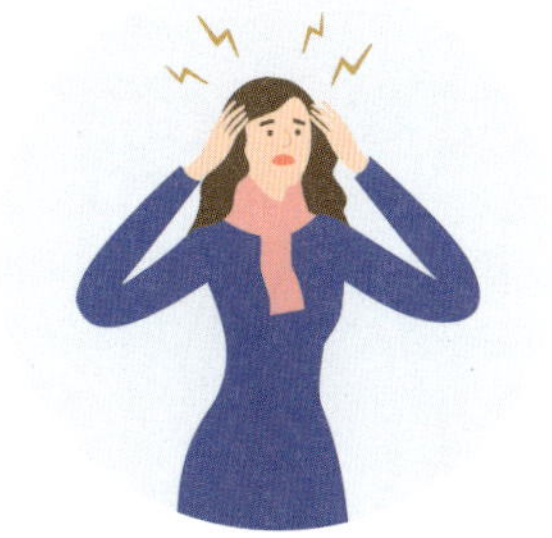 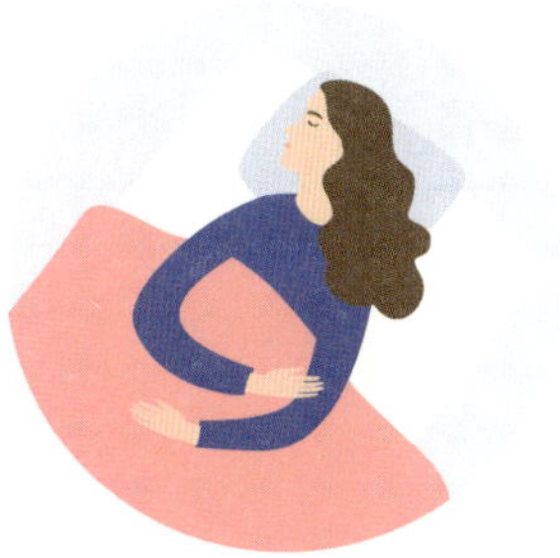 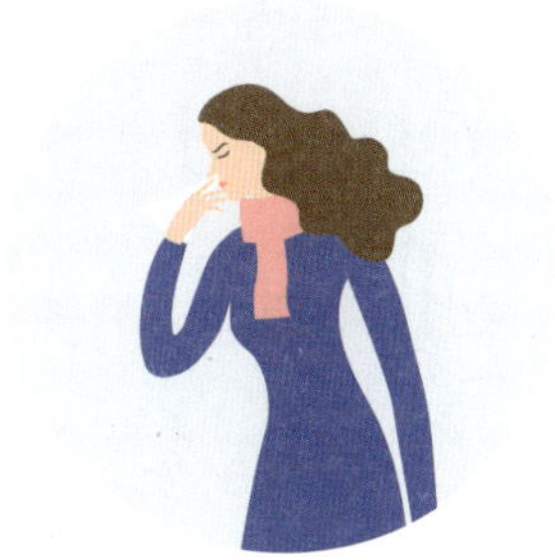

단순히 턱의 문제로만 생각되었던 턱관절 장애, 우리 몸의 건강 이상을 만드는 원인일 수 있다는 사실 잊지 마세요.

음식을 씹고 삼키고 말을 하는 이 순간, 턱관절이 보내고 있는 이상신호를 무심코 넘기고 있지는 않으신가요?

턱에서 나는 소리, 예사로 넘기면 안 돼요

당신의 턱은 괜찮은가요?

저작근과 측두하악 관절과 그와 관련된 구조물에 발생한 다양한 임상 문제를 지칭하는 턱관절장애TMD는 증상이 경미한 상태부터 심한 상태를 통틀어 본다면 대략 전체 인구의 33%, 즉 한국인 3명 중 1명 정도가 가지고 있는 질환이라고 합니다. 턱관절 장애가 있나 없나를, 치료를 해야 되냐 안해도 되냐는 측면으로 본다면 이보다 더 작은 수치일 수도 있겠지만요.

보통 치료가 필요한 턱관절 장애로 진단하는 기준은 3가지 증상의 유무로 판단하고 있습니다. 턱관절 장애의 진단 기준이 되는 3대 증상은 바로 입을 열고 닫을 때 움직임의 제한이 생기는 개구장애, 턱을 움직일 때 턱관절에서 생기는 소리인 관절잡음, 턱을 움직일 때 턱 주변의 관절과 근육과 그리고 연관된 부위에서 발생하는 통증입니다. 또 중요한 부분이 증상만 보고 턱관절 장애를 진단하게 되면 오류를 범할 수 있습니다. 어쩌다 몇 번 입을 벌리고 닫을 때 지그재그로 턱이 움직였다는 현상을 놓고 치료가 필요한 턱관절 장애로 진단할 수 없고 과거에는 불편했지만 지금은 소리나 통증이 전혀 없고, 입을 열고 닫을 때 불편감을 전혀 느끼지 않는다고 해서 턱관절 장애가 아니라고 진단하면 안 됩니다. 턱관절 장애는 초기 단계보다 오히려 증상이 진행되어 심해지면 정상적인 턱관절의 운동과는 다른 방식으로 턱의 운동이 일어나면서 소리와 통증이 사라져버릴 수도 있습니다.

턱관절 움직임을 만드는 해부구조

턱관절의 구조는 아래턱의 과상 돌기 위에 관절의 디스크가 위치해 있고, 디스크는 하악와에 걸려 있습니다. 턱을 벌릴 때는 하악의 과상돌기가 전방으로 움직이고 하악지는 후방으로 디스크는 전방으로 이동합니다.

입을 벌릴 때 정상적인 아래턱의 움직임을 만들기 위해 여러 근육이 관여하고 있습니다. 우선 하악에 위치한 폐쇄 근육, 즉 교근, 측두근, 내익상근의 순조로운 이완에서 시작됩니다. 그리고 외익상근의 하부섬유가 하악돌기를 당겨서 하악돌기 근방을 축으로 하는 아래턱의 회전이 일어납니다. 그리고 마지막 단계에서는 앞쪽의 이복근 섬유가 작용해 하악골을 아래쪽으로 당기는 것을 도와 입을 벌릴 수 있게 합니다.

턱을 닫을 때 작용하는 근육	측두근, 교근, 내익상근, 외익상근의 상부섬유
턱을 열 때 작용하는 근육	외익상근의 하부섬유, 전방이복근
측방운동 할 때 작용 근육	반대쪽의 내익상근과 외익상의 하부섬유, 같은 쪽의 측두근
내밀기 운동 시 작용 근육	외익상근의 하부섬유

턱관절 장애가 없는 건강한 턱관절은 열리고 닫힐 때 하악과두와 디스크 그리고 주변 근육의 움직임이 굉장히 리드미컬하고 부드럽게 일어나고 있습니다. 이 경우 어떤 소리도 들리지 않습니다. 그런데 어떠한 원인에 의해서 하악과두 등 턱관절 내 구조물의 위치가 변하게 되면 관절 원판이 하악과두에 부딪혀서 턱에서 소리가 나게 되는데요. 비정상 상태의 턱관절의 경우 디스크가 약간 전방으로 이동했기 때문에 관절 돌기가 앞으로 이동할 때 디스크의 두꺼운 부분을 넘어가지 못하고 딸깍거리는 소리가 들리게 됩니다.

열릴 때 소리 측두근의 어느 한 부분과 외익상근 및 이복근과의 협조 불균형
닫힐 때 소리 교근과 협근의 과다긴장과 외익상근의 긴장저하(hypotrophy)

이 소리가 오랫동안 지속이 되면 아예 관절원판이 마모되거나 변형이 되기 때문에, 초음파상 하악과두가 뾰족하게 변해있는 것을 관찰할 수 있습니다. 이 정도로 진행되면 치료를 해서 다른 것들이 제자리를 찾는다고 해도, 이미 변형된 것을 100% 원래 상태로 되돌리기 힘듭니다.

턱에서 나는 소리 구별법

턱관절에서 나는 소리는 크게 3가지로 나누어볼 수 있습니다. 단순관절음에서 거대관절음 그리고 염발음으로 이어지면서 턱관절 증상이 심해지고 더 진행되는 것으로 이해하시면 되겠습니다.

1. 단순관절음clicking

턱관절이 손상을 받게 되면 하악과두의 위치가 틀어져서 입을 벌리거나 다물 때 하악과두와 관절원판이 부딪혀서 '딸깍딸깍' 혹은 '찌걱찌걱' 하는 소리가 나는 것을 말합니다. 이 소리는 입을 벌리는 동안 날 수도 있고, 입을 다물 때 나기도 하고 또는 입을 벌리고 다물 때 모두 들리는 경우도 있습니다. 대부분 턱관절 내의 디스크의 위치가 어긋난 것과 관련이 있습니다. 개구시 관절음은 디스크가 약간 전방으로 이동했기 때문에 발생합니다. 관절돌기가 앞으로 이동할 때 디스크의 두꺼운 부분을 넘어가야 하는데 이때 소리가 들리게 됩니다. 딸깍거리는 소리에 가장 많이 영향을 주는 것은 외익상근 상부섬유가 단축되었을 때입니다.

2. 거대관절음popping

갑자기 입이 잘 안 벌어지는 경우는 대부분 턱관절 속에 있는 디스크가 본래의 위치에서 앞으로 빠져나가 걸린 상태로 아래턱뼈의 움직임을 방해하기 때문입니다. 입을 크게 벌릴 때 턱관절의 문지방 역할을 하는 관절융기를 넘어 하악과두가 관절융기를 빠져나갈 때 관절원판이 눌렸다가 순간적으로 펴지면서 딱 하는 소리가 크게 나는 것을 거대관절음이라고 합니다.

3. 염발음crepitation

턱관절 장애 증상이 만성으로 진행되는 경우, 관절원판이 완전히 망가져서 앞으로 밀려 나가 작동을 하지 않게 되고 입을 벌리거나 다물 때마다 측두골의 아래쪽 벽과 하악과두가 직접 부딪히면서 마모가 일어나게 됩니다. 일반적으로 턱관절 내 구조물 하나 혹은 그 이상의 표면에 생긴 문제로 인한 임상적 징후입니다. 이러한 상태가 되면 맷돌 갈리는 소리나 자갈이 굴러가는 소리가 나는데, 보통 이 소리는 머리카락을 비빌 때 나는 소리와 같다고 하여 염발음이라 부릅니다.

턱에서 나는 소리, 방치하면 안 돼요

턱관절에서 나는 소리, 즉 관절잡음은 굉장히 흔하게 발생하는 증상입니다. 그런데 턱관절에서 소리가 나는 증상만 가지고 있는 경우 즉 소리만 나고 입을 벌리고 닫을 때 턱 주변에서 느껴지는 통증이나 개구장애 등의 증상이 없다면 심각성을 잘 인식하지 못하는 경우가 많습니다. 입을 벌리거나 다물 때 턱관절에서 나는 소리는 보통 본인에게만 들리는 경우가 대부분이고, 옆 사람에게 들릴 정도로 소리가 커 치료를 시작하려고 마음먹었을 때는 이미 심각하게 턱관절의 손상이 진행되어 있는 경우가 많습니다.

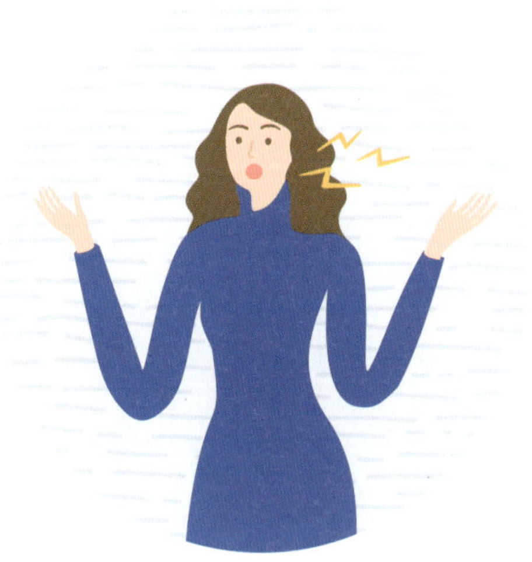

턱관절에서 소리가 난다는 것은 턱관절이 움직일 때 관여하는 구조물이 서로 부딪히고 마모되고 있다는 것을 의미합니다. 그러므로 소리가 경미하더라도 가볍게 보고 넘기지 말고 치료를 하셔야 합니다. 치료 시기를 놓쳐 만성화 되어 소리가 사라져버린다면 경과는 더 안 좋을 것입니다. 그리고 턱관절에서 소리가 나는 증상은 개구장애나 통증보다 만성화된 경우가 많으므로 치료 기간을 더 오래 잡아야 합니다.

턱관절의 문제는 단순히 턱의 문제로 끝나지 않고 여러 가지 전신의 문제를 만들어낼 수 있고, 틀어진 턱이 얼굴 모양의 변형을 유발해 안면비대칭의 원인이 되기도 합니다. 턱을 움직일 때 평소와는 다른 소리가 자꾸 들린다면 예사로 넘기지 말고 의료진의 도움을 받으세요.

턱관절 장애는 왜 생길까

턱관절 장애의 원인은 뭘까?

측두하악 장애라고도 불리는 턱관절 장애는 저작근 및 측두하악 관절 부위의 여러 임상적인 문제를 의미하는 질병입니다. 턱관절 장애는 디스크, 인대, 근육, 관절 다양한 해부학적 구조물이 관여된 여러 병리적 문제의 복합체이기 때문에 치료가 힘들고, 만성화되기 쉽습니다. 대부분의 관절 질환처럼 턱관절 장애의 신호Sign, 객관적으로 확인할 수 있는 증상는 관절원판디스크 장애, 턱관절염, 아탈구, 강직 등으로 세분화하며 증상Symptom, 환자가 주관적으로 호소하는 증상은 통증, 관절음, 관절가동 범위 제한개구 장애인데요. 이는 턱관절 장애의 3대 증상으로 알려져 있습니다.

턱관절 장애가 생기는 원인은 무엇일까요? 턱관절 장애는 하악과두와 측두와를 완충해주는 디스크가 제자리를 벗어나 있는 현상, 턱관절 움직임을 주도하는 주변 저작근의 불균형 현상이 동반되어 발생합니다. 그 원인으로 유발인자와 악화요인을 포함해 다음과 같이 정리해볼 수 있습니다.

1. 생물학적 원인

골격기형이나 유전적 소인 때문에 턱관절 장애가 발생하기도 하지만 보통 과거의 외상과 치아 염증, 치아 결손과 같은 치과적인 문제와 같은 후천적 요인이 대다수입니다. 만성 통증의 기여 요인인 비타민 C, B_1, B_6, B_{12}, 엽산의 결핍과 같은 영양학적 문제와 갑상선 기능 저하증, 교원성 질환도 턱관절 장애의 원인입니다.

2. 행동적 원인

매일 규칙적으로 반복하는 행동이나 습관도 턱관절 장애에 영향을 줍니다. 가장 중요한 것은 구강악 습관인데, 이갈이, 편측 저작, 손톱 깨물기, 입술 깨물기, 턱을 앞으로 빼는 습관, 혀를 내미는 습관으로 과도한 근육 긴장이 유발되어 근육 피로도가 올라가는 것이 원인입니다.

또한 나쁜 저작, 연하 습관이나 영양이 결핍된 식사, 카페인을 과다 복용하는 습관도 턱관절 장애의 악화 요인일 수 있습니다.

나쁜 자세 습관도 턱관절 장애의 원인인데요. 머리를 앞이나 옆으로 두는 습관, 어깨를 움츠리는 습관 전화기를 턱과 어깨에 끼우고 통화하는 습관 등은 턱과 목의 근육과 관절을 긴장시키기 때문입니다.

3. 환경적 원인

만성적인 소음이나 진동, 부적절한 조명, 스마트폰이나 게임기 등과 같은 단말기에 과도하게 노출되는 환경, 추운 날씨와 꽃가루와 미세먼지와 같은 알러젠도 턱관절 장애의 악화요인이 될 수 있습니다.

4. 정서적 요인

부정적인 감정상태는 치료 경과를 방해하고 악화 요인으로 작용합니다. 분노, 불안, 우울감과 같은 정서가 지배적인 사람의 경우 더 강하게 증상을 호소하고 호전도도 더딘 경우가 많습니다. 왜냐하면 이러한 분들은 스트레스 자체가 근육의 긴장도를 올려 증상도 심하고, 라포 형성이 어려워 환자의 호응도가 떨어지기 때문에 적극적인 치료가 힘들기 때문입니다. 그러므로 정서적인 원인을 해결하는 치료가 다른 치료에 선행되어야 합니다.

대부분의 관절 관련 질환은 노인에게 많이 발생하는 질환인데 반해, 턱관절 장애는 저작근이 발달한 20~30대에서, 특히 여성에게 많이 발생하는 질환입니다. 사춘기 이후에 턱관절 장애로 인한 여타의 증상이 시작되는 경우가 많으며, 생식이 가능한 나이대에 심해지는 패턴을 거치고 폐경기 이후 증상이 완화되는 경우가 많습니다. 또한 턱관절 장애는 다른 관절 질환처럼 겨울철에 증상이 악화되는 패턴을 보입니다.

2015년도 연령대별, 성별에 따라 발생하는 턱관절 장애를 분석한 기사가 난 적이 있는데요. 그 내용을 보면 20대가 9만4천 명(26.9%)으로 가장 많고, 10대는 6만 명(17.1%), 30대는 5만6천 명(16.1%)순으로 나타났고, 성별로 보면 20대 여성이 5만5천 명으로 같은 연령대 남성의 1.4배로 분석됩니다.

2015년 건강보험 '턱관절 장애' 연령대별 / 성별 진료인원 현황 (단위: 명, %)

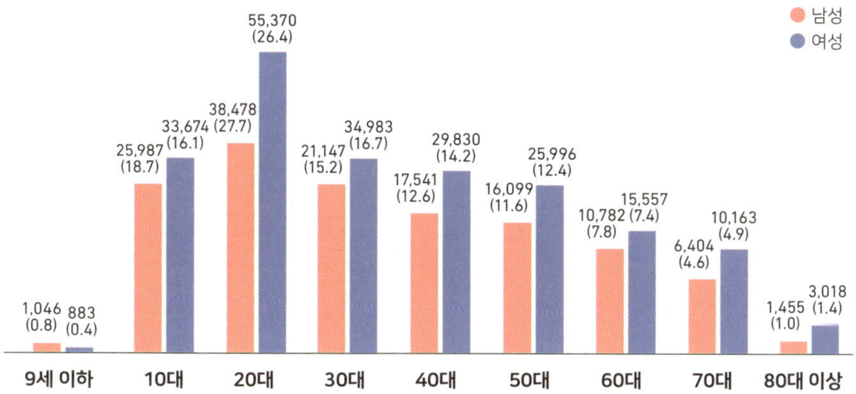

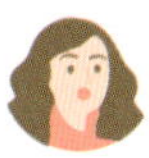

왜 턱관절 장애는 여성 환자
특히 20~40대 여성에게 많이 발생하는 걸까요?

1. 젊은 사람들이 근육의 긴장도가 높다

일반적으로 여러 관절 질환은 나이가 들수록 잘 생기는 반면 턱관절 질환은 20~30대에 가장 높은 빈도로 발생하는 질병입니다. 이는 젊을수록 턱관절 주위의 저작근이 발달해 이를 악무는 힘인 저작력이 강하기 때문인데요. 저작근에 과도한 힘이 지속적으로 가해져 활성화되면 턱관절에 지속적인 압력을 줍니다. 이는 턱관절 장애의 원인이 되기도 하고, 증상을 악화시킬 수도 있습니다. 특히 밤에 이갈이를 자주 하는 사람이라면 턱관절 장애가 생길 위험에 더 크게 노출됩니다. 이갈이 또한 노인에 비해 젊은 사람들에게 발생 빈도가 높은 것으로 알려져 있습니다.

2. 여성이 스트레스에 더 민감하다

턱관절 장애의 대표적인 원인에 정서적 스트레스가 해당됩니다. 보통 여성이 스트레스에 대한 민감도가 높고 더 취약합니다. 또한 20~40대 여성의 경우 사회활동의 주체이며 결혼과 임신 출산으로 인한 환경적인 요인이 더 많은 스트레스에 노출되도록 합니다. 이로 인해 여성이 턱관절 장애를 더 많이 앓고 있습니다.

스트레스나 정서적 긴장 등의 심리적 요인은 턱 주변의 근육, 특히 측두근과 교근 등의 근육을 과긴장시키고 턱관절에 무리한 힘이 가해 여성에게 더 턱관절 장애가 많이 발생하는 것으로 이해할 수 있겠습니다. 또한 스트레스에 취약하므로 턱관절 이상으로 인한 통증이나 개구장애, 이상감각 등의 증상을 더 민감하게 받아들이는 것도 이유가 될 수 있습니다.

3. 여성호르몬이 턱관절 장애의 증상을 악화시킨다

여성호르몬과 턱관절 장애의 발병률을 연결시킨 연구는 정말 많습니다. 에스트로겐 제제를 복용 중인 사람이 복용하지 않은 대조군에 비해 턱관절 장애를 앓는 비율이 높고, 복용량이나 복용 기간이 오래될수록 증상이 더 심해지는 경과를 보였습니다. 이러한 결과는 에스트로겐은 턱관절 디스크의 주성분인 콜라겐과 엘라스틴을 비롯한 여러 단백질의 조성을 변화시키고 파골세포를 억제하는 기능이 있어서 디스크의 유연성을 줄이고 사이토카인cytokine 합성을 늘려 염증 반응을 촉진하기 때문입니다. 또한 에스트로겐은 통증 전달 물질의 전달 속도를 촉진시키기 때문에 여성의 턱관절 증상이 더 급성적인 패턴을 보이며 통각과민도를 높이는 결과를 보이게 됩니다. 여성은 여성호르몬의 영향으로 남성보다 턱관절 장애로 인한 통증에 민감합니다. 이런 이유로 에스트로겐의 영향을 많이 받는 가임기 여성에게서 턱관절 장애의 발병률이 높은 것입니다.

어떤 논문에서 여성이 불편 증상에 민감해 남성보다 더 많이 병원 치료나 약물 등을 이용하는 심리적 성향, 체중 조절을 위해 식이 조절을 하는 여성이 남성에 비해 많은 행동 패턴도 언급되어 있기도 합니다. 여러 가지 복합적인 요인 때문에 남성보다 1.5~2배 정도의 비율로 여성에게서 턱관절 장에 발현도가 높고 턱관절 장애로 치료받는 환자의 80%가 여성인 결과를 보이게 되는 것입니다.

턱관절 장애는 단순히 턱의 문제인 턱의 통증, 개구장애 등에 그치지 않고, 두통, 어지러움, 이명 등의 안이비인후과 질환으로 이어질 수 있으며, 방치하게 되면 안면비대칭도 진행될 수 있습니다. 턱 건강을 지키는 일은 얼굴 건강을 지키는 일이며 동시에 몸이 건강해지는 것과 직결됩니다.

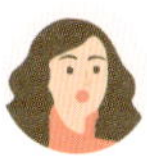

턱관절 장애는 왜 겨울철에 심해지나요?

추운 겨울이 되면서 턱 통증, 턱에서 나는 소리가 심해지는 분들 많으시죠? 이는 차가운 기온이 턱관절 움직임을 주도하는 근육과 턱관절 내 디스크에 영향을 주기 때문인데요.

실제로 한 대형 병원에서 조사한 연구 결과도 겨울철에 턱관절 장애가 확연하게 늘어나는 것을 반증하고 있습니다. 2011년 9~10월 턱관절 장애로 병원을 찾은 환자가 802명에서 12~1월 1,110명으로 38% 늘었고, 2012년

텍관절 질환 환자 발생도

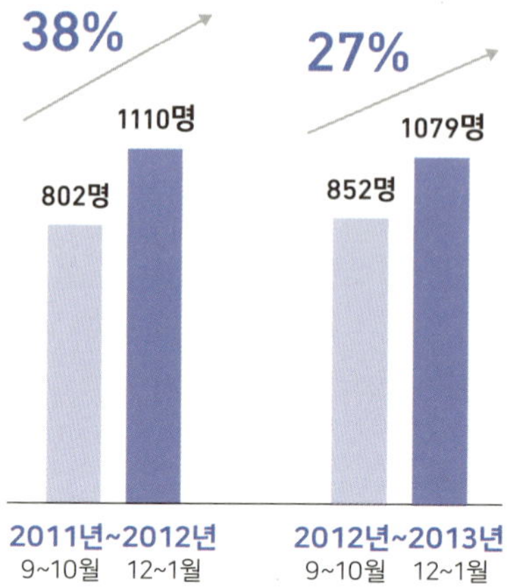

자료: 서울대학교 치과대학 턱관절클리닉

에도 9~10월 852명에서 12~1월 1,079명으로 27% 늘어나는 결과를 보였다고 합니다.

턱관절 장애가 겨울철에 심해지는 이유

턱관절 장애는 기온이 떨어지는 겨울에 심해지는 패턴을 자주 보이는데, 매서운 추위에 노출될 때 우리 몸의 반응을 떠올려보시면 왜 턱관절 장애가 겨울철에 많이 발생하는지 이해하실 수 있을 겁니다. 추운 날씨에 밖에 다니면서 우리는 어깨를 움츠리고 턱을 악물게 됩니다. 이러한 자세를 반복적으로 취하면 턱 주변의 근육에 과긴장됩니다. 낮은 기온에 인체가 오래 노출되면 체온을 올리기 위해 여러 호르몬 분비되고 골격근이 수축하기 때문에 근육의 긴장도가 올라가는 것 또한 중요한 요인입니다.

추운 겨울철 체온이 정상보다 낮아지면 몸이 느끼는 추위를 몰아내기 위해 열을 발생시키거나 열 방출량을 최소화하는 방향으로 움직이는데요. 이러한 생리 현상은 아래와 같이 정리를 해볼 수 있습니다.

1. 체온 유지를 위해 말초 혈관의 수축이나 근육의 떨림이 증가한다.

체온 조절은 '뇌의 온도계'라 할 수 있는 간뇌의 시상하부가 담당하고 있습니다. 낮아진 온도를 피부 감각점이 느끼면 간뇌의 시상하부는 뇌하수체 전엽을 자극하고, 뇌하수체 전엽은 부신피질자극 호르몬과 갑상선자극호르몬을 분비해 부신피질에서는 당질 코르티코이드를, 갑상선에서는 티록신을 분비하도록 유도합니다. 당질 코르티코이드와 티록신은 간과 근육에 작용해 물질대사를 촉진하며 열 발생량을 증가시키는 물질인데요. 이 물질은 골격근을 수축해 인체의 '전율'을 주도해 열 발생량을 증가시킵니다.

2. 몸을 웅크리게 된다.

노출 면적을 감소시키기 위해 자연스레 온몸을 웅크리게 됩니다. 이때 어깨를 구부정하게 목은 푹 숙이게 되면서 흉쇄유돌근의 긴장도가 올라가고, 이를 악물게 되면서 교근이 활성화됩니다. 턱관절 장애를 유발하는 대표 저작근인 측두근, 교근이 추위에 매우 취약해 이에 장시간 노출이 되면 쉽게 과긴장되어 뭉치는 현상이 발생하기 쉽기 때문이지요.

3. 혈관이 수축되고 털이 선다.

열 손실을 줄이기 위해 최전선에 있는 피부 조직에서도 변화가 생깁니다. 말초 혈류 흐름을 줄어들면서 혈관이 수축되고 땀구멍이 닫히고 털이 섭니다.

4. 말초 혈류 순환이 줄어들어 손발이 차가워진다

심부 온도가 저하되면 심박수가 감소하고, 그 결과 최대심박출량이 감소되어 말초로 혈류 흐름이 줄어들어서 손발이 차가워집니다.

5. 근수축에 대한 저항이 증가해 근육의 유연성이 줄어든다

근육 온도가 저하되면 근세포내액의 점도가 증가되어 근세포 내 에너지 대사에 관여하는 효소의 활동이 줄어들고 근수축에 대한 물리적 저항이 증가해서 작은 운동에도 근육과 인대의 손상이 발생하기 쉬운 환경이 됩니다.

겨울철 턱관절 장애 관리법

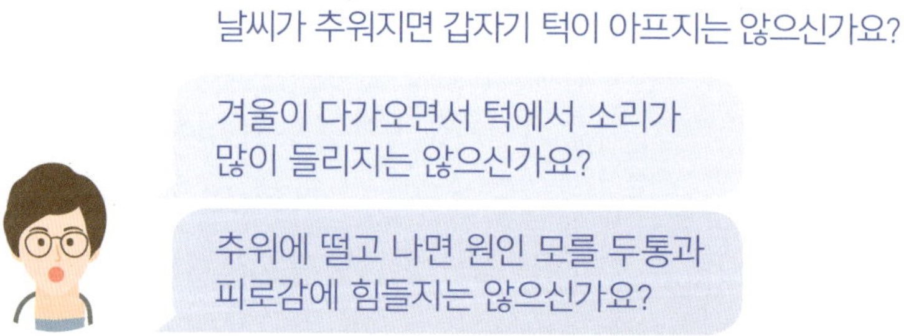

정도가 심하든 경미하든 턱관절 장애가 있다면 항상 몸을 따뜻하게 하고 근육을 이완하기 위한 작은 실천을 습관화하는 것이 건강을 지키는 길이랍니다. 다음 내용을 잘 숙지하셔서 활용해보시길 바랍니다.

1. 모자와 목도리를 꼭 착용하기

측두근은 추위에 노출될 때 매우 활성도가 올라가는 근육입니다. 모자로 측두근을 감싸서 근육의 온도가 떨어지는 것을 막아주세요. 또한 목도리를 착용해 뒷목과 어깨를 따뜻하게 해서 어깨를 올리고 목을 움츠리고 등을 굽히는 자세를 취하지 않도록 해야 합니다. 경추는 두개골을 지탱하며, 또한 아래턱의 좌우 균형을 잡아주는 역할을 합니다. 그러므로 항상 경추의 위치와 균형을 유지하는 자세 습관을 지니는 것이 중요합니다.

2. 수시로 스트레칭을 해주기

추위에 노출되면 몸을 과하게 웅크리는 동작을 반복하다 보니 뒷목과 어깨의 근육이 딱딱하게 긴장됩니다. 수시로 어깨를 풀어주고 목을 돌려 긴장된 근육을 이완해주시는 것이 좋으며, 온종일 추위에 노출되면서 굳은 턱 근육을 이완해주고, 턱관절을 스트레칭해주는 것을 반복해 주시는 것이 겨울철 건강을 지키는 비결입니다. 간편하게 할 수 있는 턱관절 스트레칭 방법은 다른 글을 통해 정리해보겠습니다.

3. 온습포와 사우나 활용하기

강한 추위에 장시간 근육이나 관절을 노출시키는 것을 피하는 것이 제일 좋습니다. 체온을 유지할 수 있도록 따뜻하게 방한복과 핫팩과 같은 방한 용품을 활용해야 하며, 추위에 장시간 노출되었다면 빠른 시간 안에 온습포를 하거나 사우나를 통해 혈액순환을 촉진시키고 근육을 피로를 풀어주는 것도 도움이 될 것입니다.

4. 모과차 마시기

추위에 떨고 난 뒤 근육 긴장도가 심할 때 집에서 활용하기 좋은 차는 모과차입니다. 모과차는 감기나 몸살에도 효과가 있지만, 목 근육이 뭉치고 과도하게 긴장되어 있을 때 근육을 이완하는 효능이 뛰어난 차 중 하나입니다. 모과는 진통, 소염작용과 강근골强筋骨 효능이 강해 척추를 지지하는 근육을 강화해주는 것으로 알려져 있습니다. 이 효과 때문에 모과는 활맥모과주라는 한약 처방의 중심 약재로 한의원에서 두루 활용되고 있으며, 이는 정제 형태의 천연물 신약, 레일라로 탈바꿈해 그 활용도가 증가했습니다.

이갈이가 턱관절 장애, 얼굴 변형의 원인

이갈이는 왜 생기나?

낮 동안의 피로를 회복하기 위해 밤에 양질의 잠을 자는 것은 매우 중요합니다. 잠을 자는 시간이 절대적으로 적은 불면 증상과는 구별해 충분한 시간을 자더라도 수면의 질을 떨어져 있는 상태를 수면장애라고 합니다. 코골이, 수면 중 무호흡, 이갈이 등이 수면장애의 원인으로 알려져 있는데요. 이는 본인의 수면의 질을 떨어트리고 전신 건강에 영향을 주는 데 그치지 않고 함께 생활하는 배우자나 동료들의 수면을 방해하는 요인이기도 합니다. 또한 코골이, 이갈이, 수면 무호흡증 모두 턱관절 건강과 안모의 변화와 관련이 많은데요. 그중 이갈이가 턱 건강에 미치는 직접적인 영향력이 가장 크다고 볼 수 있습니다.

이갈이bruxism는 윗니와 아랫니를 맞대고 갈거나grinding 악무는clenching 행위를 말합니다. 이갈이는 주로 수면을 취하는 도중에 나타나는 경우가 대부분이며, 본인이 스스로 자각하지 못하는 경우도 상당히 많습니다. 보통

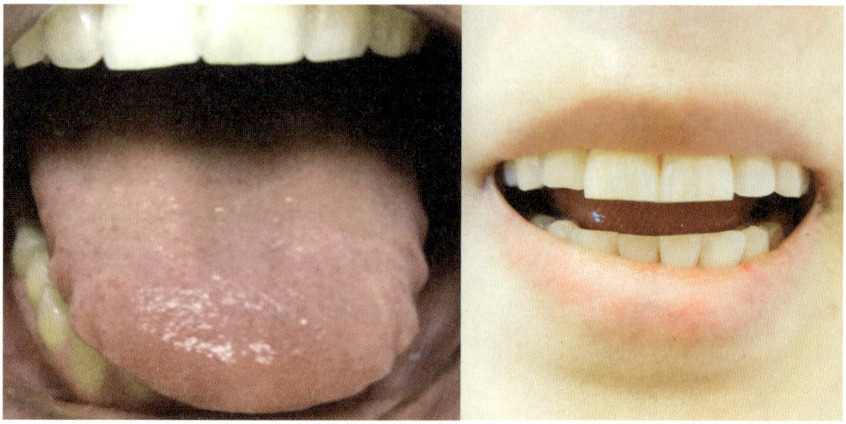

이갈이라고 하면 모든 경우 소리가 심할 거라고 생각하는데 소리가 나지 않는 이갈이도 있습니다. 턱을 좌우로 움직여 소리가 나는 이갈이를 위상성 이갈이, 움직임 없이 이를 꽉 물고 있기만 해서 소리가 나지 않는 이갈이를 긴장성 이갈이라고 합니다.

이갈이의 원인이 초기에는 교합의 부조화라고 생각되었습니다. 그런데 교합을 맞춰준다고 이갈이가 치료되지는 않았고 그 뒤에도 원인을 찾기 위한 수많은 연구가 이어졌습니다. 결국 아직 확정적인 원인은 없고 여러 가지 말초성 요인보다 중추성 요인, 즉 뇌가 이갈이에 중대한 요인이라는 의견이 지배적입니다. 이갈이는 깨어 있을 때 일어났던 스트레스 반응과 연관이 많으며 수면 중 이갈이를 하는 사람은 깊은 수면 상태에 들어가지 못하는 상태이기 때문에 잠을 충분히 자도 피로가 풀리지 않는 만성 피로가 동반되는 경우가 많습니다.

본인은 모르더라도 수반되는 몇 가지 징후로 이갈이하는 것을 파악해볼 수 있습니다. 아침에 기상한 후 자기 전에 느끼지 못했던 두통, 치아 통증, 턱관절 통증, 입이 잘 벌어지지 않는 증상이 생겼다가 활동을 하면서 점점 풀리는 경우 자는 동안 이갈이를 하지 않는지 의심해봐야 합니다. 또한 장기간 이갈이로 치아가 마모된 경우 치아가 차고 뜨거운 음식에 민감해지고 씹을 때 시큰거릴 수 있습니다.

그리고 이갈이에는 앞 쪽의 사진과 같은 매우 특징적인 징후를 관찰할 수 있는데요. 바로 입안에 구강 내 볼살이나 혀가 씹혀서 생긴 하얀 선이나 설면이 자주 발생한다면 이갈이를 하고 있다고 봐야 합니다.

이갈이가 어떻게 턱관절 장애를 만들까?

턱관절은 온종일 수천 번 쉴새 없이 움직입니다. 턱관절은 말하고 음식물을 씹고 삼키는 데 관여할 뿐 아니라 침 삼키는 데도 중요한 역할을 하는데요. 침 삼키기 반응은 잠을 자는 동안에도 규칙적으로 일어나게 되고 이 과정에 턱관절의 움직임이 발생합니다.

턱관절측두하악 관절, TMJ은 측두골의 관절와 안에 아래턱의 끝부분인 하악과두아래턱 과두, condyle가 경첩처럼 맞물려 있는 구조로 되어 있습니다. 하악과두는 입을 벌릴 때는 앞쪽으로 미끄러지고 입을 닫을 때는 제자리로 돌아가는 방식으로 운동합니다. 관절원판은 뼈가 직접 접촉하는 것을 막아주는 섬유성 결합조직으로 신경이나 혈관이 없습니다. 이러한 특징 때문에 손상이나 통증을 일으키지 않고 강한 압력을 견딜 수가 있습니다. 서로 다른 운동을 하는 두 개의 뼈가 자유롭게 움직이기 위해서 관절원판과 접촉하는 하악과두의 위치가 어디에 있느냐는 굉장히 중요합니다. 이 위치를 중심위centric relation라고 합니다. 그리고 TMJ가 뼈, 인대, 근막, 근육 등 여러 가지 해부학적 구조물속에서 안정적으로 기능하도록 하는데, 관절에 붙어서 움직임을 주도하는 근육이 가장 중요한 역할을 합니다.

음식을 씹고 삼킬 때 아래턱은 주로 수직 방향으로 운동이 일어나고, 위아래 치아가 맞닿을 때 가해지는 힘도 수직입니다. 수직 방향의 힘은 치아 지지조직에 의해 흡수되어 문제가 되지 않습니다. 그러나 이갈이를 할 때는 아래턱이 좌우측, 전후방 수평 방향으로 움직이게 됩니다. 이러한 측방 운동이 만들어내는 수평 방향의 힘은 흡수되지 않아 치아나 지지구조 양쪽 모두 손상을 시킬 수가 있습니다.

이갈이로 인해 턱관절 장애가 발생하고 안모가 변하게 되는 과정은 우선 하악과두의 위치 이동과 관련이 깊습니다. 이갈이는 보통 좌우 불균형한 패턴으로 발생합니다. 이때 하악과두가 안정된 위치인 중심위에서 한참 벗어나 활주되고 이는 저작계에 큰 긴장을 유발하면서 일부의 치아에만 과도한 힘을 가하게 되는데요. 이러한 패턴이 여러 가지 병적인 문제들을 만들어내는 것입니다. 하악이 후방 전위되거나 측방으로 움직이게 되면 하악과두가 턱관절의 관절원판을 압박하게 됩니다. 이러한 움직임이 반복되면 하악과두가 뒤로 밀리고 관절원판인 디스크가 손상되면서 하악과두와 관절 융기 면이 반복적으로 부딪힙니다. 결국 하악과두가 마모되면서 턱관절 축이 서서히 틀어지고, 입을 벌리기 힘들다거나 통증이 생기고, 턱을 움직일 때 소리가 들리게 되는 턱관절 장애로 이어지게 되는 것이지요.

두 번째로 습관적인 이갈이로 한쪽 치아가 많이 마모될 수 있습니다. 그러면 좌우측 교합 평면의 높낮이가 달라지면서 안면비대칭이 발생하게 됩니다. 즉 이갈이로 인해서 턱관절축이 틀어질 뿐 아니라 치아의 교합평면까지 틀어지게 되면서 안면비대칭 증상이 심화되는 경과를 거치게 되는 것이지요. 또한 습관적인 이갈이는 교근과 측두근과 같이 이갈이에 활성화되는 근육을 비대하게 만들어 얼굴형의 변화를 만들 수 있습니다.

그래서 이갈이 치료에 턱관절과 관계된 근육의 움직임을 이해하는 것이 중요합니다.

이갈이와 관련된 안면근육

지속적이고 반복적으로 같은 힘이 가해지면 근육은 피로도가 올라가게 되는데요. 이를 활동 스트레스activity stress라고 합니다. 그러면 근 조직 내에서 정상적인 혈액 흐름을 방해하고 그 결과 이산화탄소와 세포대사 부산물의 양이 증가되면서 근육의 긴장도strain가 올라가게 됩니다. 결국 한쪽의 근육이 비대해지면서 턱관절 주변의 근육의 움직임이 정상 패턴을 벗어나 운동을 하게 됩니다.

반복적인 이갈이에 의해 활성화되는 근육은 턱관절 장애와 안면비대칭에 관여하는 근육과 동일합니다. 바로 교근, 측두근, 내익상근, 외익상근, 이복근입니다. 교근은 하악을 상승시켜 턱을 닫게 하는 기능을 하고 내익상근은 교근과 측두근과의 협력 작용으로 입을 여는 작용을 주도합니다.

이갈이가 진행 중일 때 턱의 움직임은 두가지 패턴으로 정리해볼 수 있습니다. 우선 이를 악문 상태로 측방운동이 일어나고, 보통 한쪽에 더 강한 힘이 가해집니다. 이를 강하게 다물 때 교근이 활성화되기 전에 측두근이 먼저 활성화됩니다. 그래서 측두근이 이갈이를 주도합니다. 측두근의 후섬유는 하악골을 뒤쪽으로 이동시키는 기능을 하는데 그래서 이를 가는 버릇bruxism이 있는 경우 주로 후섬유가 침범되어 있습니다. 외익상근의 하두가 양쪽에서 동시에 수축하면 아래턱은 앞으로 이동하고, 한쪽만 수축하면 아래턱은 옆으로 움직입니다. 이복근은 전섬유와 후섬유가 같이 작용해 아래턱을 뒤로 이동시키는데, 아래턱을 최대한 아래로 이동시키고 강하게 입을 여는 데 중요한 역할을 합니다. 이복근은 아래턱이 뒤로 가 있을 때만 활성화되고 전섬유는 아래턱을 아래로 이동하고 후섬유는 아래턱이 뒤로 움직이는 데 관여합니다.

또한 이갈이를 하면 아래턱이 뒤로 움직이는 수평운동도 동시에 일어납니다. 그래서 이 과정에 관여하는 근육의 불균형도 함께 치료가 되어야 합니다.

하악골의 후방이동에 관여하는 근육을 정리해보면 이복근의 후섬유와 측두근의 후섬유, 그리고 교근의 심층섬유입니다. 이러한 근육들은 수직으로 가해지는 힘은 잘 견디지만 이갈이와 같이 수평 방향으로 가해지는 힘은 잘 견디지 못합니다. 그러므로 이갈이가 반복되면 턱의 움직임에 관여하는 근육들의 피로도가 올라가고 이상긴장 반응이 발생합니다. 초기에는 근육에 묵직하고 뻣뻣한 느낌이나 통증이 발생하다가 턱관절의 관절원판이 마모되면서 턱관절 장애로 이어질 수 있습니다. 또한 이갈이는 턱관절, 치아, 아래턱의 운동을 만드는 근육의 역학관계를 깨트리고 좌우 근육의 볼륨 차를 만들 수 있습니다.

이갈이 치료 방법 모아보기

이갈이 치료는 주로 치과 영역에서 많이 진행하고 있는데요. 가장 보편적으로 사용되는 치료법은 보톡스와 스프린트 병행 요법입니다. 그러나 이는 일시적으로 근육을 약화시켜 이갈이 빈도를 줄여주고 이갈이로 인한 치아 마모, 두통, 턱관절 장애, 근육 비대 등을 예방해주는 관리 차원의 의미만 있을 뿐 근본적인 치료법은 아닙니다.

보톡스

이갈이 치료를 위해 교근과 측두근에 보톡스를 주입하는 보톡스 요법이 가장 보편적으로 활용됩니다. 교근에만 보톡스를 주입하면 보상적으로 측두근을 이용해 이를 갈게 되어 측두근이 과긴장되어 비대해지고 편두통이 생길 수 있어서 측두근과 교근에 같이 보톡스를 주입한다고 하고요. 사각턱을 완화하기 위한 교근 축소술에 활용되는 보톡스 요법보다 용량을 더 증량해야 효과가 있고, 약물을 주입하는 포인트가 달라진다고 합니다. 그렇지만 보톡스는 근본적인 치료법이 아닙니다. 또한 보톡스가 가진 부작용도 부담스러운 부분이 있고 반복해서 맞으면 내성이 생겨서 듣지 않는 상태가 됩니다.

스프린트

마우스피스라고도 부르는 구강 장치, 스프린트도 이갈이 치료에 많이 활용됩니다. 스프린트가 직접적으로 이갈이를 치료하지는 않지만 이갈이나 이 악물기로 인해 발생하는 치아의 마모를 줄이고, 기상 후 생기는 통증을 완화하기 위한 용도로 쓰입니다. 또한 이갈이 소리를 감소시켜 같이 자는 사람의 고통을 줄여주려는 용도도 있겠지요. 그러나 스프린트는 턱관절 문제나 두통 등 이갈이가 심화되어 발생한 이차 증상을 직접적으로 해결해주지 못합니다. 주로 보톡스 요법과 병용해서 가장 많이 활용되고 있습니다.

약물치료

이갈이 활성을 감소시키는 약물로 효과가 있다는 연구들이 발표되면서 가장 빈번하게 활용되는 약물은 간질치료제인 클로나제팜clonazepam(리보트릴®, 클로노핀®)과 혈압강하제와 편두통 치료제로 쓰이는 클로니딘clonidine(캡베이®), 그리고 항우울제인 아미트리프틸린amitriptyline(에트라빌®)이 대표적입니다.

한의학의 이갈이 치료

한의학에서는 이갈이로 불균형해진 근육의 움직임을 개선하고, 뇌신경을 안정화시키는 보다 근본적인 관점에서 치료에 접근하고 있습니다. 저도 턱관절 장애나 안면비대칭과 같은 얼굴 변형을 치료할 때 이갈이 습관이 있다면 이를 완화시키기 위한 치료를 병행합니다. 가장 중요한 치료법이 FCST 요법과 정골 요법입니다.

FCST, 정골요법

맞춤 제작된 균형장치를 이용해 좌우턱관절의 편차를 줄이고 교정치료를 통해 틀어진 경추 C1, C2 위치를 바로잡고 하악과두의 위치를 교정해줌으로써 뇌신경cervical nerve의 눌림을 해소하고 뇌척수액CSF의 순환을 원활하게 만들어줍니다. 또한 정골요법을 이용해 근막을 이완시켜주고 두개골의 재배열을 유도해 정상적인 크래니얼 리듬을 회복할 수 있도록 해줍니다.

침, 약침 치료

침이나 약침을 이용해 과긴장되어 비대해진 측두근과 교근과 같은 저작근을 이완시켜 주는 치료법도 병행하게 됩니다. 보튤리눔 톡신을 이용해 근육의 위축을 유도하는 방법과는 달리 능동적 스트레칭을 통해 근육이 정상적인 길이를 회복할 수 있도록 해 좌우 균형을 찾도록 해줍니다.

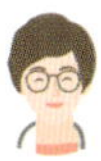

신 원장의 TIP 이갈이를 줄이기 위한 습관들

- **금연하기** 니코틴이 도파민 분비를 자극하는데, 이는 각성상태를 만들어 이갈이 빈도가 증가될 수 있습니다.
- **음주 줄이기** 과음한 날 정상적인 수면 패턴이 깨지면서 이갈이 빈도와 강도가 증가합니다.
- **커피 줄이기** 카페인의 각성, 흥분 작용은 숙면을 방해하고 이갈이 빈도를 늘립니다.
- **수면습관 개선하기** 늦게 잠자리에 들거나 수면 전 음식을 섭취하는 습관은 숙면을 방해해 이갈이를 늘립니다.
- **교근, 측두근 스트레칭** 핫팩으로 근육을 이완해주거나 수기 마사지를 반복해 풀어주는 것도 도움이 됩니다.

이갈이를 단순 치과적인 문제로만 생각해서는 안 됩니다. 이갈이를 할 때 턱과 치아에 가해지는 힘은 음식을 씹을 때에 비해 10배 정도로 증가한다고 합니다. 그러므로 이갈이 습관이 장기간 반복되는 경우 턱관절 문제로 이어지며, 턱관절이 정상적인 기능을 잃게 되면 전신 건강에도 악영향을 줄 수 있으며, 안면비대칭이 발생할 수 있습니다.

안면비대칭, 근육의 균형을 찾아라

모딜리아니의 여인은 얼굴비대칭

이탈리아의 화가 모딜리아니가 그린 수많은 여인의 초상화를 한번쯤 보셨을 겁니다. 그의 그림에서 정상적인 얼굴을 찾기가 힘들 정도로 모딜리아니 작품의 피사체가 된 사람들은 왜곡된 비대칭 얼굴을 갖고 있습니다.

모딜리아니는 지독한 가난과 불확실한 미래, 병약한 육체로 고통받던 자신의 비극적 삶이 주는 우울함을 표현하기 위해 자신의 피사체의 목을 정상보다 길게 늘이고 좌우대칭에 어긋나게 그림을 그렸다고 합니다. 모딜리아니의 여인들을 보고 있노라면 다소 흉물스럽고 괴기스럽게 보이기까지 합니다. 이처럼 대칭이 맞는 얼굴은 편안하고 좋은 인상을 줄 수 있는 데 반해 비대칭이 심한 얼굴은 불편하고 우울한 인상을 줄 수가 있습니다.

사실 좌우 균형이 완벽하게 맞는 사람은 찾기가 어렵습니다. 네 발로 보행하는 동물은 머리의 무게와 척추에 가해지는 힘이 분산되기 용이하기 때문에 척추와 골반의 틀어짐, 요통, 두개골의 비대칭이 거의 나타나지 않

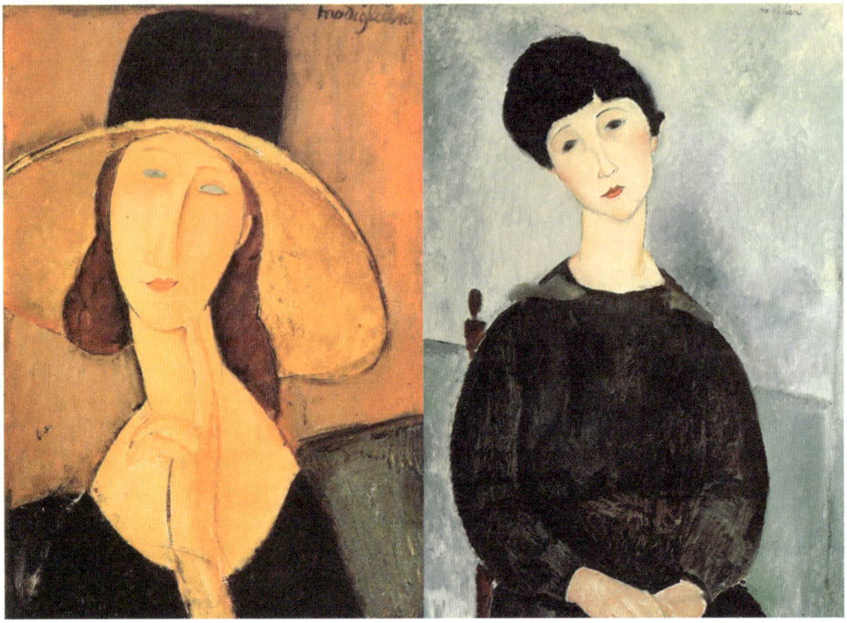

비대칭을 자신의 독특한 화풍으로 재창조한 모딜리아니의 그림

아메데오 모딜리아니, 〈큰 모자를 쓴 잔 에뷔테른〉, 1918~1919 / 〈앉아있는 갈색 머리의 어린 소녀〉, 1918

는 데 반해 직립 보행을 선택한 유인원들, 특히 인간들은 무거운 머리가 한쪽으로 쏠리지 않도록 주변 근육과 목이 중력에 대항해 중심을 잡아야 하고 신체 하중을 버텨야 하므로 한쪽으로 편향되기 쉬운 특징을 가지고 있습니다. 그래서 어느 특정 부위의 근육 균형이 깨지기 시작하면 도미노처럼 주변 구조물의 불균형을 만들고 이러한 현상이 장기화되면 안면이나 체형의 비대칭으로 드러나게 되는 것입니다.

안면비대칭, 근육의 불균형에서 시작

안면비대칭 교정에 있어 꼬인 실타래를 풀기 위해 가장 중요한 부분은 얼굴을 구성하는 근육과 턱관절이라고 볼 수 있습니다. 그중 근육의 변위가 우선이 되어 뼈의 변위가 일어나므로 안면 근육에 대한 충분한 이해가 선행되어야 안면비대칭을 바로잡는 것이 가능합니다. 안면 근육은 저작근 Mastication과 표정근 Expression으로 나눌 수 있습니다. 오른쪽이 표정근이며 왼쪽이 저작근입니다.

저작근은 음식을 씹고 삼키는 운동을 담당하는 근육으로 측두근, 교근, 내익상근, 외익상근이 해당됩니다. 이 중 교근과 측두근은 음식을 씹는 기능뿐 아니라 표정을 짓는 데도 관여하는 근육입니다. 표정근은 웃고, 미소 짓거나 찡그리는 등의 인간의 희로애락을 얼굴로 드러내는 표정을 만드는 근육입니다.

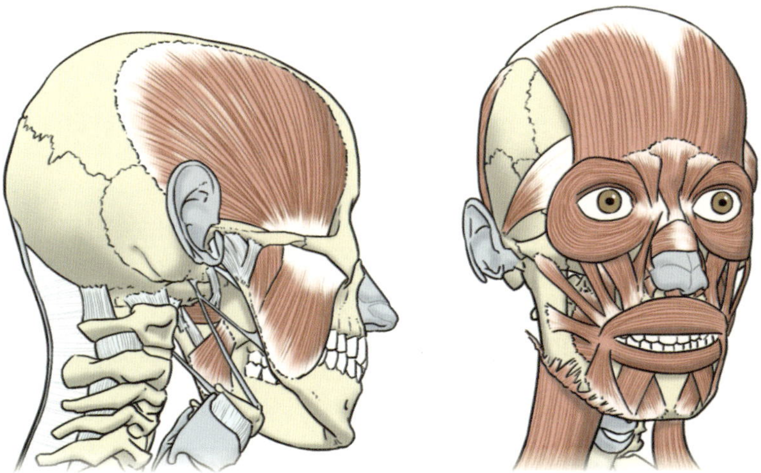

저작근(왼쪽), 표정근(오른쪽)

근육은 인체의 중심선을 기준으로 양측으로 대칭으로 분포되어 있으므로 양쪽 근육에 가해지는 힘의 균형이 맞는 상태가 가장 바람직합니다. 즉 같은 위치에 있는 근육의 길이나 힘이 동일한 상태를 균형 잡힌 근육이라고 볼 수 있겠습니다. 안면비대칭은 결국 우리 몸을 구성하는 근육의 균형이 깨지면서 체형과 안면의 균형이 무너지는 현상이며, 결국 깨진 얼굴 근육의 밸런스를 찾는 것이 치료의 핵심입니다.

이완과 수축 반응을 통해 근육은 작용합니다. 정상적인 근육은 원활한 움직임을 위해 수축과 이완이 되더라도 바로 원래 길이로 회복되지만, 병적인 근육은 사정이 다릅니다. 비정상적인 근육의 상태는 단축과 약화로 나뉘게 되는데요. 근육의 움직임을 관찰해보면 이 단축과 약화는 항상 길항적으로 발생하게 됩니다. 그래서 단축된 부위를 찾아 풀어주는 것도 중요하지만, 약화된 근육도 동시에 강화시켜 줄 수 있는 치료도 같이 진행하는 것이 필요합니다.

안면비대칭 치료에서 근육의 단축과 약화를 잘 파악해야 하는 이유는 근육이 단축된 방향으로 결국 뼈가 이동하기 때문입니다. 이동된 뼈를 교정하려면 결국 안면 근육의 상태를 제대로 파악해 치료해줘야 합니다.

안면비대칭 교정을 위해 꼭 알아야 할 근육은?

안면비대칭 치료를 위해 상태를 파악해야 할 근육은 어떤 것이 있을까요? 바로 저작근인 측두근, 교근, 내익상근, 외익상근입니다. 저작근은 턱관절의 움직임을 주도하며, 저작근의 움직임의 불균형 현상은 턱관절 장애의 원인이 되며 이는 필연적으로 안면비대칭으로 이어집니다.

측두근/temporaris

측두근은 입을 닫을 때 관자놀이 주변에 움찔움찔하는 근육입니다. 측두근이 수축하면 턱이 닫히고 아래턱이 후퇴하게 됩니다. 교합이 좋지 않거나 이를 가는 버릇, 구강호흡에 의해 측두근이 활성화되어 단축되면 그 방향으로 턱을 치우치게 만들어서 안면비대칭이 생길 수 있지요. 또한 측두근은 추위에 아주 취약한 근육이라 추위에 오래 노출되면 굳을 수도 있습니다.

교근/massester

교근은 중요한 저작근으로 입을 '앙' 하고 꽉 다물 때 양쪽 아래턱에 툭 튀어나오는 근육입니다. 사각턱이 심한 분들의 대다수가 이 교근이 발달해 생기는 거고요. 사각턱을 줄이고 V라인을 만들기 위해 보톡스를 맞아보신 분들 많으시죠? 이때 교근에 주사를 놓아 교근을 위축시켜서 볼륨을 줄여주는 것입니다. 과긴장된 교근은 사각턱의 원인이기도 하고 턱관절 통증의 주요 원인이 되기도 합니다. 이를 가는 버릇이나 연필을 한쪽으로 깨무는 잘못된 습관에 의해 활성화되기 쉬우며, 정서적 스트레스나 구강호흡, 즉 입으로 지속적으로 숨을 쉬는 버릇에 의해서도 활성화됩니다. 교근은 같은 쪽의 측두근과 쌍을 이루며 움직이기 때문에 두 근육의 역학관계는 동시에 고려해야 합니다.

내익상근, 외익상근/pterygoid

익상근은 하악의 안쪽에 위치해 날개 형태로 턱에 방사되는 근육으로 좀 더 안쪽에 있는 내측 익상근, 좀 더 바깥쪽에 있는 외측 익상근으로 나뉩니다. 이 중 내익상근은 하악골을 거상시키고 하악골을 반대쪽으로 이동시키는 작용을 하며 반대쪽 교근과 측두근과 쌍을 이루어 작용합니다. 외익상근은 TMJ 장애와 아주 밀접한 관련이 있는 근육으로 턱을 앞으로 내미는 작용을 담당합니다. 입을 닫을 때 교근과 측두근이 작용하고 입을 열 때는 외익상근이 작용하는데요. 그래서 이 근육이 단축되면 저작 시 통증을 심하게 호소하고 입을 여닫을 때 소리가 날 수 있습니다.

안면비대칭은 근육 불균형을 유발하는 습관에서 시작

구강 호흡

턱관절과 그 주변의 근육의 움직임과 안면비대칭은 상당히 밀접한 관계가 있습니다. 유아기 때 짧은 하악이 발달하면서 성인의 안모로 성장합니다. 주걱턱과 무턱, 그리고 턱관절 틀어짐으로 인한 안면비대칭은 어려서부터 유지해온 습관, 특히 입을 벌리고 숨 쉬는 구강호흡이 중요한 원인이 될 수 있습니다.

구강호흡은 만성비염, 아데노이드 비대, 편도 비대 등을 가지고 있을 때 나타나는 호흡 패턴으로만 알려져 있지만 실제로 자세습관, 혀의 기능 부전, 부정교합 등 여러 요소들이 이 호흡패턴에 관여합니다. 구강 호흡에 의해 활성화되는 근육이 바로 안면비대칭의 중요한 원인이 되는 측두근과 교근입니다. 이러한 근육의 변화가 얼굴 모양까지 변하도록 합니다. 비염이 있다면 무심코 넘기지 말고 치료해주고 구강내 근기능을 기르는 것이 구강호흡을 예방하는 길이며, 고운 얼굴로 성장하도록 하는 조건이 됩니다.

목을 앞으로 쭉 빼는 자세

등을 굽히고 목을 쭉 빼고 있는 모습이 거북이처럼 생겼다고 해서 이런 자세로 파생되는 제반 증상을 거북목증후군이라고 부르는데요. 평소 아이가 이런 자세로 공부하거나 핸드폰 보는 습관을 가지고 있다면 턱을 당기고 허리를 세우는 바른 자세로 교정해주세요. 머리의 중심이 앞쪽으로 이동하면 얼굴의 위치를 결정하는 흉쇄유돌근과 아래턱의 밑바닥을 지지하는 설골과 주변 근육의 위치가 이동히면서 얼굴 변형으로 이어질 수 있습니다.

한쪽으로 무는 습관

유아기에 엄지손가락을 빠는 습관, 손톱을 깨물거나 연필을 한쪽으로 무는 습관을 갖고 있다면 꼭 교정해주셔야 합니다. 이러한 습관들은 한쪽 측두근과 교근이 활성화시키고, 이러한 근육의 변화는 턱관절의 틀어짐으로 이어져 얼굴 변형이 발생할 수 있습니다.

나쁜 자세가 안면비대칭을 만든다

안면비대칭, 얼굴만의 문제가 아니다

안면비대칭은 단순히 얼굴의 틀어짐으로 인한 미용상의 문제를 만들어내는 데 그치지 않고, 여러 가지 전신 질환으로 인한 건강 이상의 신호이기도 합니다. 안면비대칭과 관련이 있는 질환은 매우 많습니다. 치아 손실이나 부정교합과 같은 치과 질환이나 턱관절 장애 등과 같은 구강 주변 구조의 문제와 일자목, 척추측만증과 디스크와 같은 각종 척추 질환과 뇌신경계 질환 그리고 두통, 안구통증, 이명 등과 같은 각종 안이비인후과 질환도 안면비대칭과 동반되어 발생합니다. 안면비대칭을 유발하는 요인은 성장 과정에 지속적으로 유지해온 호흡 습관과 식습관도 중요한 원인이 되지만 가장 중요한 원인은 전후좌우 인체의 근육을 불균형하게 쓰는 자세 습관입니다.

척추 틀어짐, 얼굴 틀어짐

인체는 유기적으로 구성되어 있습니다. 그래서 한 곳이 틀어지면 다른 부위에도 영향을 주게 됩니다. 성인 머리의 무게는 약 4.5에서 6kg 정도로 볼링공 무게와 비슷합니다. 척추는 26개의 뼈가 블록처럼 머리를 떠받치면서 차곡차곡 쌓여 있습니다. 두개골을 최전선에서 받치고 있는 경추는 모두 7개의 뼈로 되어 있는데 특히 경추 1번과 경추 2번은 아래턱이 움직일 때 운동의 중심축이 됩니다. 또한 목 운동의 50% 이상을 담당하고 있어 척추 전체 구조 중 경추 1번과 경추 2번이 가장 중요합니다.

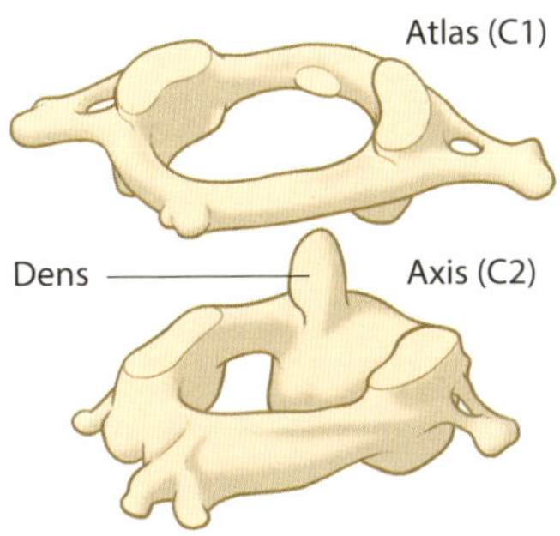

머리 바로 밑에 있는 제1 경추는 돌아가는 척추 뼈라는 뜻을 가진 환추라고 불리고 영어로는 Atlas라고 합니다. 그리스 신화에서 천계를 어지럽힌 죄로 제우스로부터 평생 지구를 어깨에 짊어지는 형벌을 받았던 거인신 이름에서 유래되었는데요. 환추에는 두개골을 안정적으로 받칠 수 있도록 2개의 관절와가 있어서 평생 무거운 머리를 떠받치는 일이 가능해집니다. 제2 경추는 턱관절의 움직임과 목운동의 축이 된다고 해 축추라고 불리는데요. 영어로는 Axis입니다. 환추와 축추 사이에는 연골 원판인 디스크가 없고 축추의 치돌기는 환추의 치돌기와 호크 단추처럼 끼워져 있어서 외견상 1개의 목뼈처럼 움직입니다. 이 치돌기dens는 목 운동의 회전축일 뿐 아니라 턱관절 운동의 중심축 역할을 하므로 턱관절 위치가 변화되면 환추와 축추의 위치도 바뀌게 되고 반대로 환추와 축추의 위치가 변화가 생기면 턱관절의 위치도 어긋나게 되는 것입니다.

뇌와 척수는 뇌척수막이라고 하는 경막, 지주막, 연막 3중의 막으로 둘러싸여 있는데 가장 바깥쪽에 있는 경막dura mater은 매우 두껍고 질기고 탄력성이 없는 막으로 뇌가 두개골 내에 붙어있도록 하며 뇌와 뇌척수액을 감싸고 있으며 제1 경추부터 천골까지 부착되어 척수를 보호하는 역할을 합니다. 그래서 환추가 틀어지면 경추부터 척추가 서서히 돌아가rotation 생리적 만곡이 깨지면서 골반의 틀어짐으로 이어지게 되는 것이지요. 오래된 자세습관이나 외상이나 교합의 문제로 인해 턱관절이 한쪽으로 틀어져서 아래턱의 위치가 틀어지면 경추 1번과 2번의 위치도 서서히 정상 위치를 벗어나게 됩니다. 게다가 아래턱의 위치가 바뀌면 머리의 무게 중심축도 바뀌기 때문에 척추 전체가 도미노처럼 차례로 틀어지는 결과를 만들게 됩니다. 안면비대칭 진행은 경추 1번, 2번과 직접적인 연관이 있으며 더욱더 중요한 원인은 턱관절입니다.

턱관절 문제가 비대칭을 만드는 과정

턱관절 장애나 안면비대칭을 가진 분들이 자세 문제를 가지고 있는 경우는 비일비재합니다. 상하악 치아의 교합면이 이루는 가상평면을 교합평면이라고 하는데 전후좌우 치아가 같은 평면상에 놓이는 것이 정상입니다.

교합 평면이 틀어지는 병적 상황이 여러 가지 질환을 만들어내고 있는데요. 교합 평면의 이동 방향은 두 가지로 나눠서 설명해 볼 수 있겠습니다.

보상부전으로 인한 자세의 불균형

1. 좌우 불균형으로 인한 문제

우신 수평이 무너지면 아래 그림처럼 턱관절이 한쪽으로 틀어지게 되고 아래턱의 무게가 턱관절이 틀어진 쪽으로 쏠리면서 두개골의 무게중심도

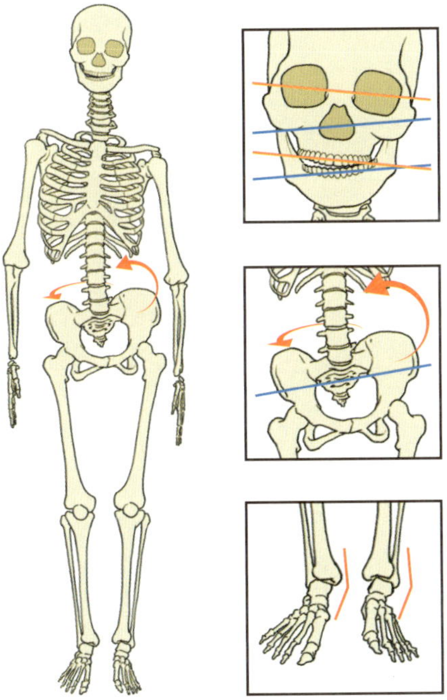

비대칭 자세

이동합니다. 머리의 무게 중심이 한쪽으로 쏠리게 되면 머리를 받치고 있던 경추가 균형을 잡기 위해 보상적으로 반대 방향으로 기울어지고 경추의 생리적 만곡이 깨지면 보상적으로 반대쪽 어깨가 올라가게 되지요. 또한 턱관절의 불균형에서 시작된 경추의 틀어짐은 도미노처럼 흉추에서 요추, 천추에 이어져 결국 골반까지 틀어지게 합니다. 골반대의 불균형은 발의 아치가 무너지게 만들어 양쪽 다리의 길이가 달라지는 과정으로 전신불균형이 진행됩니다.

2. 전후 불균형으로 인한 문제

교합평면과 함께 고려해야 될 부분이 상악과 하악의 전후 중심이 틀어져 있는 경우, 즉 주걱턱을 만드는 하악전돌(아래턱이 앞으로 돌출되는 현상)과 무턱을 만드는 하악후퇴(아래턱이 뒤로 밀리는) 현상입니다. 이는 턱관절 이상과 안면구조의 변화를 만들어냅니다. 이런 현상을 부정교합 Maloocclusion이라고 하는데요. 부정교합은 하악골의 이상이나 치아의 발육 이상으로 위아래 치아가 맞지 않는 상태를 말합니다. 부정교합이 있으면 음식을 씹을 때마다 치아가 부딪쳐 턱관절에 충격을 가하고 장기간 반복되면 턱관절이 손상되어 구조의 변형으로 이어집니다.

좋은 교합이란?

저는 씹고 말하는 기본적인 일상 생활을 방해받는 턱관절 장애를 한의학으로 치료하고 있고, 안면비대칭의 경우에도 보존적인 방법으로 가장 조화로우면서 건강해지는 얼굴형으로 교정하고 있습니다. 턱관절 장애나 안면비대칭의 경우 치아의 교합을 빼놓고는 제대로 된 치료를 진행하기가 어렵습니다.

한의사인 제가 교합을 이야기하면 대부분의 치과 선생님들은 의아해하실지도 모르겠습니다. 한 가지 말씀 드리고 싶은 부분은 저는 치과적 관점에서의 교합(치과학에서도 교합은 아직도 논란이 많고, 발전하고 있는 개념으로 알고 있습니다만)을 이야기하는 것이 아니라 신경학적인 관점에서 가장 좋은 교합을 찾는 치료를 하고 있습니다. 신경학적 관점에서 가장 좋은 교합은 치아의 맞물림이 잘 맞는 것을 의미하지 않습니다. 좋은 교합의 요건은 치아의 기능적인 맞물림, 건강한 턱관절, 그리고 저작근입니다. 이 세 가지 중 어느 하나라도 비정상적인 상태에 있다면 교합은 절대 안정적일 수가 없습니다. 삐뚤삐뚤 자란 치아를 움직여서 가지런한 치아를 만드는 치료는 제가 할 수 있는 일이 아니지만 신경학적으로 가장 안정된 위치인 중심위로 턱관절을 이동하고 약화된 저작근을 강화해 상하악의 상대적인 위치 관계를 조화롭게 하는 치료는 제가 한의사이기에 가능한 부분입니다.

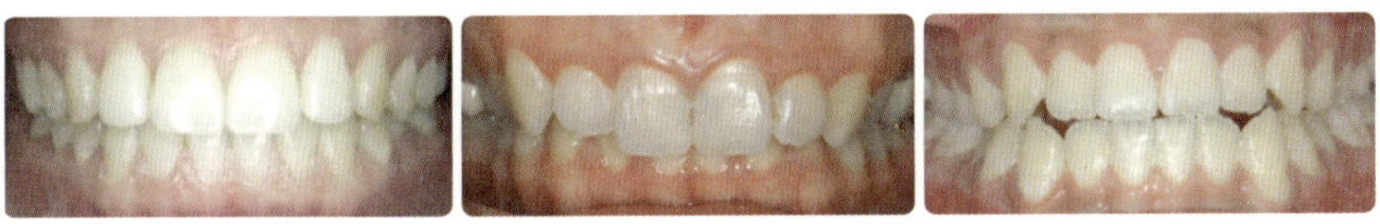

정상교합(class 1) 과개교합(class 2) vs 엣지투엣지, 오픈바이트(class 3)

정상 교합은 이를 다물었을 때 위쪽 앞니가 아래쪽 앞니를 2~3mm 정도 덮고 위 앞니의 설측면이 1~2mm 정도 떠 있어야 합니다. 이러한 정상교합을 Class 1이라고 하고 무턱을 만드는 하악이 뒤로 밀리는 과개교합deep bite은 Class 2이며 하악이 앞으로 밀리는 주걱턱과 윗니와 아랫니가 서로 닿

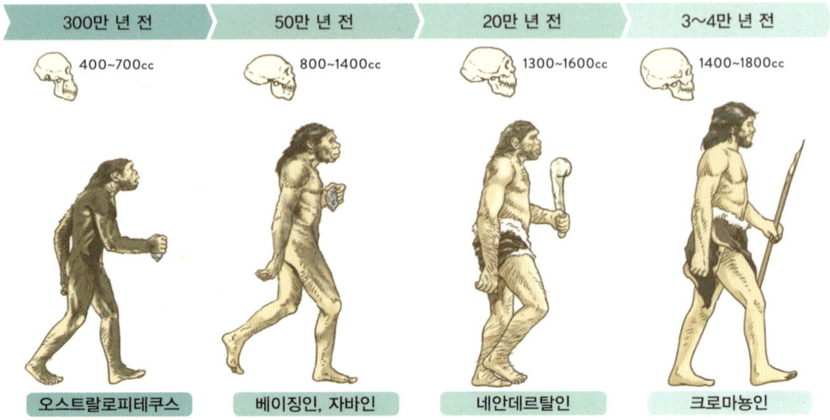

인류의 체형과 안모의 변화 과정

지 않고 열려 있는 개구교합open bite을 유발하기 쉬운 부정교합을 Class 3 이렇게 3가지로 정리해 볼 수 있습니다.

하악의 전후 이동으로 인한 교합의 변화는 치아의 부조화 현상에 그치지 않고 얼굴 모양의 변형을 만들어내고 자세 변화의 원인이 되기도 합니다. 아래 그림처럼 class 3의 교는 머리의 중심이 뒤로 밀리고 class 2 교합은 머리의 중심의 앞으로 밀려 목을 쭉 빼는 자세를 보상적으로 취하게 됩니다.

자세와 치아의 교합, 두개골 변화의 관련성은 원시인류에서 현생인류의 체형과 안모의 변화 과정을 보면 상당 부분 유추할 수 있습니다. 구부정한 척추 자세로 라운드 숄더, 엉덩이 후만을 갖고 있으며 얼굴이 바른 자세 중심선에서 벗어나 앞으로 나와 있는 오스트랄로피테쿠스는 하악이 길고 돌출되는 모양을 갖고 있고, 현생인류와 비슷한 자세를 가진 크로마뇽인은 하악이 짧아졌으며 치아도 후방으로 이동한 얼굴형을 갖고 있습니다.

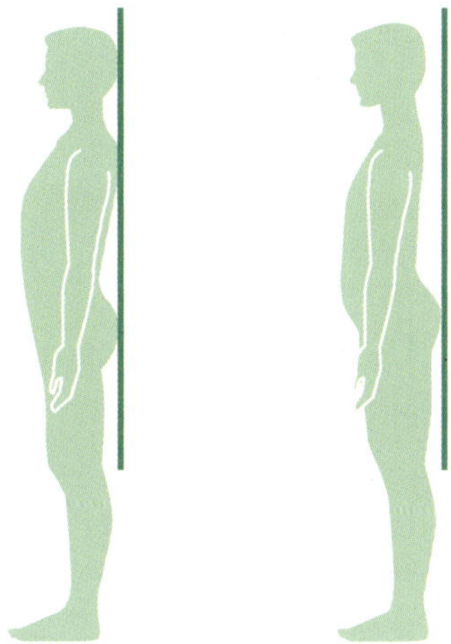

케이스로 보는 얼굴 변형과 자세 변화의 패턴

다음 쪽의 사진은 구강호흡으로 인해 긴얼굴 증후군과 얼굴비대칭이 동시 진행된 청소년 환자분의 전신 사진인데요. 이 사진을 보면 입술이 잘 닫히지 않거나 좌우 얼굴 모양이 다르거나 하는 얼굴에서 일어나는 변화 외에도 몸의 구조적인 측면에서 머리부터 발까지 좌우 균형이 많이 깨진 패턴을 보이고 있습니다.

왼쪽 손등이 오른손에 비해 더 많이 보이는 것은 왼쪽 어깨가 말려 있어서 나타나는 현상으로 왼쪽 몸의 앞뒤에서 어깨를 감싸는 여러 근육들의 부조화에 기인합니다. 그리고 한쪽 골반이 뒤로 틀어지게 되면 장골능이 위로 들리고 그쪽은 다리가 짧아지게단족, 短足 되는데요. 장족인 다리와 다르게 단족인 다리는 특징적인 증상이 몇가지 보이게 됩니다. 우선 단족이 된 쪽은 하지 근력 저하 증상을 동반하고 있는 대부분입니다.

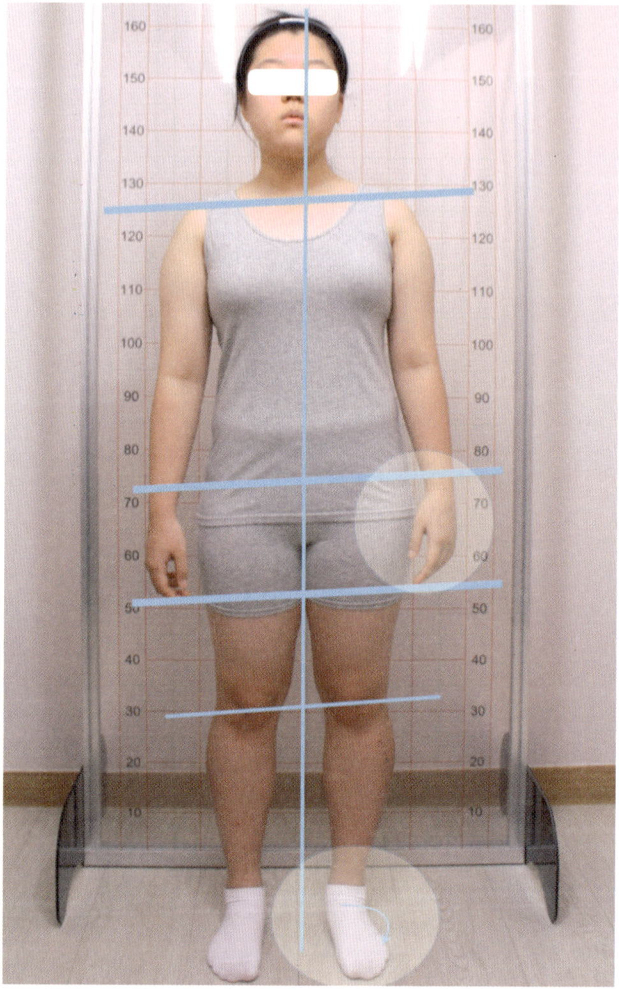

1. 왼쪽 어깨가 들려서 더 높다.
2. 왼팔의 손끝과 오른팔의 손끝의 위치가 다르다.
3. 오른손에 비해 왼손이 손등이 더 많이 보인다.
4. 좌우 골반의 높이가 다르다.
5. 좌우 슬개골의 위치가 다르다.
6. 왼발은 오른발에 비해 바깥쪽으로 틀어져 있다.

또한 환자분의 족압 데이터에서 확인할 수 있으시겠지만, 단족인 쪽의 발은 회외supination, 바깥쪽으로 회전되어 아치가 높아져 발바닥이 바닥에 접촉하는 면이 좁아지는 요족pes curvus의 패턴을 보이게 됩니다. 이는 양쪽 하지 장단족의 경우 뒤꿈치가 닿기 시기에 단족의 하지가 회외의 움직임을 통해 보상하려고 하기 때문에 발생하는 현상입니다.

또한 이 환자는 측면에서 보더라도 정상 패턴에서 벗어난 구조적인 문제가 관찰되는데요. 머리를 몸보다 앞으로 쭉 빼고 등은 구부정하게 턱을 치켜들고 있는 두부 전방전위 자세head forward posture를 취하고 있습니다.

머리의 전방전위 패턴은 보통 TMJ 문제와 관련이 매우 깊으며 class 2의 과개교합의 경우 기도를 확보하기 위해서 두개골의 위치를 앞으로 쭉 빼는 자세를 자연적으로 취하게 되는 것으로 알려져 있습니다. 구조적으로 머리를 앞으로 쭉 빼는 자세는 여러 가지 문제점을 만들어낼 수 있습니

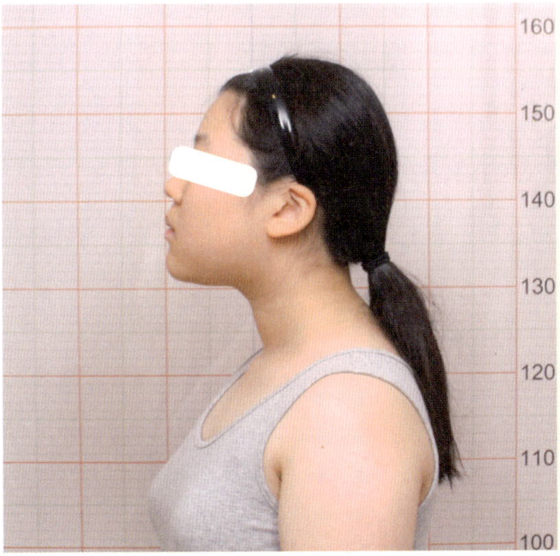

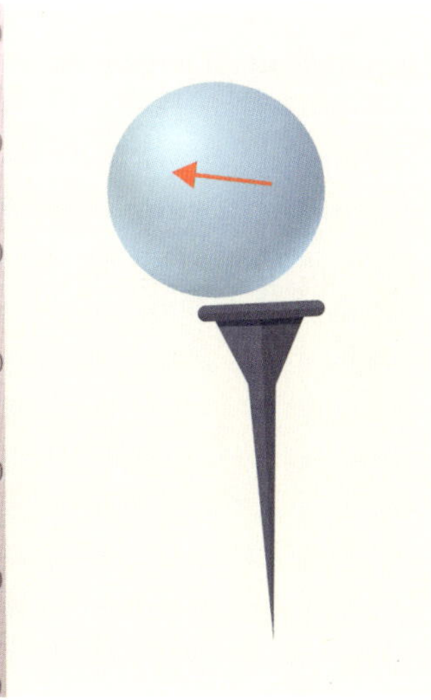

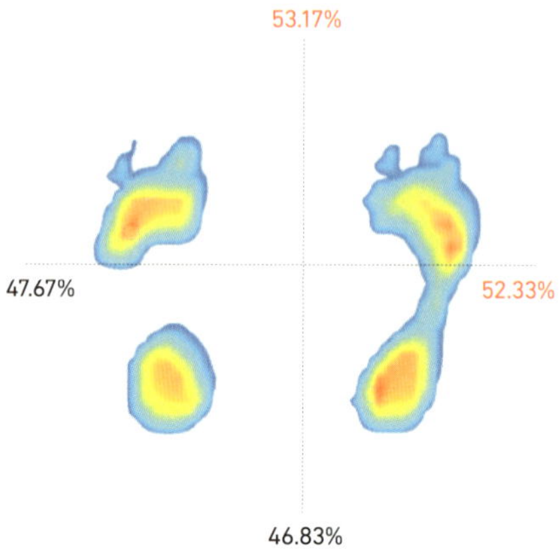

과회외된 왼쪽 발은 요족 형태를 보이고 있다.

다. 머리가 앞으로 가면 후두골이 상대적으로 신전하게 되면서 하악골의 아래쪽 근육들이 과긴장하게 되고 이러한 근긴장 패턴은 하악의 위치를 뒤로 견인하는 힘으로 작용하게 됩니다. 또한 머리의 위치가 앞으로 이동하면 경추의 전만C커브이 소실 되고 심하면 후만되어 일자커브나 역커브의 패턴으로 변하게 되며 견갑골이 불안정해지면서 굽은 등과 굽은 어깨가 됩니다. 뿐만 아니라 두개골의 변형으로 이어질 수 있는데, 측두골의 경상돌기 위치가 전방으로 이동하거나 두개골의 염전이 발생해 후두골-접형골 연접부위SBS와 측두하악 관절 부위의 위치 변이로 이어질 수 있습니다.

바른 자세, 바른 얼굴

두개골의 중심에 있는 측두하악 관절$_{TMJ}$은 하악에 대해 무게중심의 역할을 하는 중요한 관절입니다. 바른 자세를 잡은 기준은 귀바퀴(이주)에서 견봉의 중심을 지나 발의 제5중족골의 경상 돌기가 일직선으로 놓이게 자세를 말합니다. 정상적인 바른 자세는 측면에서 봤을 때 다음 사진과 같은 자세를 보이게 됩니다.

바른 자세의 기준점

정면에서 보았을 때는 교합평면과 안와평면, 어깨선 평면, 골반선 평면이 지평선과 평행을 이루고 머리의 중심과 양발의 중심을 지나는 정중선상에 척추의 중심이 위치하면 됩니다. 다음 쪽 그림을 참고해 보시면 되겠습니다.

대칭이 맞는 바른 얼굴은 우선 정상교합인 class 1에 가까워야 하며, 앞니와 어금니의 가상 평면인 교합평면의 전후좌우가 모두 평형을 이루고 안와평면과 교합평면이 평행을 이루어야 하며 얼굴의 정중앙선과는 수직을 이루어야 정상입니다.

비대칭 교정, 과연 수술이 답일까?

안면비대칭은 보통 뼈를 깎아 내는 안면윤곽이나 양악수술과 같은 수술적 요법과 치아 교정으로만 치료가 가능하다고 생각하시는 분들이 많습니다. 그러나 양악수술이 필요하거나 기능적 목적의 치아교정을 해야 되는 골격형 안면비대칭은 전체의 10~15% 정도밖에 안 됩니다. 그래서 이러한 사

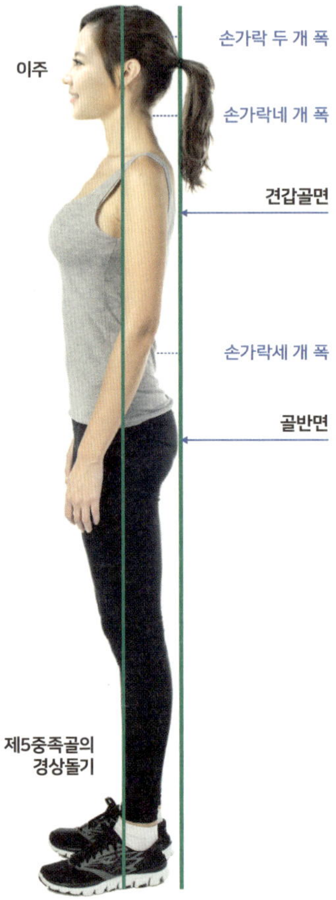

정상적인 바른 자세

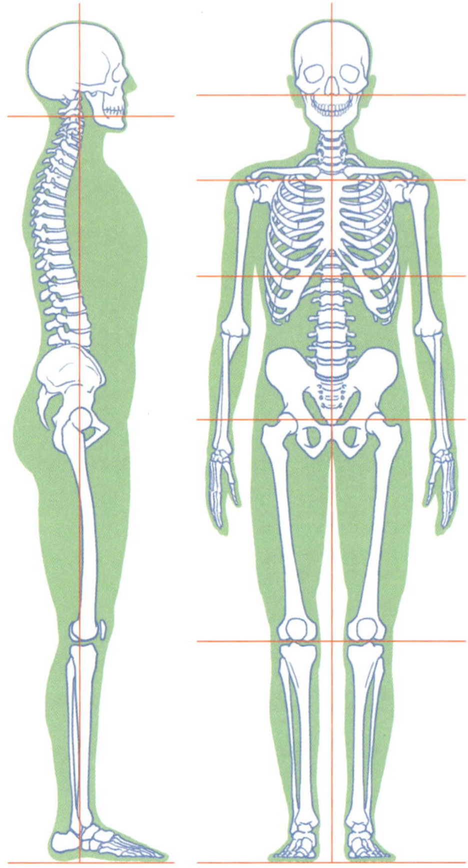

측면 바른 자세와 정면 바른 자세 평면

레는 반드시 교정과 양악수술을 하셔야 만족스럽게 치료가 됩니다. 그러나 잘못된 습관이나 외부 충격과 같은 후천적 요인에 의해 발생한 관절형 안면비대칭까지 굳이 이런 위험한 치료가 필요하지 않습니다.

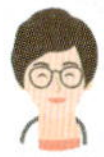

신 원장의 TIP

신 원장이 알려주는 바른 자세 잡는 Tip!

1. 머리의 위치를 체간의 약간 뒤쪽에 놓는 기분으로 위치하도록 하고
2. 요추를 약간 신전하는 느낌으로 골반을 당겨서
3. 발바닥의 엄지 뒤 중족골 접촉면과 발뒤꿈치에 동시에 압박이 되도록 하며
4. 양팔은 손등이 보이도록 위치를 잡는 것이 좋습니다.

이런 자세는 기본적으로 허리를 펴고 턱을 당겨야 가능합니다. 턱을 당기는 것만 강조하게 되면 오히려 어깨가 들리는 부자연스러운 자세가 만들어지게 되니 가장 좋은 팁은 가슴을 앞으로 내밀면서 머리를 위쪽으로 든다는 느낌을 신경쓰면서 자세를 취하는 것입니다. 처음에는 이러한 자세를 잡으려고 노력하더라도 이미 구조적으로 단축된 근육과 굳은 인대로 인해 고착화된 자세가 쉽게 바뀌지 않습니다. 심지어 자세를 잡으려고 하면 심각한 통증이 발생하기도 하고요. 그래서 초기에는 자세를 잡기 위한 교정 치료가 필요합니다. 이를 통해 근육이 이완되고, 좌우 편차로 축이 무너진 턱관절을 바로잡고 틀어져 있던 경추가 제자리를 찾게 되면 어렵지 않게 바른 자세를 취할 수 있게 됩니다. 그러나 바른 척추 자세는 쉽게 무너지기 쉬우므로 일상 생활에서 의식적인 노력이 필요합니다.

제가 구조에 깊게 관심을 가지기 전에는 매선과 침을 이용해 근육의 위치만을 교정해서 안면비대칭 치료를 많이 진행했었습니다. 경험을 좀 말씀드리면 얼굴의 근육을 풀어주고 연부조직을 개선해주는 치료가 어느 정도 유의미한 효과를 낼 수 있습니다. 그런데 문제는 빠르면 1달, 길게는 6개월 사이에 다시 원래 상태로 돌아가 버립니다. 그래서 몇 개월 후 다시 사진 촬영을 한 뒤 사진을 보고 좌절했던 경험이 있었고요. 그 고민에서 지금의 방법으로 얼굴비대칭을 교정하게 되었습니다. 얼굴비대칭의 근본

원인인 턱관절의 틀어진 편차를 바로잡고 경추의 균형을 바로 돌려주는 치료도 없었을 뿐 아니라 비대칭을 유발하는 생활습관은 그대로 둔 채 단기간에 겉만 교정해준다고 안면비대칭이 근본적으로 해결되지 않습니다.

또한 치아교정과 양악수술도 마찬가지라고 생각합니다. 제가 만났던 환자 중에는 양악수술 후에 얼굴이 다시 틀어진다고 호소했던 분들도 있으셨고요. 또한 치아 교정 후 얼굴이 틀어지거나 기타 다른 증상들이 발생하기 시작했다는 분들도 자주 만나게 됩니다. 이 치료가 잘못되었다고 말씀드리는 것이 아니라 인체는 유기적으로 연관되어 있기에 단순히 얼굴뼈만, 그리고 치아만 보고 치료에 임하는 것은 치료 결과가 미진하거나 반쪽짜리 치료에 머무를 수도 있다는 점을 말씀드리고 싶습니다. 구조 변화나 자세의 변화로 인해 발생한 척추의 변이와 두개안면골 움직임$_{motion}$의 변이를 찾아내 교정해줘야 하고, 구조의 변이를 만드는 잘못된 자세나 생활습관을 교정해 환자에게 작든 크든 삶의 패턴의 변화가 일어나도록 이끄는 것이 제대로 된 얼굴 교정치료입니다.

나는 웃는데
너는 비웃는다 한다

2018년 평창 동계 올림픽 팀추월 경기 왕따 사건을 다들 기억하실 겁니다. 한참 시간이 흐른 후 그 논란의 중심에 있던 김보름 선수가 한 종편 뉴스 프로그램에 나와서 국민 밉상이 되었던 겨울의 그 사건을 이야기하는 장면이 기사화 되었는데요. 그 기사에 달린 댓글 하나가 제 눈길을 사로잡았습니다.

"대체 그때나 지금이나 표정이 왜 저래? 비웃는 거 같잖아"

당시 실황으로 지켜봤기 때문에 그녀를 두둔할 생각은 없지만 어쩌면 경기 후 인터뷰에서 비친 그녀의 모습에 비난이 억수같이 쏟아졌던 그 날의 상황에 그녀의 안면비대칭이 일조했다는 생각을 지울 수가 없었습니다. 굉장히 예쁜 이목구비를 가진 그녀이지만 왼쪽으로 눈높이도 기울어져 있으며 좌우 광대 크기가 차이 나고 입꼬리도 왼쪽으로 많이 끌려 올라가 있는 안모를 갖고 있습니다. 아마 어렸을 때부터 스케이팅 선수였던 그녀가 한 방향으로만 도는 동작을 반복하면서 발생하게 되었을 거라고 추측이 됩니다.

본인의 셀카를 찍어 인스타그램, 페이스북, 카카오스토리 등의 개인 SNS에 공유하는 일이 많은 이들에게 일상이 되어버린 세상입니다. 웃으면서 찍은 사진이 비웃는 모습이라 마음에 들지 않았던 경험을 가지고 있다면, 일상적인 대화에서 자연스레 웃었는데 상대방이 비웃었다고 오해하는 억울한 상황을 겪은 경험이 있다면, 안모가 한쪽으로 틀어진 안면비대칭 때문일 수도 있습니다.

입꼬리 비대칭과 관련된 해부구조

안면비대칭은 좌우 얼굴 모양이 다른 것에 그치지 않고 얼굴이 한쪽으로 찌그러져서 좌우 광대 위치나 크기가 다른 짝광대, 이마가 한쪽으로 기울어지는 이마 변형, 중심에서 벗어나 한쪽으로 휘어버린 코, 눈썹 그리는데 끙끙… 아침마다 웃픈 상황을 만드는 눈썹라인 비대칭, 양쪽 눈꼬리의 위치가 다르거나 눈 크기가 다른 짝눈 그리고 양쪽 입술 꼬리의 위치가 다른 입꼬리 비대칭 등의 증상을 동반하는 경우가 많습니다.

입꼬리 비대칭은 단순히 입 주변의 입꼬리 올림근Levator anguli oris이나 입꼬리 당김근Risorius의 단축, 그리고 연부조직 비대칭으로 한쪽 볼이 많이 쳐져서 발생한 문제라면 쉽게 해결할 수 있습니다. 그러나 턱의 위치가 한쪽으로 틀어지면서 교합평면이 기울면서 상악이 이동해 발생한 경우라면 이야기가 달라집니다. 실제로 입꼬리 비대칭은 상악의 이동으로 광대의 위치에 변화가 일어나면서 발생한 구조 문제로 광대에 이어진 근육인 광대근Zygomaticus과 입꼬리 올림근의 위치나 근육의 길이가 변하고 입술을 지지해주는 입둘레근이 약해지는 현상이 동반되어 발생하는 경우가 많습

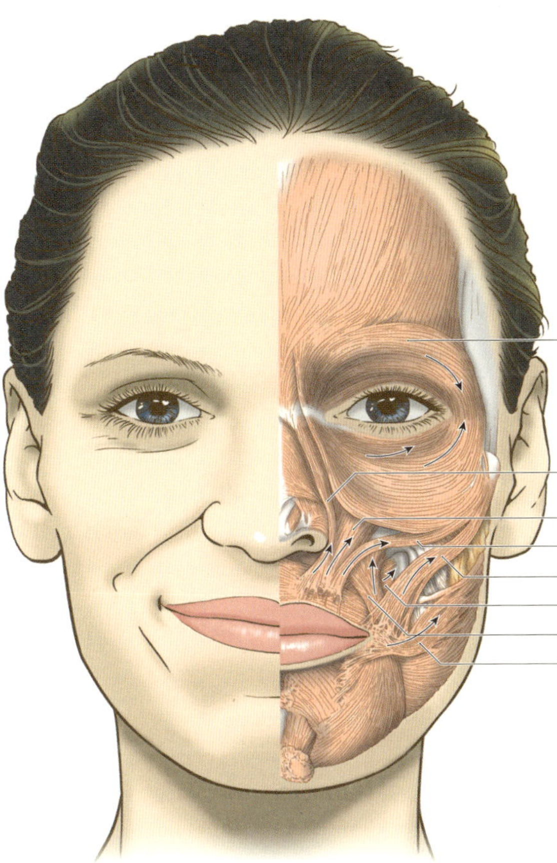

니다. 이 경우 단순히 입 주변 근육만을 교정해준다고 입꼬리 비대칭이 해결되지 않습니다.

안면비대칭은 상악-하악-경추의 위치 관계가 불균형해지면서 나타나는 현상입니다. 두개골과 하악을 이어주는 턱관절은 경추와 구조적으로 연관된 척추의 중심축이며, 얼굴의 균형, 체형의 균형을 주도하는 중요한 역할을 합니다. 그래서 턱관절이 건강하지 못하면 머리와 척추의 균형이 무너지게 되면서 연쇄적으로 얼굴이 찌그러지듯이 변형되는 것입니다. 이때 단순하게 턱 위치만 틀어지는 것이 아니라 인접한 두개골의 변형도 연쇄적으로 진행되면서 이마의 모양도 변하고 광대의 위치도 변하게 됩니다. 이러한 얼굴 변형은 턱을 움직일 때, 즉 말할 때나 웃을 때 많이 드러나므로 입꼬리 비대칭을 통해 얼굴 비대칭 현상을 인지하게 되는 경우가 많은 것입니다.

다음 사진의 환자분의 경우도 입꼬리가 끌려 올라가 있는 현상이 가장 신경 쓰인다고 내원하셨는데, 하악과 상악이 반대 방향으로 돌아가면서 한쪽으로 찌그러진 안모를 갖고 있습니다. 그래서 입꼬리가 왼쪽으로 끌려 올라가 있을 뿐 아니라 좌우 광대 위치도 다르고 왼쪽 볼꺼짐도 심하고, 이마 또한 왼쪽이 돌출된 양상으로 얼굴의 좌우 불균형이 상당히 깨진 안면비대칭 환자입니다. 안면비대칭은 단순히 연부 조직의 문제가 아니라 두개안면골의 틀어짐에서 시작되는데요. 위 환자분의 엑스레이 영상을 보면 틀어진 두개골의 위치를 한눈에 확인할 수 있습니다.

입꼬리 비대칭으로 고민이신 분들을 위해 간단한 교정법을 알려드려볼게요. 꼭 입꼬리 비대칭이 아니더라도 예쁜 입매를 가지기 위해서 활용해도 좋은 얼굴 운동법입니다.

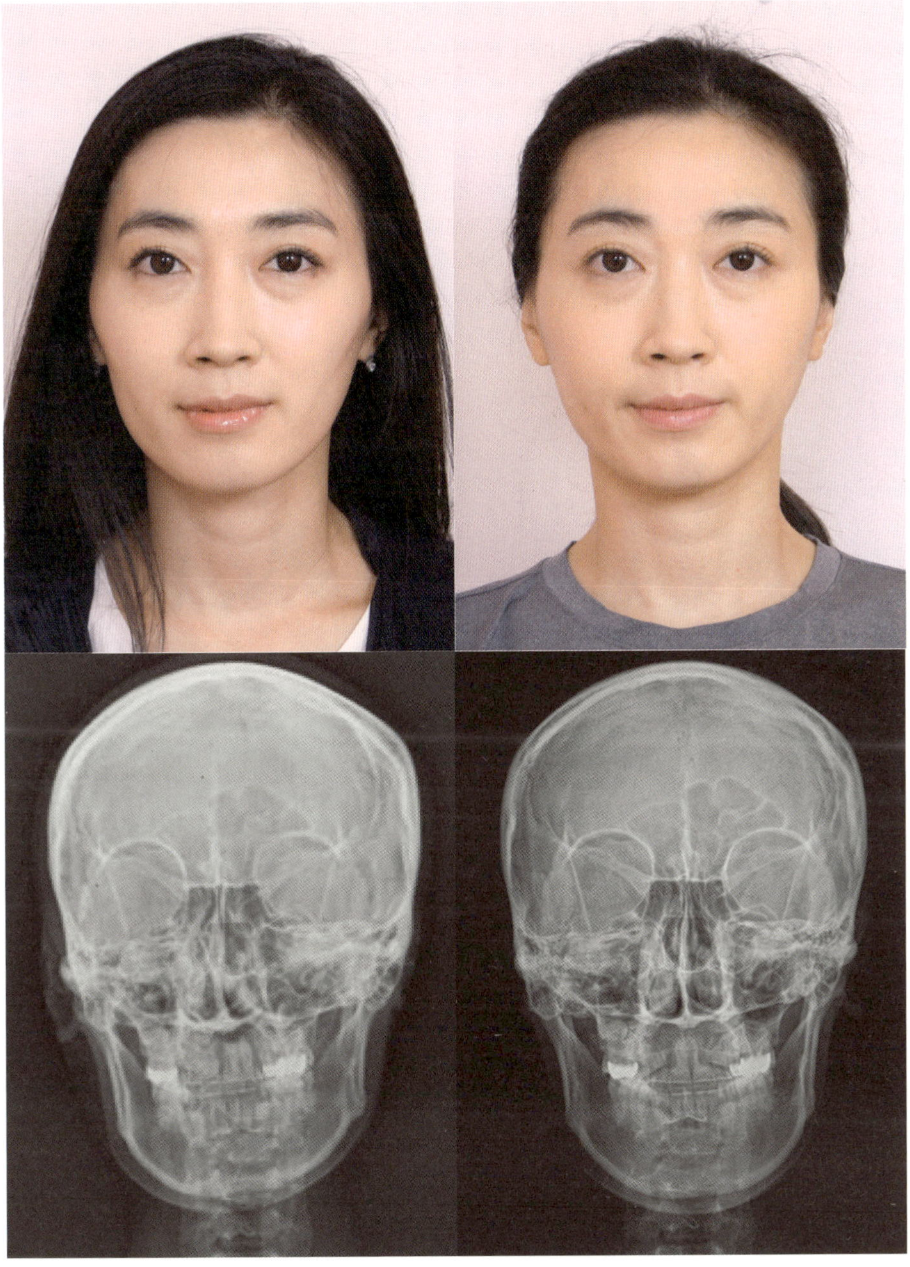

입꼬리 비대칭 스트레칭 방법

● 영상보기 ● 영상보기

1 왼쪽 사진처럼 혀를 입 밖으로 내민 다음 그 상태로 혀를 앞으로 쭉 뺐다가, 오른쪽으로 보냈다가, 위로 올렸다가, 왼쪽으로 보냈다가, 아래로 내미는 동작을 한 다음 각 위치에서 3초씩 유지합니다. 이 동작은 입 주변의 가장 중심 근육인 입둘레근과 광대근을 자극해주고 입꼬리 비대칭을 완화하는 동작을 시작하기 전에 먼저 진행합니다.

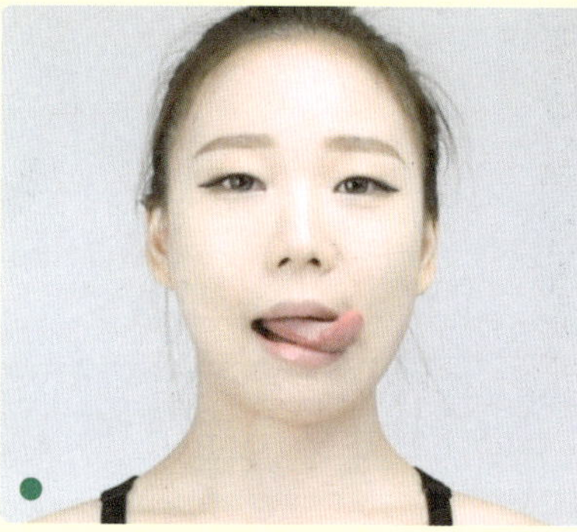

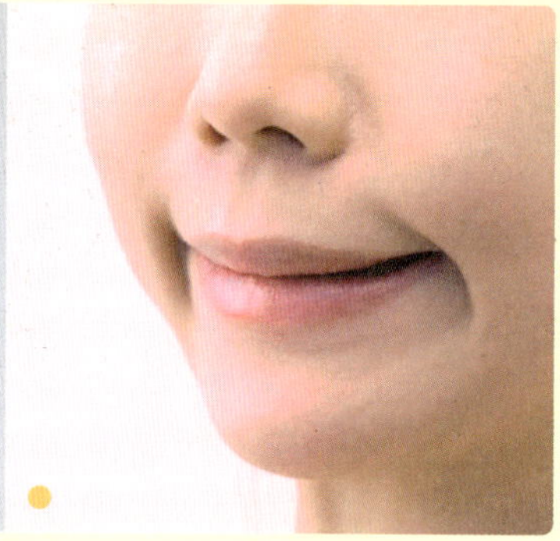

2 입꼬리를 좌우로 움직여봤을 때 잘 올라가는 쪽, 즉 문제가 없는 쪽의 근육의 움직임을 제한하면서 양쪽 입꼬리를 끌어올려 줍니다. 예를 들어 오른쪽 입꼬리가 잘 올라가고 움직임이 정상이라면 오른쪽을 손바닥으로 감싸서 오른쪽 근육의 움직임을 제한하면서 양쪽 입꼬리를 살짝 바깥쪽으로 당기면서 미소를 짓습니다. 움직임에 제한이 있는 왼쪽 입꼬리를 끌어올려 5초간 유지한 후 힘을 풉니다. 이 동작은 입꼬리 당김근을 강화해줍니다.

3 이어서 오른쪽을 손바닥으로 감싼 상태를 유지하면서 입술을 치아에 닿게 다문 다음 입술을 좌우로 강하게 끌어 올려서 활짝 웃는 얼굴을 만들어 줍니다. 이 동작은 입꼬리 올림근을 강화해줍니다. 마찬가지로 5초간 유지한 후 힘을 풀어줍니다.

4 입꼬리를 살짝 당기면 입꼬리 당김근을 강화하는 동작이고 입술을 치아에 맞닿게 한 뒤 좌우로 강하게 끌어올리는 동작은 입꼬리 올림근을 강화해줍니다. 그리고 2, 3번 동작을 할 때 가능하면 입 주변 외 다른 얼굴 부위가 찡그리거나 눈가에 주름이 잡히지 않도록 주의하면서 진행해주시는 것이 중요합니다.

그녀는 왜 맨날 입을 벌리고 있을까?

잘 때 입을 벌리고 주무시지는 않으세요?

의식해서 입술과 뺨에 힘을 줘야만
입을 닫을 수 있지는 않나요?

나는 분명 입술이 다물었는데 자꾸
하얀 이빨이 삐죽 보이지는 않나요?

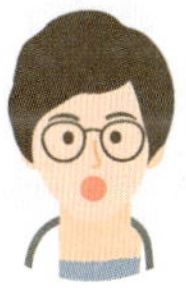

입꼬리가 아래로 떨어져 심술 맞아 보이지는 않나요?

좋은 인상을 주는 얼굴은 미소를 머금은 얼굴입니다. 우리의 감정을 드러내는 미소와 썩소, 이 극명히 다른 표정은 입술 근육의 움직임에 의해 만들어집니다. 입술 색깔이 예쁘고 적당히 두툼해서 매력적이더라도 주변 근육과 부조화되어 있거나 치아 문제, 두개골 변형으로 입술 위치가 가지런하지 못한 경우는 미소 짓는 얼굴과는 멀고도 먼 얼굴이 될 것입니다. 앞서 말씀드린 한쪽으로 입매가 틀어지는 입꼬리 비대칭에 더해 입술이 잘 다물어지지 않는다거나 입꼬리가 아래로 처져 있는 경우가 이에 해당합니다. 한 사람의 입술 모양은 입 주변의 근육, 치아와 턱관절 그리고 두개골의 변형과 연관된 힘의 역학 관계가 만들어내고 있습니다. 그러므로 4가지 구조물의 역학 관계가 균형 잡힌 상태로 조화로울 때 매력적인 입술을 갖는 것이 가능해지는 것입니다.

제대로 씹는 것이 왜 중요할까?

입술 이야기를 하기 전에 더 안쪽의 해부학적 기능 단위인 구강에 대한 이야기를 먼저 해보겠습니다. 튼튼한 치아가 오복 중의 하나인 건 다들 아시죠? 음식을 섭취해서 삶을 영위하기 위한 기본 에너지를 얻는 행위는 가장 기본적이면서 중요한 인체 활동입니다. 특히 음식물을 씹는 저작mastication행위는 이 과정이 원활히 진행하도록 해주는 필수적인 생리 역학 반응이지요. 그런데 저작 행위는 단순히 영양분을 얻는 것을 넘어서는 그 이상의 의미가 있습니다. 음식을 씹을 때 턱과 두개골에 가해지는 힘은 골 성장을 유도하고, 뇌의 혈류량을 증가시키고 원활한 뇌척수액 흐름을 만들어내고 있습니다. 두개안면골부터 발끝까지 그 씹는 자극이 전달되어 인체 생리 기능을 원활하게 만들어주는 역할을 하고 있지요. 치아가 없어서 씹는 힘을 쓰고 있지 않은 사람의 턱뼈나 두개골을 살펴보면, 골다공증처럼 구멍이 숭숭 뚫린 상태라고 합니다. 또한 두개골의 무게도 건강한 치아를 가진 사람에 비해 절반 이하로 떨어져 있다거나 치아가 많이 빠진 사람일수록 뇌 크기가 줄어 치매에 걸릴 확률이 높다는 결과를 보인 연구까지 있습니다. 이처럼 씹는 자극은 인체를 건강하게 해주는 여러 가지 긍정적인 역할을 하고 있고 그래서 건강하게 살려면 제대로 씹는 것이 매우 중요한 일인 것입니다.

음식을 제대로 씹기 위해서는 건강한 턱관절, 아랫니와 윗니가 기능적으로 잘 맞물리는 교합상태, 정상 기능을 하는 균형 잡힌 저작근 3가지 영역에서 유기적으로 작용해야 합니다. 거기에 한 가지 더해 입술을 바르게 닫고 유지하는 힘인 구순폐쇄력이 떨어져 있는 상황도 저작과 연하를 방해할 수 있습니다.

수면무호흡증, 노인성 치매를 가진 사람들이나 아토피성 피부염을 앓는 아이 같은 경우에 구순폐쇄력이 약하다고 알려져 있는데요. 이뿐 아니라 구순폐쇄력은 실제로 최근 늘어난 안면비대칭, 긴얼굴증후군, 아데노이드 얼굴과 같은 얼굴 변형을 치료하기 위해 꼭 고려해야 하는 부분입니다.

구순폐쇄력이 약해지는 이유는 무엇일까?

분유 수유로 성장한 아이들이 늘어남

첫 번째로 모유 수유가 아니라 분유 수유로 자란 아이들이 늘어난 것이 원인일 수 있습니다. 모유 수유에서는 유두와 유방이 입천장에 밀착되며 수유 중 혀와 입술이 유기적으로 작용하는 리드미컬한 연동 움직임으로 입천장을 압박하면서 수유하므로 상악을 적절하게 자극해 입술과 뺨, 그리고 턱 주변의 근육이 잘 발달하는 조건이 만들어지는 반면 젖병 수유의 경우 턱의 상하운동만으로 수유가 일어나는데요. 젖병의 젖꼭지는 입술을 완전히 폐쇄하지 않아도 수유가 가능하기 때문에 혀가 입천장까지 가지 않아서 혀기능 발달이 모유 수유보다 떨어진다고 합니다.

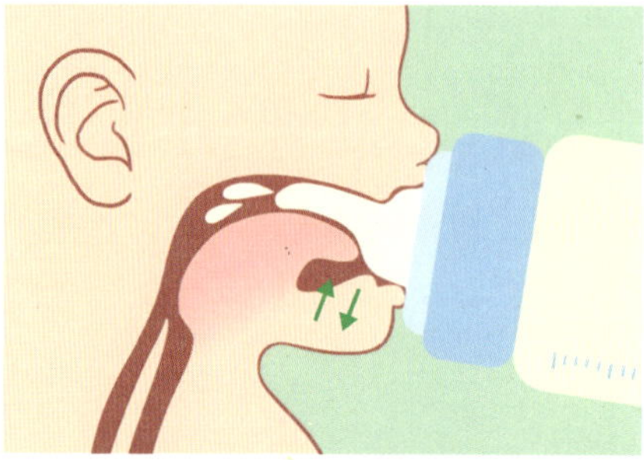

젖병 수유

턱의 상하 운동만으로 수유

모유 수유　혀와 구개의 복합 운동에 의해 수유 진행

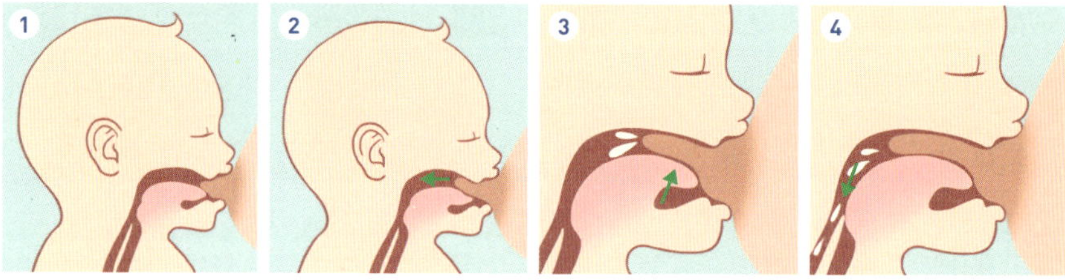

구강 호흡이 늘어남

아래 왼쪽 그림처럼 구강 호흡을 하려면 입을 벌리고 있어야 하며 혀를 아래로 떨어트려야 기도airway가 확보되어 호흡할 수 있으므로 구순폐쇄력이 떨어질 수밖에 없습니다. 또한 오른쪽 그림처럼 혀가 입천장에 맞닿게 되면 비강을 통한 정상적인 공기 흐름이 만들어지면서 호흡의 질이 좋아지게 됩니다.

구강호흡을 하는 사람들이 늘어난 이유는 앞부분에서 말씀드렸는데요. 요약해보면 달고 부드럽고 연한 음식을 많이 섭취하면서 충치가 많아지고 씹는 힘이 적게 가해지면서 성장기에 턱 발달이 잘 일어나지 않기 때문에 구강이 좁아지면서 치열이 삐뚤어지면서 교합에 문제가 발생하기 쉽기 때문입니다. 이로 인해 얼굴 모양도 변하고 턱이 약해지게 되는 것이지요.

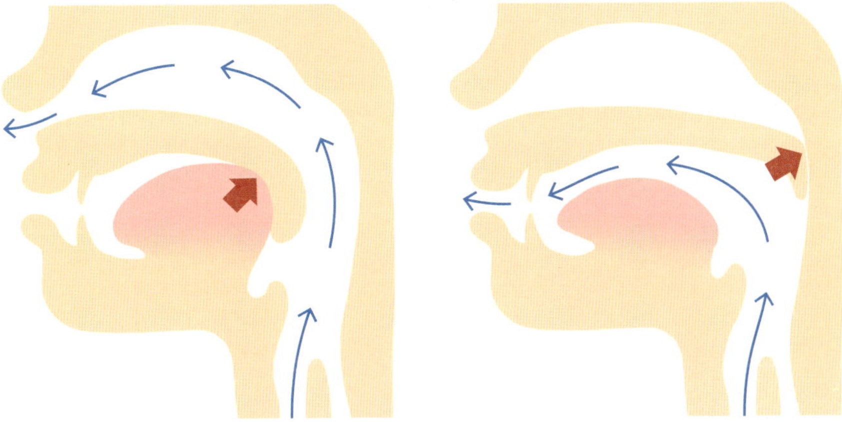

구강호흡(왼)과 비강호흡을 할 때 공기의 흐름과 혀의 위치

또한 환경오염으로 황사, 미세먼지 등 알러젠이 많아져 염증이 생기기 쉬운 상황, 제왕절개가 늘어나면서 태아가 모체의 좁은 산도를 거치면서 두개안면골이 재정렬되는 현상이 일어나지 않고 자연 분만 과정과는 달리 모체의 질내 세균을 이식받지 못하면서 구강내 세균총이 제대로 형성되지 못해 면역력이 저하되기 때문에 비염이나 각종 호흡기 질환에 취약해지기 때문이기도 합니다. 마지막으로 스마트폰. 게임기와 같은 정보통신 기기가 보편화되면서 필수적으로 생길 수밖에 없는 나쁜 자세 습관입니다.

씹는 힘저작력과 삼키는 힘연하력은 모두 턱(상악, 하악)과 입술과 혀와 치아의 유기적인 움직임에 의해 만들어집니다. 입술을 다물지 못하는 구강호흡을 하는 사람들의 경우 이 당연한 유기적 움직임이 부족하므로 식사하면서 음식을 자주 흘리게 되거나 저작 능력이 나빠져서 씹는 것을 힘들어합니다. 또한 혀의 컨트롤 능력이 굉장히 떨어져 있으므로 혀 위에 음식을 옮겨서 인두 근처로 가져가는 과정을 잘하지 못하기 때문에 음식물을 삼키는 것이 힘들어 입안에서 음식을 오래 씹거나 물을 먹어야만 삼킬 수 있다던가 하는 현상이 발생합니다. 이런 이유로 요즘에 알약을 잘 못 삼키는 아이들도 많아졌습니다.

입술과 관계된 얼굴 근육 이야기

턱관절은 안면부 근육 중 저작근의 영향을 많이 받고, 치아는 혀, 입술, 뺨 등의 구강주위 근육에 의해 힘을 받고 있습니다. 근육이 만들어내는 역학적인 균형은 턱관절과 치아의 기능을 주도하고 있으므로 고운 미소를 가진 예쁜 얼굴형을 갖기 위해서 건강한 얼굴 근육 상태를 만드는 것이 매우 중요한 것이지요.

안쪽에서는 혀, 바깥쪽에서는 입술과 뺨의 힘이 각각 상악, 하악의 발달과 치열 형성에 영향을 줍니다. 건강한 호흡, 안정적인 교합, 바른 얼굴 성장이 가능하려면 구강 주변의 여러 근육이 역학적 균형을 유지하고 있어야 합니다.

구강 주위 근육의 기능이 정상적일 때는 구강 호흡보다 비강 호흡으로 정상적인 호흡 습관을 갖게 되고, 치열에 미치는 근압인 설압과 구순압이 균형 잡힌 상태로 유지된다면 치아의 돌출이나 크라우딩이 없는 정상적인 치아 교합이 될 수도 있습니다. 또한 구순폐쇄력이 강해서 입술을 잘 다물고 바르게 호흡하고 저작하는 경우는 타액 분비가 촉진되면서 구강 내의 자정 작용이 좋아져 입 냄새도 줄고 치아에 플라그의 부착도 줄어 충치와 치아 색소침착 등을 방지할 수 있어서 전반적인 구강 위생을 개선하는데 도움이 될 수 있습니다. 이런 원리로 일부 교정 치과 선생님들은 좋은 치아 교정 효과, 교정 후 안정적인 유지 관리를 위해 MFT를 활용하고 계시기도 합니다.

코로 숨 쉬고, **혀**는 위턱의 **스폿**에,
입술은 **자연스럽게** 다물고,
치아는 **악물지 않도록**

그리고 구순폐쇄력이 강해지면 입 주위의 표정근이 단련됩니다. 얼굴의 표정근 가운데 입술 주변에는 여러 근육이 모여 미용적, 기능적으로 중요한 기능을 하고 있습니다. 이 특징적 부위, 즉 큰 광대근, 상순거근, 하순하제근, 입꼬리당김근, 구륜근, 볼근, 입꼬리 올림근이 입꼬리에서 모이게 되는 부위를 볼굴대modiolus라고 합니다. 볼굴대가 위로 올라가 있을수록 입꼬리가 올라갈 것이며 아래에 있으면 입꼬리가 내려갑니다. 볼굴대가 아래로 내려가 있을수록 시무룩한 표정이 되고 올라가 있을수록 웃는 상이 됩니다.

이처럼 여러 가지 면에서 입을 제대로 닫는 힘인 구순폐쇄력은 중요한 부분입니다. 저작, 연하, 발음, 호흡 등 구강과 관련된 기능이 좋지 않다면 치아와 빰에 미치는 압력의 균형이 무너지고 하악과 상악의 성장에 문제가 발생해 부정교합, 안면비대칭, 긴얼굴증후군과 같은 현상의 원인이 될 수 있습니다.

구강얼굴운동orofacerxise이란?

구강얼굴운동은 입술과 뺨의 근육 기능을 회복하기 위한 치료 운동 요법으로 상악과 하악의 정상적인 발달을 유도할 뿐만 아니라 바른 호흡 습관, 저작 습관, 연하 습관을 구축하고 안면 근육 기능과의 균형을 만들어 줍니다. 저는 이를 얼굴 교정을 위한 보조 요법으로 다른 치료들과 병행하고 있습니다.

구강얼굴운동은 각각의 입술과 저작근 기능 훈련, 구강 근육 훈련, 바른 저작과 연하를 할 수 있는 훈련, 호흡 훈련으로 구성됩니다. 구강주위 근육의 약화나 과긴장을 제거하고 하악과 상악에 미치는 압력의 불균형을 해소해 바른 안면 성장을 유도하고 일상생활에서 정상적인 기능을 할 수 있게 하는 것을 목표로 합니다.

바람직한 구강 구조의 위치에 대해서는 다음 편에서 자세히 다룰 예정인데요. 가장 중요한 내용을 정리하면 아래와 같습니다.

혀는 상악의 전치 후상방 잇몸으로 한글 자음 'ㄴ'을 발음할 때 혀가 닿을 곳으로 이 지점을 부위, 스폿spot이라고 합니다. 구강얼굴운동을 구성하

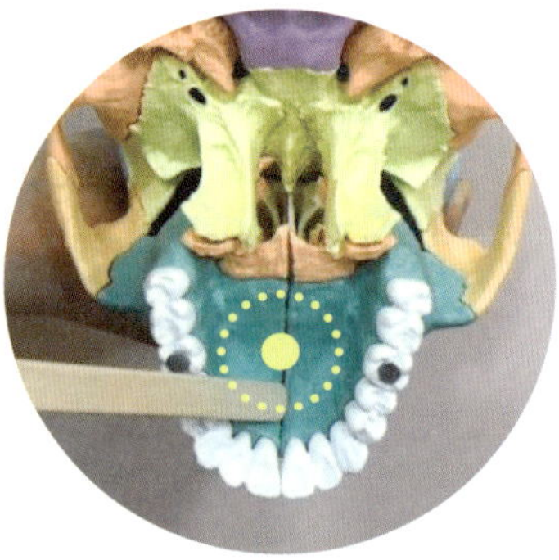

는 여러 동작 훈련을 할 때 혀의 위치를 이곳에 고정하는 것은 매우 중요합니다. 꼭 기억해두셔야 하는 부분입니다. 또한 치아는 음식을 씹거나 발음을 하지 않을 때 외에는 꽉 맞닿지 않아야 합니다. 이를 악무는 습관을 TCH tooth contacting habit라고 하는데요. 이 습관이 지속되면 작은 충격들이 누적되어 치아의 수명이 줄어들고, 턱관절 질환에 노출될 수 있습니다. 그리고 입술은 주변 근육에 힘을 주지 않아도 자연스럽게 다물 수 있어야 하며 위 조건들이 만족한 상태에서 코로 호흡을 할 수 있어야 완벽합니다. 비염, 아데노이드 비대 등 다른 병적 요인으로 비강 호흡이 힘들다면 그 부분을 치료해야 하며 구순폐쇄력이 떨어져 있어서 자연스럽게 입을 다물 수가 없다면 이를 길러주는 훈련을 통해 교정해야 합니다.

자. 그럼 오늘의 주제인 구순폐쇄력을 기르는 운동법을 조금 소개해드려 볼게요.

입술을 오므리는 훈련을 위한 립마사지법

영상보기

1. 자세를 바르게 하고 목을 세워 거울을 봅니다.
2. 아랫입술로 윗입술을 덮어주세요.
3. 코 밑을 확실하게 늘리며 그대로 천천히 문질러 내립니다. 10번 반복합니다.

윗입술이 들리는 현상을 개선하기 위한 립마사지법

영상보기

1. 자세를 바르게 하고 혀는 위턱 스폿에 댑니다.
2. 입을 크게 벌리면서 코 밑을 힘껏 늘려주세요.
3. 집게손가락을 코 밑에 대고 밑으로 문지릅니다. 5번 반복해주세요.

스마일 디자인, 고운 입술 모양 만들기

Case 1. 하순과 턱끝의 긴장이 심한 경우

다음 쪽 사진은 상순이 짧고 들려 있는 경우입니다. 얼굴비대칭과 턱관절 문제까지 가지고 있는 사람에게서 자주 관찰되는 입술 모양입니다. 입술과 턱의 힘을 빼도 오른쪽 상순이 긴장되어 들려있기 때문에 입술이 완벽하게 닫히지 않고 있습니다. 또한 입꼬리가 아래로 떨어져 'ㅅ'자 입술이 됩니다. 뚱해 보이는 표정을 만들어내서 미소와는 거리가 먼 입술 모양이지요. 이처럼 상순이 과도하게 긴장되어 움직임에 제한이 있으므로 하순 아래 턱끝과 그 주변 근육에 힘을 줘야만 입을 닫을 수 있습니다. 그래서 그 부분의 근육인 턱끝근$_{\text{mentalis}}$이 과긴장되어 입을 닫으면 우둘투둘해지는 형상을 보입니다.

이 사례는 얼굴비대칭 교정 후 비대칭 정도는 많이 개선되고 턱관절 장애로 인한 증상(턱에서 나는 소리, 턱통증 등)들도 호전되었는데, 오른쪽 입술이 열리는 현상이 해결이 안 되어서 구강얼굴운동을 병행했습니다. 그 결과 가장 아래 사진과 같은 입매 모양으로 바뀌게 되었습니다. 입술에 힘을 주고 있지 않으면 입술이 열리고, 턱끝근과 구각하제근에 힘을 줘야 입을 닫는 것이 가능하기 때문에 위쪽의 오른쪽 사진처럼 입꼬리가 아래도 떨어지고 턱끝이 우둘투둘해지는 현상이 보이는 건데요. 구륜근 힘이 길러지면서 구각하제근이나 턱끝근을 쓰지 않아도 입술을 잘 폐쇄할 수 있게 되었습니다.

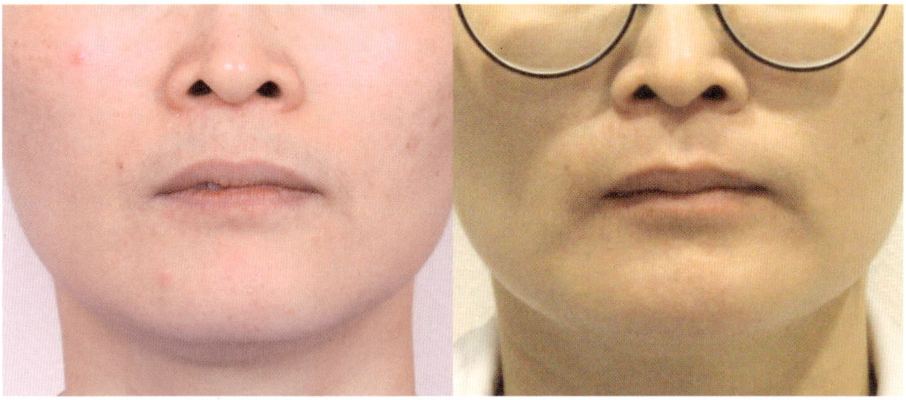

힘을 빼면 입술이 완전히 닫히지 않는다 / 입술을 닫으려면 턱끝과 입술 끝에 힘을 줘야 된다

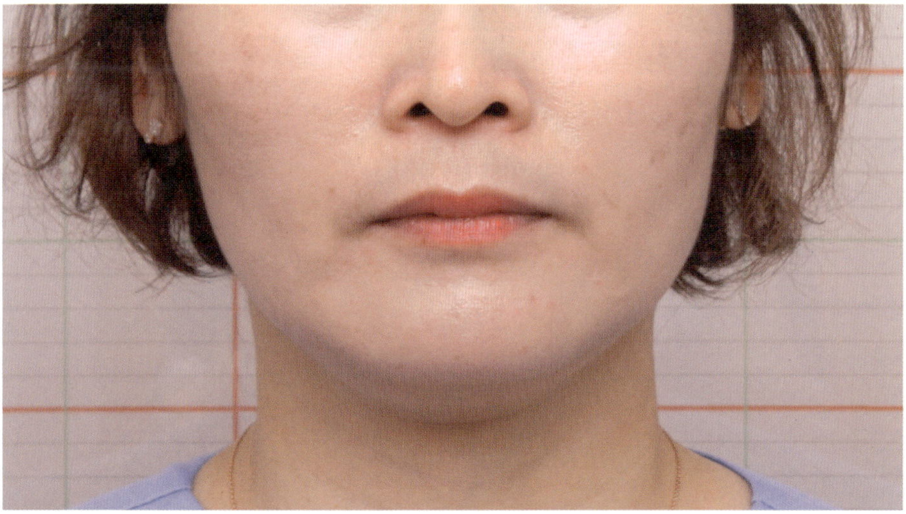

구강얼굴운동후 입술폐쇄력이 호전되었다.

Case 2. 상순이 짧고 하순이 이완된 입술

이 사례는 또 다른 유형인 상순이 짧아서 들려있으며 하순도 이완되어서 아래로 늘어져 있습니다. 의식하지 않으면 입술이 늘 열려 있어서 환자분께서는 둔한 인상으로 야무진 느낌을 주지 못하는 부분이 고민이신 분이었는데요. 다른 치료 없이 구륜근을 강화해주는 구강얼굴운동을 2주 정도 진행한 후 힘을 빼고 있어도 입술이 열리는 정도가 줄어들게 되었고 아래 전후 사진처럼 턱끝에 힘을 주지 않아도 입술을 닫을 수 있게 되었습니다.

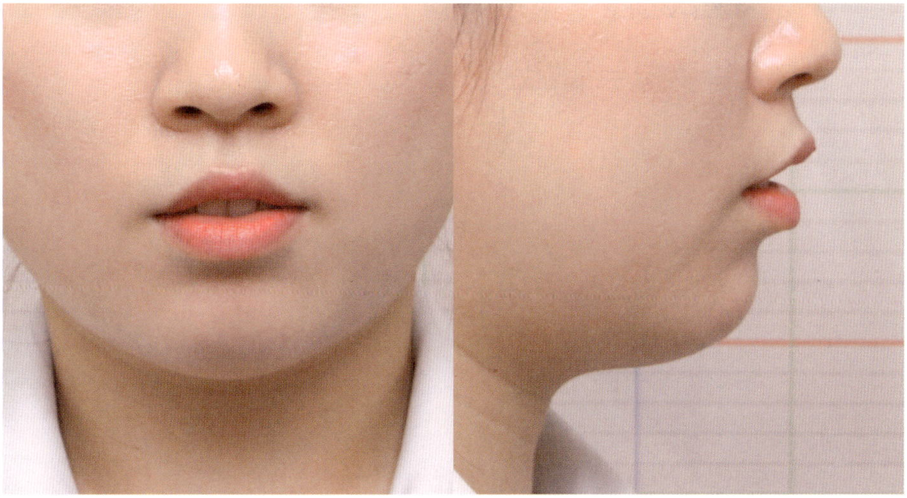

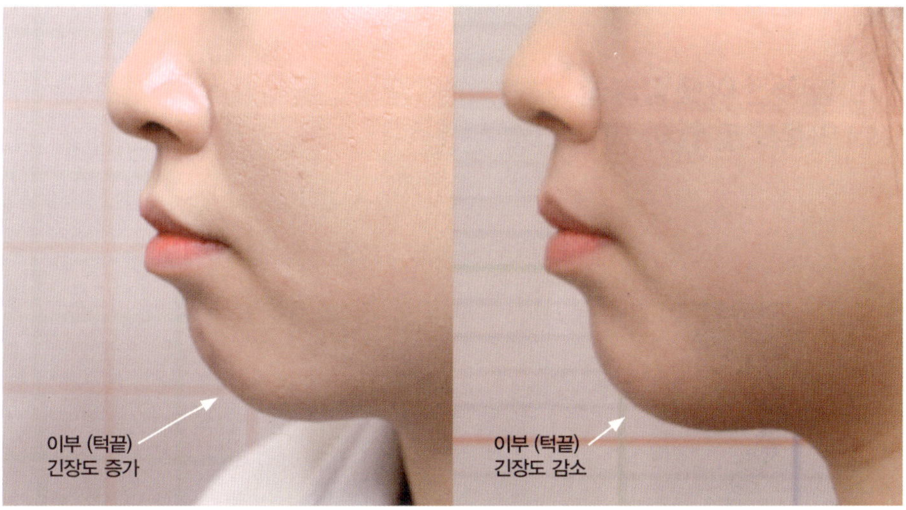

2주 정도 구강얼굴운동 후 턱끝의 모양 변화

신 원장의 TIP

상하 입술이 모두 이완된 상태라면 필요한 운동

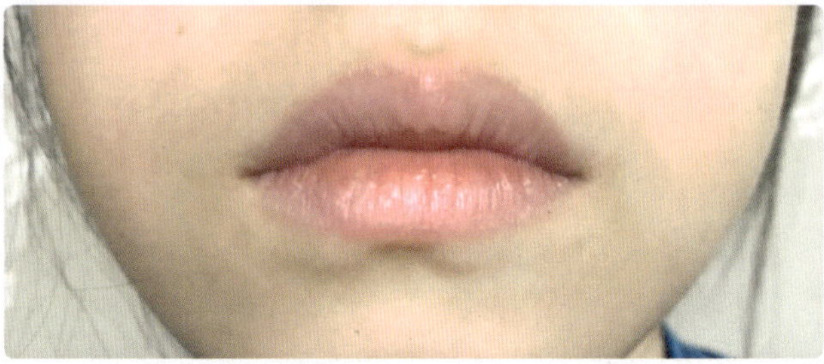

위 사진처럼 구륜근이 약화되어 상하순이 모두 이완된 경우도 많이 있는데, 이 경우 입술이 두껍고 튀어나와 있으며 입술이 완벽하게 폐쇄가 안 되고 중심부가 열려 있는 양상을 보입니다. 이러한 경우 하순을 안쪽으로 감아 넣는 힘을 기르는 것이 중요합니다. 이때는 화장솜을 활용하면 도움이 되는데요.

늘어진 아랫입술을 안쪽으로 말아 넣는 입술 운동

영상보기

1. 솜을 물에 조금 적신 다음 아랫입술의 뒤에 솜을 말아 넣고

2. 30분간, 혀끝은 스폿에 대고, 입술을 다물고, 코로 숨을 쉬세요.

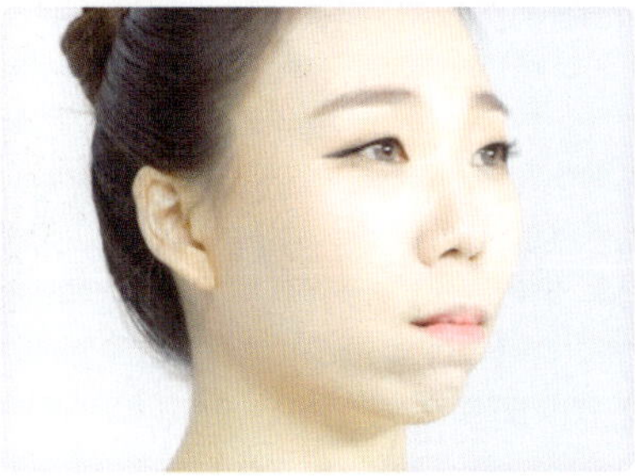

이 간단한 동작은 TV 볼 때, 공부할 때, 걷고 있을 때, 운동할 때 등 다른 일을 하면서 할 수 있습니다. 그러나 입을 계속 다문 채 솜을 물고 있는 것은 꼭 신경 써 주세요.

입술 교정의 최종적인 목표는 입꼬리가 올라가 있는 미소 짓는 입술 모양을 갖는 것입니다. 이를 위해 볼굴대의 위치를 위로 올리면 되는데요. 의원에서는 보톡스나 필러를 활용해 교정하고 있으며 한의원 영역에서 매선이나 근육교정침을 이용해서 치료 가능합니다만, 번거롭긴 해도 근육 기능을 강화하는 훈련을 반복해서도 얼마든지 미소 짓는 입술을 가질 수 있습니다. 입꼬리가 처진 분들은 입술의 힘을 기르는 위 운동을 반복한 후에 아래 운동을 추가로 같이 진행해주시면 도움이 되실 거에요.

입꼬리 올리는 입술 운동

영상보기

1. 자세를 바르게 하고 혀는 위턱 스폿에 대고 빨대를 가볍게 물어주세요.
2. 양쪽 입술 끝 광대 아래에 피부에 검지를 대시고 피부를 위로 끌면서 입꼬리가 빨대 위쪽에 위치하도록 당겨줍니다.
3. 3초를 센 다음 손을 떼고 2초를 센 다음 입술 힘을 완전히 빼주면서 3초를 셉니다. 이 동작을 30회 반복해주세요.

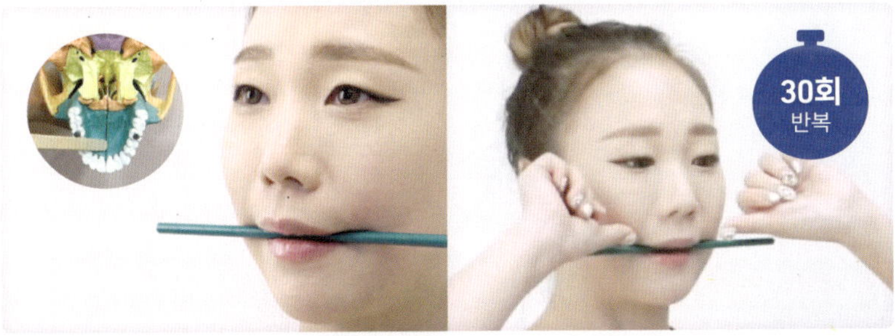

PART

3

안면비대칭,
수술 없이
교정할 수 있다

집에서 해보는 안면비대칭 자가 진단법

대칭이 맞는 얼굴은 편안하고 좋은 인상을 줄 수 있는 데 반해 비대칭이 심한 얼굴은 불편한 인상을 만들 수 있습니다. 전형적인 미인의 이목구비를 갖고 있지 않더라도 좌우 대칭이 맞는 얼굴이 타인에게 편안함을 주고 좋은 인상을 남길 수가 있는 얼굴입니다. 저는 안면비대칭 치료가 갖는 가치가 이런 부분이 아닌가 생각하고 있답니다.

자신이 안면비대칭인지는 심하게 틀어져서 누구나 알아보는 정도가 아니라면 일상생활에서는 알아차리지 못하는 경우가 많습니다. 사실 한눈에 알아보는 안면비대칭의 경우 양악수술이나 안면윤곽술과 같은 수술적 요법이 필요한 골격형 비대칭인 경우가 대부분입니다. 안면비대칭 치료를 위해 내원하시는 분들을 만나보면 사진을 찍으면 실물보다 얼굴이 어그러져 보인다든가 표정이 부자연스러워 보인다는 이유로 사진 찍는 걸 기피하는 모습으로 본인의 비대칭을 어렴풋이 느끼고 있거나, 웃을 때 입꼬리가 올라가서 비웃는 모습이라 마음 편하게 웃지 못하는 남모를 고충을 가진 경우가 많습니다. 혹시 이런 콤플렉스를 갖고 있으신 분이라면 그 이유가 비대칭 때문이 아닌지 글을 읽으면서 한번 알아보세요.

안면비대칭인지 여부를 스스로 판단해볼 수 있는 몇 가지 방법을 알려드리려고 합니다.

안면비대칭 자가 진단법

집에서 편안하게 스마트폰을 이용해 본인이 안면비대칭인지 판단해 볼 수 있는 자가 진단법을 정리해볼게요.

동적인 상태를 거울로 이용해 진단하는 것보다 자연스러운 자세로 사진 촬영을 한 뒤 사진을 통해 안면비대칭의 변이를 파악하는 것이 정확합니다. 우선 정면을 바라보고 사진을 찍습니다. 서클렌즈를 착용 중이라면 빼고 반드시 아이, 립 메이크업과 음영보정 메이크업은 지우고 사진촬영을 하셔야 합니다. 총 3개의 컷이 필요한데요. 이때 사진 찍는 사람이 자세를 잡아주는 외부적인 개입이 없이 스스로 대칭이라고 생각하는 자세를 잡고 정면을 바라보고 서서 자연스럽게 촬영을 하면 됩니다.

정면 사진을 찍어서 스마트폰이 아니라 가능하면 컴퓨터 모니터에 사진을 띄워주세요. 그래야 정확하게 좌우 상태를 파악할 수 있습니다. 편집도구를 활용해 양쪽 눈썹 즉 미간의 중앙, 턱의 중앙, 쇄골의 중앙을 그어봤을 때 일직선으로 이어지지 않는다면 얼굴 비대칭을 의심해 볼 수 있습니다. 그리고 양쪽 눈동자의 중앙을 잇는 선과 양쪽 입꼬리의 끝점을 잇는 선도 필요합니다. 눈동자를 중심으로 하는 이유는 눈썹이나 눈꼬리는 성형수술이나 반영구 화장술에 의해 변화가 일어나기 쉬운 부위라서 중심선으로 삼기에 곤란하기 때문입니다. 여기에 아래 박스 항목을 체크해 봤을 때 본인에게 해당 항목이 더해진다면 안면비대칭이 있다고 확신해도 무방합니다.

안면비대칭 체크리스트

- ○ 양쪽 눈썹 높이가 다르다 / 좌우 눈의 크기가 다르다
- ○ 코가 휘어 있다 / 콧구멍이 한쪽만 크다
- ○ 정면에서 봤을 때 양쪽 귀 높이가 다르다
- ○ 양쪽 광대뼈 중심 위치가 다르다 / 광대뼈 크기가 다르다
- ○ 한쪽 턱이 더 크다 / 양쪽 턱라인 모양이 다르다
- ○ 웃을 때 입꼬리가 한쪽만 올라가 있다
- ○ 좌우 주름의 깊이와 모양이 다르다

두 번째는 '아' 하고 입을 최대한 벌리고 찍은 사진을 보면 아래턱의 움직이는 방향이 정중앙이 아니라 한쪽으로 틀어져 있다거나 입을 벌린 상태에서 좌우 광대의 크기나 주름의 길이와 깊이에서 편차가 보인다면 안면비대칭을 의심해볼 수 있습니다.

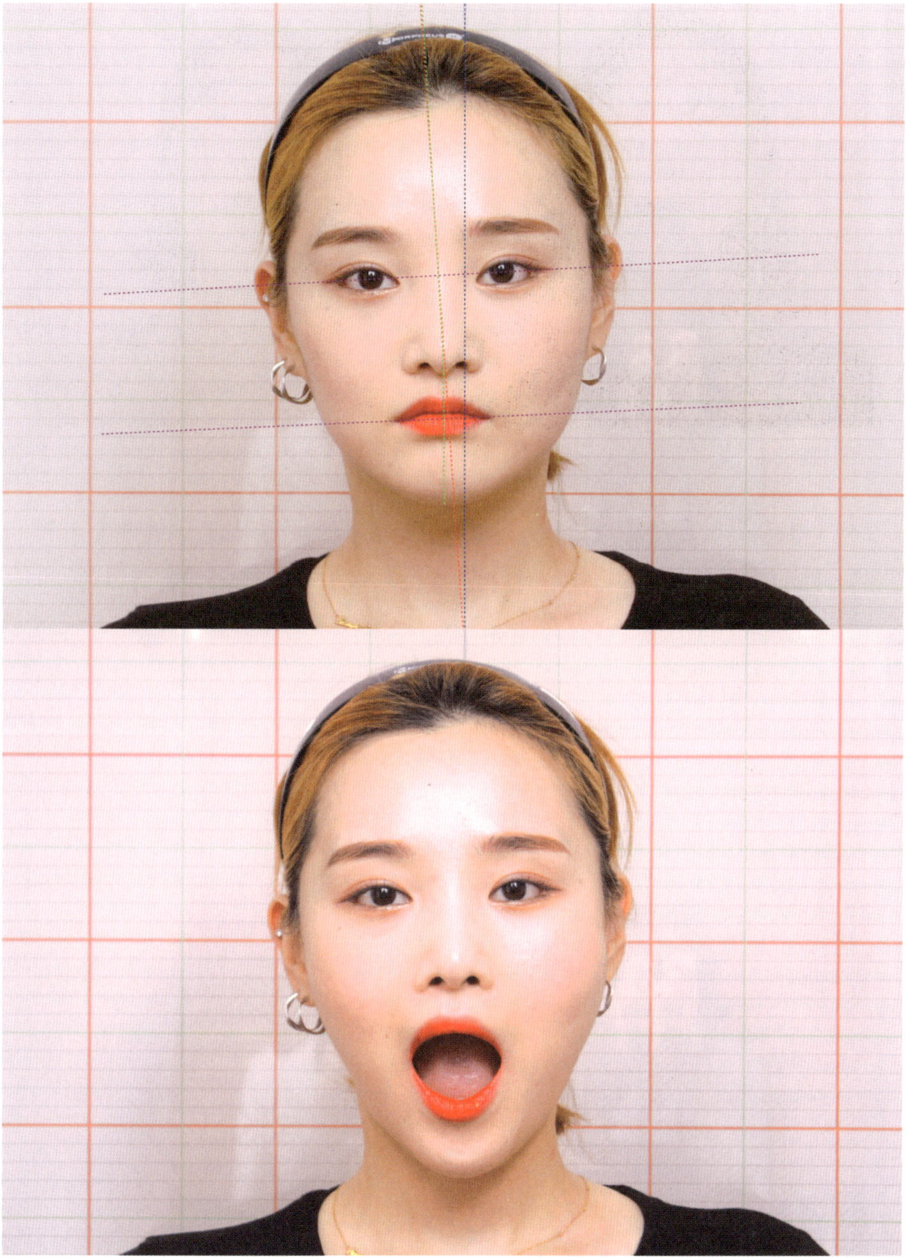

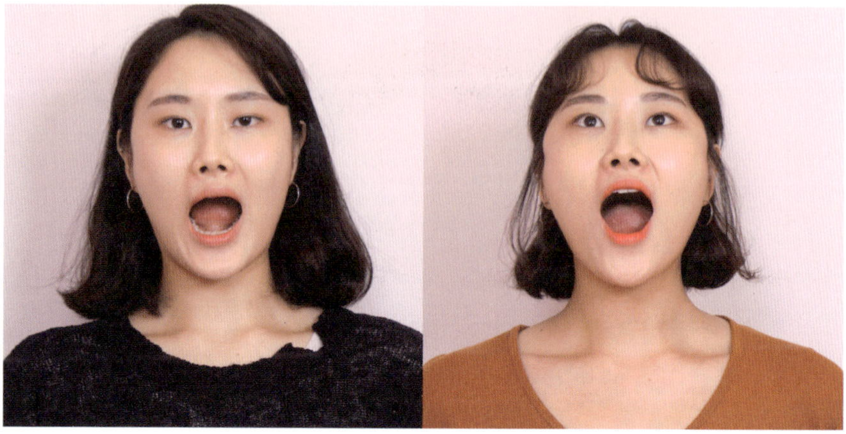

위 사진의 환자분의 경우 입을 벌렸을 때 광대의 크기가 두드러지게 차이가 나고 입 모양이 찌그러져 있지요. 위 사례는 턱관절 장애를 동반한 안면비대칭 환자로 개구장애가 있어 최대한 입을 벌렸을 때 위아래 입술의 거리가 2.8cm이며, 턱을 열었다 닫았다 하는 움직임을 유도했을 때 턱이 지그재그로 움직이는 상태였습니다. 또한 말을 많이 하거나 음식을 씹고 나면 한쪽 턱이 아프고 만성적인 어깨통증과 피로감에 시달리셨던 전형적인 턱관절장애 징후를 갖고 있으셨습니다.

턱관절 장애를 진단하는 기준은 다음 박스에 정리된 내용을 참고로 하시면 됩니다.

턱관절 장애 자가 진단법

1. 본인의 검지, 중지, 약지를 나란히 붙인 다음 입에 벌리고 넣었을 때 자유자재로 들락날락하지 않는다.
2. 입을 벌릴 때 남자의 경우 5cm 이상, 여자의 경우 4.5cm 이상 벌어지지 않는다.
3. 양쪽 새끼손가락을 귀속에 넣고 입을 크게 벌리고 다물 때 손가락 끝이 조이거나 탁 치는 느낌이 든다.
4. 입을 벌리거나 다물 때 턱을 지그재그로 움직인다.

세 번째 사진은 '이' 하고 이빨이 보이도록 찍습니다. 병원에서 촬영할 때는 개구기를 끼고 이빨이 더 드러나도록 한 다음 사진촬영을 하는데, 위아래 앞니와 송곳니 그리고 소구치가 드러날 정도로 벌리면 됩니다. 이때 아래위 치아의 중심선이 어긋나 있다면 안면비대칭을 의심해볼 수 있습니다. 그런데 이때 치아 중심선이 틀어졌나는 안면비대칭을 판단하는

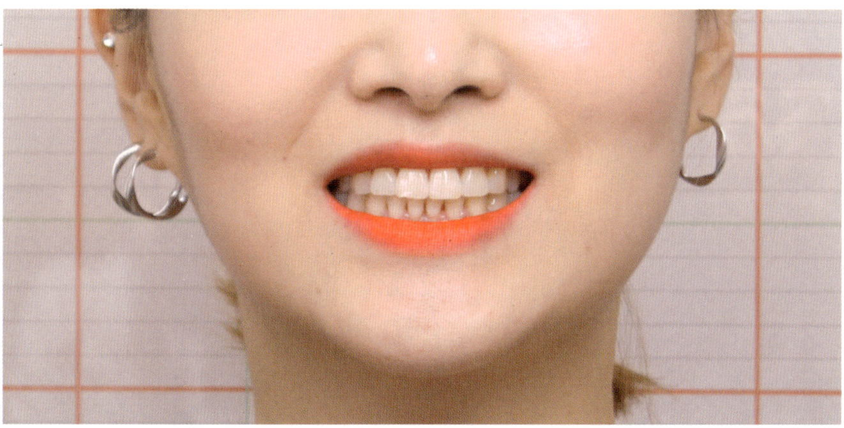

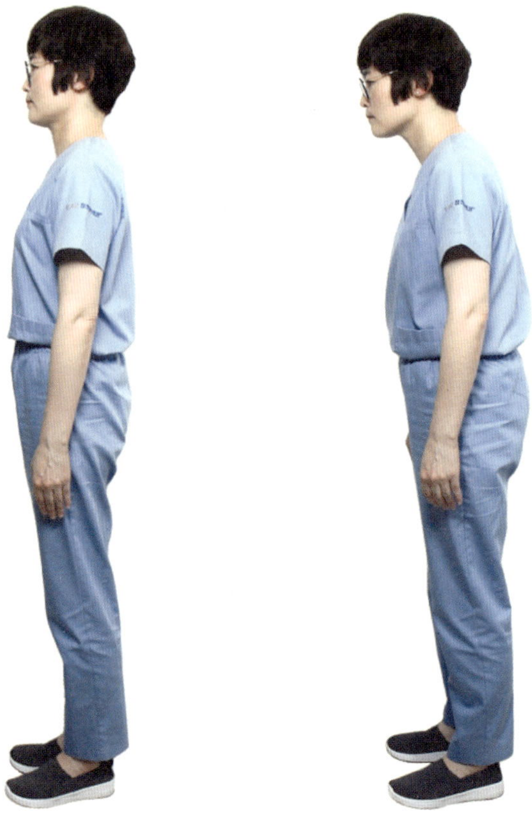

절대적인 기준은 되지 못합니다. 치아의 배열이 고르지 못한 부정교합의 경우 치아 대문니가 중심선이 아닌 경우도 있어 치료 시 대문니를 중심으로 놓고 치료에 임하면 문제가 발생할 수 있어서 주의해야 합니다. 또한 치아 교정을 해서 위아래 대문니 중심선은 정확하게 맞는데 얼굴이 심하게 틀어져 있는 경우도 많이 있습니다. 이런 분들의 경우 치아 교정 전에는 없었던 이상 증상을 호소하시는 분들도 간혹 계십니다. 그래서 치아 중심선만을 맞추는 것이 안면비대칭 치료의 목표가 되어서는 큰 줄기를 잃어

버리고 지엽적인 부분에 집중하는 우를 범할 수도 있는 일임을 알아야 합니다.

네 번째는 전신 자세 촬영 사진을 통한 자가 진단법입니다. 안면비대칭을 진단하기 위해 단지 얼굴의 비대칭만 파악하는 것이 아니라 경추 커브와 이어지는 하부 척추에서 골반 그리고 발까지 전신의 균형을 살펴야 합니다. 안면비대칭을 갖고 있는 분들의 대부분 정상적인 척추 커브에서 벗어나 있거나 골반의 위치가 좌우 틀어져 있고 한쪽만 단족상태입니다.

정면을 바라본 전신 자세에서 판단해야 할 부분도 많이 있는데요. 우선 바른 자세를 설명할 수 있는 가장 간단한 방법인 측면 사진을 기준으로 설명해드려 볼게요. 귀에서 견봉, 골반에서 발의 중족골 앞쪽까지 이어지는 선이 일직선이 아닌 경우 바른 자세에서 벗어났다고 봐야 합니다. 안면비대칭 교정을 위해 자세 교정을 빼고 진행하는 것은 일시적인 치료로 끝날 가능성이 큽니다.

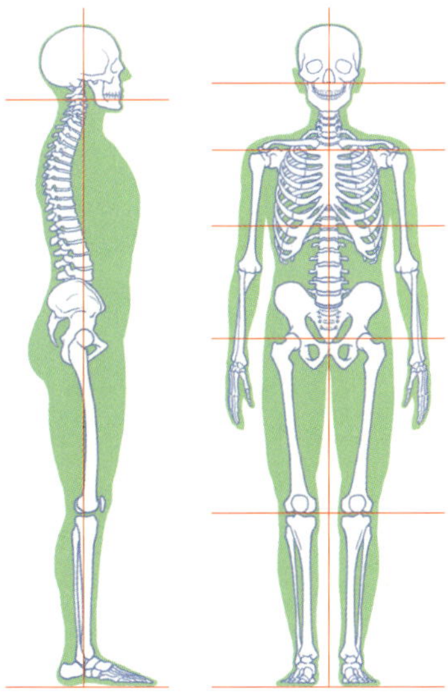

더욱 정확한 진단을 위해서는 측정기계를 이용한 입체적인 영상 분석, 엑스레이 영상을 이용한 골격 구조의 변화 분석으로 얼굴 변형을 파악하는 것이 필요합니다. 그러나 스마트폰을 이용한 위의 진단법으로도 얼굴비대칭 유무는 충분히 파악할 수 있습니다.

정성 들여 찍은 사진이 마음에 들지 않았던 경험이 있다면, 치료해도 컨트롤

되지 않던 두통이나 어깨 통증이 있다면 비대칭이 원인이 아닌지 간단하게 파악해보시는 것이 좋을 것 같아요.

지금까지 스마트폰을 이용해 집에서 간단하게 안면비대칭을 진단해 볼 수 있는 방법을 알려드렸습니다. 스마트폰을 통해 건강을 체크하고 그에 맞는 솔루션에 따라 관리하는 것이 먼 미래의 일이 아니며 우리의 라이프스타일의 많은 부분이 스마트폰으로 인해 변하고 있습니다. 스마트폰으로 한순간의 추억을 사진으로 남겨서 바로 공유하고, 셀카 사진을 SNS로 여러 사람과 공유하는 일이 보편적인 일상이 되면서 안면비대칭을 치료해야 하는 질병으로 인식하기 쉬운 환경에 우리는 놓여 있습니다. 또한 우리의 라이프스타일을 바꾼 스마트폰은 인간의 얼굴 변형의 주범으로 지목되고 있는 참 아이러니한 세상입니다.

안면비대칭 수술 안 해도 되나요?

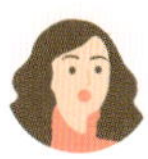

안면비대칭은 뼈를 깎는 수술을 하거나
치아교정을 해야만 개선되는 것 아닌가요?

제가 진료실에서 가장 많이 듣는 질문을 꼽으라면 바로 위 질문이 아닐까 합니다. 전신 마취를 하고 수술을 하자니 무섭고 부작용도 걱정되고, 치아 교정을 시작하자니 오래 걸릴 거 같아 포기하고 있었는데, 본인의 상태는 수술이나 치아교정을 하지 않고 비대칭이 교정될 수 있다고 말씀드리면 반색하는 경우가 대부분입니다.

요즘은 워낙 안면윤곽술이나 양악 수술이 보편화되어서 그런지 골격성 비대칭이 아님에도 불구하고, 수술을 권유하는 의료기관이 많이 늘어났습니다. 이런 유형의 안면비대칭을 수술이나 치아교정으로 개선하는 것은 2차적으로 문제를 양산할 수도 있다는 점을 말씀드리고 싶습니다.

양악수술이나 안면윤곽술이 필요하거나 기능적 목적의 치아교정을 해야 하는 골격형 안면비대칭은 전체의 10~15% 정도밖에 안 됩니다. 그러나 잘못된 습관이나 외부 충격과 같은 후천적 요인에 의해 발생한 관절형 안면비대칭까지 굳이 이런 위험한 치료가 필요하지 않습니다.

안면비대칭을 성형 수술로 해결하는 경우 우려가 되는 부분은 크게 2가지 측면에서 정리해볼 수 있는데요. 우선 성형 수술은 절대 실제 좌우 뼈의 길이와 크기가 기형적으로 차이가 나는, 전체 안면비대칭의 5% 정도에 해당하는 골격성 비대칭을 제외한 대다수의 안면비대칭의 경우 근본 원인을 해결하지 못합니다. 또한 더 중요한 문제는 오히려 **수술 후 얼굴이나 몸의 불균형이 더 심화**될 수도 있다는 점입니다.

안면비대칭은 외관상 단순히 얼굴의 중심선이 틀어진 상태로만 알고 계시는 분들이 많은데요. 사실은 전신의 근육 불균형이 심화되고, 얼굴과 몸의 구조물들의 위치가 병적으로 이동된 상태입니다. 그래서 이러한 부분을 개선하지 않고 특정 부분의 뼈의 사이즈만 줄이겠다는 목적으로 절골 수술을 진행하는 것이 과연 옳은 일일까요? 수술 과정에 필연적으로 발생할 수밖에 없는 근육, 신경, 혈관 등이 손상되는 일이 생긴다면 기능적인 측면이나 건강적인 면에서 상당히 위험한 일이 될 것입니다.

얼굴비대칭을 가진 분들은 짝광대, 즉 광대 비대칭을 가진 분들이 많은데요. 이분들은 대부분 한쪽 광대가 다른 쪽에 비해 더 크다고 생각하는 경우가 많습니다. 그런데 이는 양쪽 광대뼈인 관골의 크기 자체가 다른 것이 아니라 커 보이는 쪽의 광대뼈가 앞쪽으로 돌출되어 있어서 나타나는 현상입니다. 그런데 한쪽 광대를 절골을 통해 줄여버린다면 실제로 양쪽 뼈의 크기가 달라져 버립니다. 그래서 수술 후 한쪽만 지나치게 처지거나 한쪽이 유착되어 기존 얼굴과는 또 다른 패턴으로 비대칭이 심화되는 경과를 보일 수 있습니다.

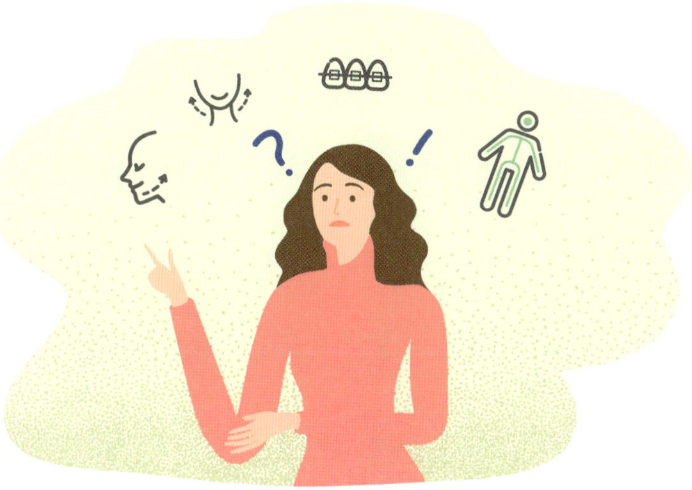

그래서 성장기의 신경 결손이나 선천적인 골성장 저하로 발생한 좌우 안면골 성장 편차의 결과인 골격성 안면비대칭이 아니라면 수술을 권해 드리고 싶지 않습니다.

수술 요법의 또 다른 문제는 **불균형한 체형과 안면의 유기적인 상관관계를 전혀 고려하지 않는다**는 점입니다. 안면비대칭은 전체적인 체형과 머리의 상대적인 위치 관계가 틀어지면서 발생하는 증상으로, 균형이 깨진 척추 구조물 위에 올려져 있는 안면골이 인체 보상 기전 때문에 연쇄적으로 틀어지면서 나타나는 질병입니다. 그런데 근본적인 불균형은 해소되지 않은 상태로 안면 뼈 중 일부분만 대칭적으로 보이도록 깎아주는 것이 과연 바람직한 부분일까요?

치아 교정 또한 마찬가지입니다. 보통 많은 분이 윗니와 아랫니의 중심선을 일직선으로 맞추면 전체적인 얼굴 비대칭도 개선될 거라고 생각하는데 앞니의 중심선을 잘 맞춘다고 해서 안면비대칭이 좋아지지 않고, 더구나 얼굴과 체형의 틀어진 상대적인 위치 관계까지 교정될 수는 없습니다. 오히려 치아 대문니 중심선을 맞추는 심미적인 부분에 교정이 집중되는 경우 얼굴비대칭이 더 심해지거나 교정 전에는 없었던 여러 가지 신경계 증상이 발생할 수도 있습니다. 그래서 의료진이 어떤 관점에서 치아 교정을 진행하고 있느냐는 매우 중요한 부분입니다. 전신 척추 구조물과의 위치 관계를 고려해 치아 교정을 진행하지 않는다면 오히려 다른 2차적인 문제가 발생할 수 있기 때문입니다.

안면비대칭은 안면부의 이목구비의 모양과 위치가 틀어진 것일 뿐 아니라 머리의 위치도 상하좌우로 틀어져 있습니다. 어떤 경우는 두개안면골이 특정 방향으로 3차원적으로 회전$_{\text{side bending}}$이 일어난 경우도 있습니다. 결국 안면비대칭은 몸과 머리를 연결부위인 목, 경추부의 문제이며 나아가서는 경추에서 골반으로 이어지는 전체 척추 구조의 문제이며, 전신의 골격의 불균형으로 발생한 체형의 문제입니다. 안면비대칭은 틀어진 몸 위에 보상 기전으로 틀어진 머리가 얹어져 있는 상태로 볼 수 있습니다. 정면을 응시해 스스로 가장 바른 자세라고 생각되는 자세를 취하고 사진을 찍어보면 어깨가 한쪽으로 기울어 있거나 경추의 커브가 한쪽 방향으로 돌아가 있거나 턱을 위로 치켜들고 있거나 양쪽 쇄골의 위치가 다르거나 하는 증상들이 안면비대칭과 동시에 확인됩니다.

이처럼 우리 인체는 머리끝부터 발끝까지 서로 유기적으로 영향을 주고받고 있습니다. 안면비대칭의 경우 이러한 유기적 역학관계가 깨지면서 발생하는 질환이고요. 그래서 안면비대칭 교정은 전체적인 균형을 고려하면서 얼굴뼈와 근육의 틀어짐을 올바로 개선해주는 방향으로 치료를 진행해야 합니다. 틀어진 척추 구조물 위에 두개안면골이 얹어지면 그 두개골은 찌그러질 수밖에 없습니다. 그러므로 몸의 틀어짐은 그대로 둔 상태에서 머리와 이목구비의 불균형 현상만 해결해주게 되면 치료의 완성도가 떨어질 수밖에 없습니다.

굳이 적응증도 아닌데 수술이나 치아교정과 같은 비가역적인 치료법을 생각하기 전에 최대한 보존적인 치료를 진행하는 것이 좋다는 말씀을 드리고 싶습니다. 틀어진 턱관절 위치를 바로잡고 근육의 불균형을 바로잡는 치료로 대부분의 안면비대칭은 개선이 가능합니다. 또한 잘못된 생활습관이나 자세습관을 교정해서 지속적으로 교정된 효과를 유지해나갈 수 있도록 스스로의 삶의 패턴을 바꾸는 것이 더 중요한 문제가 아닐까 합니다. 왜냐하면 안면비대칭은 단순히 얼굴의 뼈를 깎고 틀어진 치아를 가지런하게 하는 것으로 끝나는 문제가 아니라 전신적인 건강과 관련된 문제이며, 지금 이 순간에도 일어나고 있는 현재진행형인 문제이기 때문입니다.

톱니처럼 맞물린 두개골

두개골은 14종의 뼈로 이뤄져 있습니다. 뇌를 감싸고 있는 뇌두개골은 전두골Frontal, 두정골Parietal, 측두골Temporal, 후두골Occipital, 접형골Sphenoid로 구성되어 있고 두개골 중 안면의 기초를 이루는 뼈를 두개안면골이라고 하는데 비골, 누골, 서골, 하비갑개, 관골Zygomatic, 상악골Maxilla, 구개골, 하악골Mandible, 사골의 9종으로 구성됩니다.

14종의 두개골은 톱니바퀴처럼 아주 촘촘히 맞물려 있습니다. 하악골을 제외한 다른 두개골은 봉합suture으로 맞물려 있는데요. 톱니바퀴 나사처럼 견고한 구조가 무너지면 도미노처럼 나머지 뼈도 동시에 영향을 받아 얼굴뼈 전체가 비틀어집니다. 그 시작은 보통 하악골과 측두골이 만나는 측두와에 위치한 구조물인 턱관절입니다. 한쪽으로 하악골이 틀어지면서 인접한 측두골, 접형골, 후두골로 연쇄적으로 맞물린 두개안면골이 어그러지게 되고, 전체적인 얼굴이 한쪽으로 틀어진 구조가 되면서 이목구비의 위치 변형이 일어나게 되는 것입니다.

여기서 중요한 부분이 톱니바퀴처럼 맞물려 있는 두개골은 두 가지 방식으로 운동합니다. 근육에 의해서가 아니라 호흡에 의해 팽창과 수축을 반복하는 자동성motility 운동과 근육과의 유기적인 역학관계로 움직임이 발생하는 유동성mobility 운동이지요. 유동성의 방식을 쓰는 대표적인 부위는 근육의 움직임에 따라 열고 닫히는 측방운동과 회전운동을 동시에 하는 턱관절입니다. 우리 몸의 운동은 유동성이 우세하다고 볼 수 있습니다. 심지어 두개골의 자동성 운동조차 근육의 운동에 의해 그 기능이 일어나는 호흡 작용과 침 삼키는 동작에서 시작되고 있습니다. 그래서 안면비대칭이 발생하려면 우선 주변 근육의 움직임이 먼저 선행되어야 하며 그 힘의 역학 관계로 인해 동시에 근육의 틀어짐이 동반되고 있는 것이지요. 턱관절이 틀어지는 과정에도 하악골의 변이가 일어나기 전에 측두하악 관절 주변의 근육의 불균형이 선행됩니다. 또한 얼굴의 뼈와 근육의 미세한 편차에 따라 그 위 근막의 움직임 또한 영향을 받을 수 있으며 피부 조직도 재정렬되어 연부 조직의 비대칭까지 이어질 수 있는 것이 안면비대칭이 발생하는 과정으로 이해하시면 되겠습니다.

비수술로 교정가능한 안면비대칭 유형

먼저 말씀드릴 부분은 제가 교정하고 있는 안면비대칭은, 또 대부분의 안면비대칭의 경우 선천적으로 턱뼈 크기가 다르거나 성장 과정에 좌우 골격이 다르게 자라 그 차이가 너무 큰 경우나 심한 부정교합이 동반되어 하악의 위치 변이가 큰 골격형 비대칭이 아니라 근육의 불균형으로 인해 안면골의 미세한 이동이 일어나 얼굴이 찌그러진 후천적인 안면비대칭인 관절형 비대칭입니다.

안면골이 서로 영향을 주고받으면서 정상 위치에서 벗어나는 패턴에 따라 안면비대칭은 3가지 유형으로 나뉘게 됩니다.

첫 번째 유형은 하악형으로 턱관절 좌우 편차로 인해 하악골만 한쪽으로 틀어지는 유형으로 아래 턱이 중심선에서 벗어나 한쪽으로 이동해 있는 형태로 상대적으로 비대칭의 변이가 경미하고 치료도 비교적 쉽습니다.

BEFORE **AFTER**

1

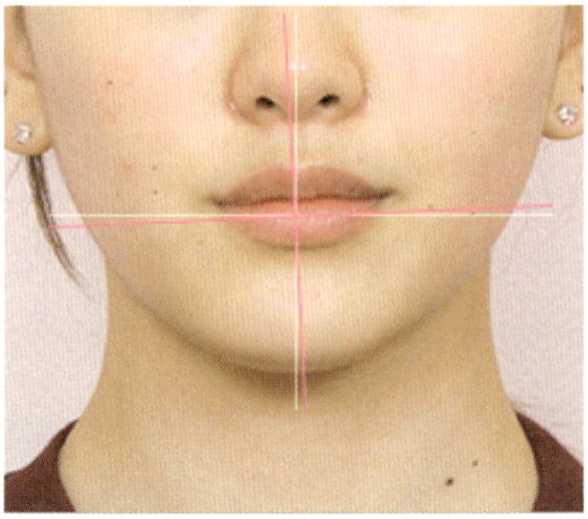

2018년 3월 6일

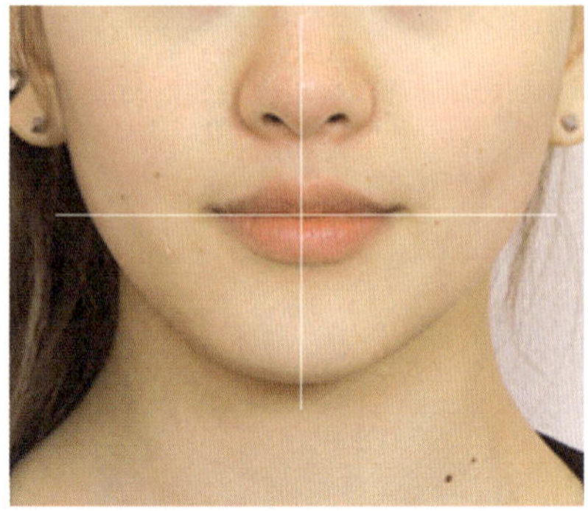

2018년 4월 16일

2

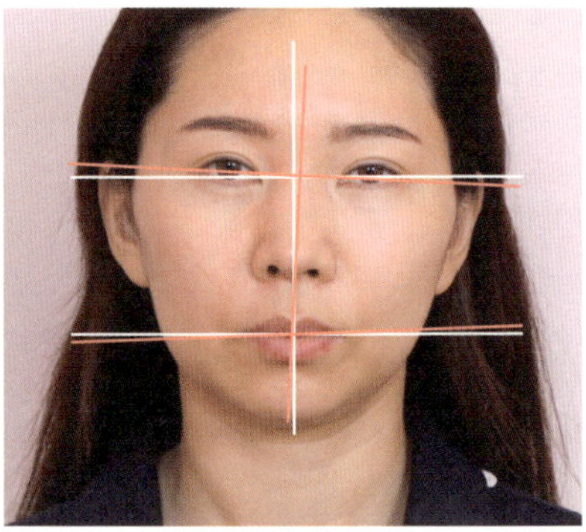

2018년 6월 8일

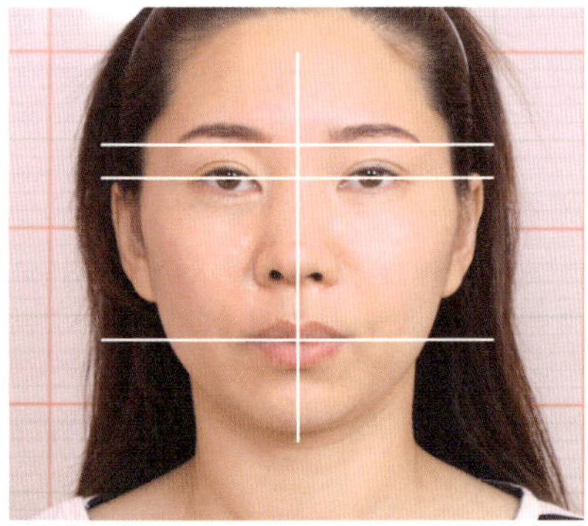

2018년 8월 29일

3

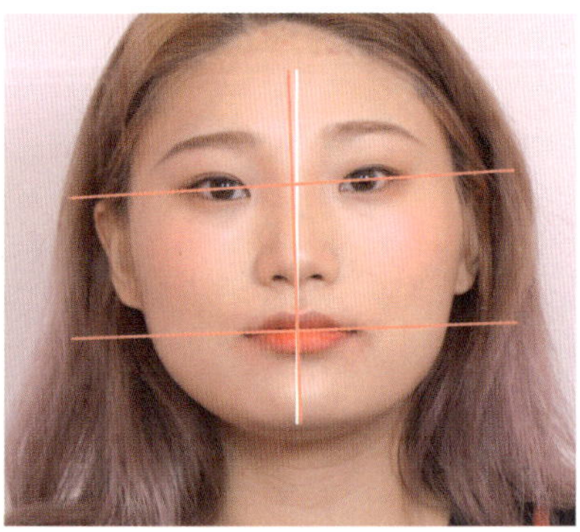

2018년 6월 20일

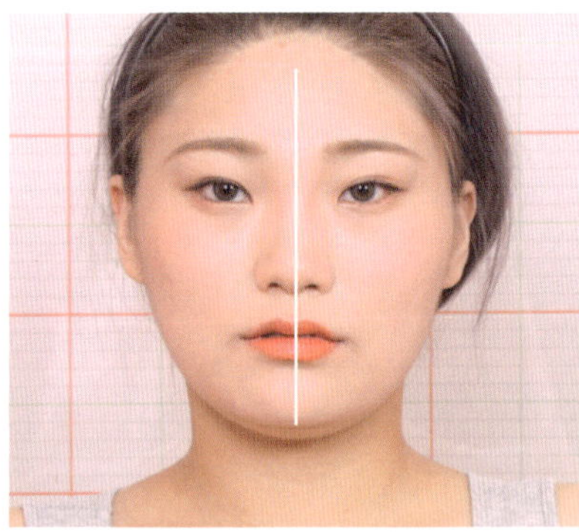

2018년 8월 21일

◀ 안면비대칭의 유형

1형 턱관절 좌우 편차로 인해 하악골만 한쪽으로 틀어지는 유형.
아래 턱의 중심선만 한쪽으로 이동해 있는 형태.

2형 틀어진 하악골에 의해 장기간 발생하는 자극에 의해 흡기 시 발생하는 측두골의 외회전 양상이 고착화되면서 발생한다. 상악골과 하악골이 같은 방향으로 이동한 경우.

3형 상악과 하악이 다른 방향으로 변위가 일어난 경우. 2형이 진행되어 접형골의 측방 굴곡까지 더해지면서 비대칭이 더욱 심화된 유형이다.

두 번째 유형은 측두골형으로 틀어진 하악골에 의해 장기간 발생하는 자극에 의해 흡기 시 발생하는 측두골의 외회전lateral rotation 양상이 고착화되면서 발생합니다. 이 유형의 안면비대칭은 상악골과 하악골이 같은 방향으로 이동한 경우입니다.

세 번째 유형은 접형골형으로 상악과 하악이 다른 방향으로 변위가 일어난 경우입니다. 3번째 유형은 2번째 유형이 진행되어 접형골의 측방 굴곡side bending까지 더해지면서 비대칭이 더욱 심화된 유형입니다.

즉 하악의 틀어짐에서 시작된 비대칭이 측두골의 외회전이 더해져 안면골의 움직임이 발생하고, 이것이 접형골의 변위까지 이어지면서 안면비대칭의 증상이 심화된다고 이해를 하시면 되겠습니다. 저는 이러한 안면골의 위치 변이가 진행되는 과정에 따라 안면비대칭을 1형, 2형, 3형으로 분류해서 진단하고 치료를 진행하고 있습니다.

이와 같이 분류된 안면비대칭의 유형에 따라 두개골에서 변이가 일어난 부분을 직간접적인 방법으로 교정하면 어떤 형태라도 정상에 가깝게 교정할 수 있습니다. 하악골형 ➡ 측두골형 ➡ 접형골형으로 비대칭이 진행되는데, 그 시작은 하악이 틀어지는 것이며, 그래서 턱관절의 틀어진 편차를 찾아 경추와 상대적인 해부학적, 신경학적 균형을 찾아주면서 두개골의 틀어짐을 정상화하는 것이 가장 중요합니다. 뿐만 아니라 구조 변화나 자세의 변화로 인해 발생한 척추의 변이와 두개안면골 움직임motion의 변이를 찾아내 교정해줘야 하고, 구조의 변이를 만드는 잘못된 자세나 생활습관을 교정해 치료를 진행하는 과정에 환자에게 작든 크든 인생의 변화가 일어나도록 하는 것이 제대로 된 얼굴 교정치료입니다.

나도 수술 없이 교정 가능한 안면비대칭일까?

안면비대칭은 뼈를 깎아내거나 턱의 위치를 전후로 이동시켜주는 양악수술이나 안면윤곽 수술을 해야만 치료가 된다고 생각하시는 분들이 많습니다. 비수술적인 교정 치료를 통해 틀어진 얼굴을 바로잡을 수 있으며, 무엇보다 교정 치료 과정에 자신의 잘못된 습관을 인지하게 되면 더 심각한 문제를 파생할 수 있는 질환을 예방할 수 있으므로 예방의학적 관점에서도 안면비대칭 교정 치료는 의미가 있다고 생각합니다.

구체적으로 진료 현장에서 올바른 안면비대칭 교정을 위해 제가 고려하고 있는 것들을 정리해보겠습니다. 비수술적인 안면비대칭 교정 치료가 가능하려면 크게 5가지가 고려되어야 합니다.

첫째, 수술을 꼭 해야만 하는 골격성 비대칭이 아닌가?

안면비대칭은 골격성 비대칭과 관절형 비대칭으로 나뉩니다. 제가 주로

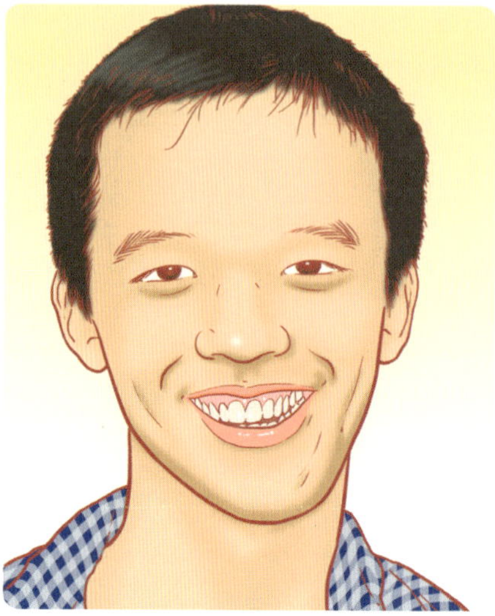 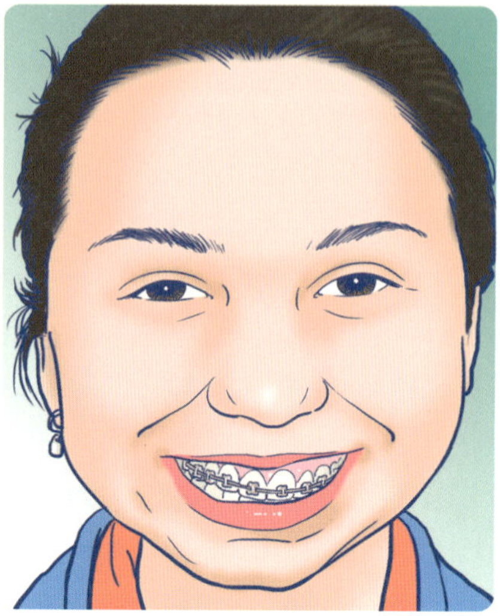

치료하고 있는 얼굴 비대칭은 성장발달 과정에 좌우 뼈길이 차이가 심하거나 상악의 발달이 안되었거나 상악이 지나치게 뒤로 밀려 있는 상태이거나 하악의 성장이 전방으로 진행된 상태인 골격성 비대칭이 아니라 후천적으로 외상, 잘못된 습관 등에 의해 근육의 균형이 깨지고 턱관절과 경추의 상대적인 역학관계가 깨지면서 안면골의 변이가 진행된 안면골의 변이가 진행된 관절형 비대칭입니다.

위의 그림처럼 육안으로 확연하게 구별되는 정도로 심한 비대칭은 말할 것도 없이 수술도 필요하고 치아교정도 필요합니다. 안면골과 주변 근육을 촉진해서 어느 정도 상태를 파악할 수 있지만, 엑스레이 촬영한 필름을 통해 최종 판단하는 것이 정확합니다. 다음 엑스레이 사진처럼 좌우 턱 하악골지의 모양이 확연히 다르게 성장한 골격형 비대칭의 경우는 궁극에는 수술적 요법이 필요합니다. 그러나 골격형 비대칭이 관절형 비대칭에

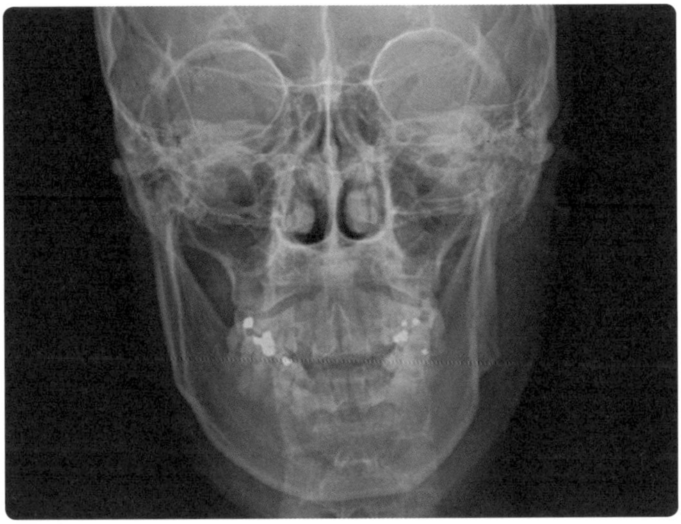

비해 효과가 떨어지는 부분은 분명 있지만 치료 효과가 없는 것은 아닙니다. 뼈 길이는 조정할 수 없지만 근육이나 연부 조직 교정은 가능하기 때문입니다. 또한 안면윤곽이나 양악수술을 생각하고 있더라도, 먼저 교정 치료를 통해 근육과 연부 조직 교정을 하는 경우 그 효과가 더 좋을 수 있으며, 수술 효과를 안정적으로 유지하는 부분에 더 도움이 될 수 있습니다.

골격형 비대칭은 엑스레이 사진으로 판별이 가능합니다. 환자분의 니즈와 얼굴 상태를 고려했을 때 수술이 필요한 경우 성형외과나 구강악안면외과로, 치아교정이 필요하다면 치과로 전원합니다.

모든 안면비대칭을 비수술적인 보존적인 방법으로 치료할 수 없습니다만 관절형 비대칭, 턱관절 틀어짐을 시작으로 안면골에 일어나 발생한 변이, 근육의 길이나 두께의 좌우 불균형으로 인한 안모의 비대칭은 교정을 통해 치료가 가능합니다. 관절형 안면비대칭의 목표는 안면골과 턱 그리고 경추의 상대적인 위치 관계가 좋아지는 것입니다. 그러므로 양악수술이나 치아 교정을 해야 하는 안면비대칭의 경우도 좌우 근육 길이의 차를 줄여주고 상대적인 위치관계를 교정하는 치료를 병행하면 훨씬 더 자연스러운 안모를 갖게 되는 데 도움이 됩니다.

실제 사례를 한번 볼까요? 이분은 턱관절 장애로 개구(입벌리는) 범위에 제한이 있고 만성적인 턱 통증, 안구 통증, 두통에 시달렸던 분입니다. 턱관절 장애가 만성화되면서 안모에도 심한 변형이 일어났지요. 가장 두드러진 변화는 사각턱입니다. 촉지해보면 뼈 자체가 큰 것이 아니라 교근이 단단하게 굳어서 비대해 있기 때문에 안면윤곽 수술을 굳이 하지 않아도 됩니다. 이분과 치료를 시작하면서 제가 약속드렸던 부분은 다음 내용과 같습니다.

사례로 본 한의학적 안면비대칭 교정 치료의 목표

- 위로 들린 어깨가 편하게 내려가고,
  앞으로 말려 있는 라운더 숄더에 변화가 생겨요.
- 턱관절 장애로 파생된 불편 증상이 많이 사라집니다.
- 좌우 근육 길이가 맞춰지면서 얼굴라인이 매끄러워질 겁니다.
- 미간-코끝-턱중심선-쇄골 중심이 일직선으로 이어지게 됩니다.
- 이목구비의 위치가 좌우 대칭에 맞게 이동하면서 가지런해지고
  그로 인해 표정의 움직임이 자연스러워질 겁니다.

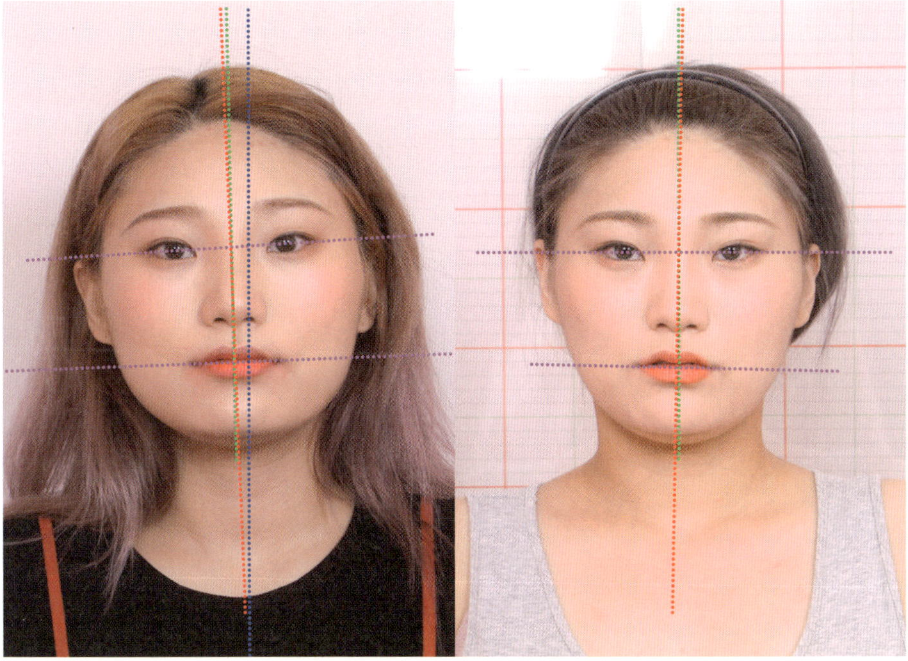

치료 후 환자에게 일어난 변화

- 좌우 어깨가 위로 심하게 들려 있었는데 힘이 빠지면서 통증도 없어지고 어깨라인이 부드러워졌다.
- 씹을 때 매번 생기던 턱통증이 줄어들었다. (VAS 5 ➡ VAS 2)
- 안압이 높아서 안구 통증이 자주 발생했는데 빈도가 많이 줄었다.
- 윤곽을 교정하는 별도의 치료를 진행하지 않았는데, 얼굴이 갸름해지고 사각턱이 줄었다.
- 미간-코끝-턱끝선-쇄골이 일직선에 가까워졌다.
- 이마모양, 좌우 눈썹라인, 눈동자 위치, 좌우 광대의 크기 차이 등이 교정되면서 이목구비가 예뻐졌다.

둘째, 턱관절 장애를 동반하고 있는가?

안면비대칭을 가지고 있는 분들 중에 턱관절 장애를 동반한 경우는 정말 많습니다. 일본의 한 의료기관에서 턱관절 장애로 인한 여타 증상인 있는 실험군과 턱관절 장애가 없는 대조군의 안모의 비대칭을 측정한 논문이 있는데요. 실제로 턱관절 장애를 가지고 있다면 안면비대칭이 될 수 있다는 결론을 내도 유의미할 정도의 결과를 보입니다. 같이 한번 볼까요?

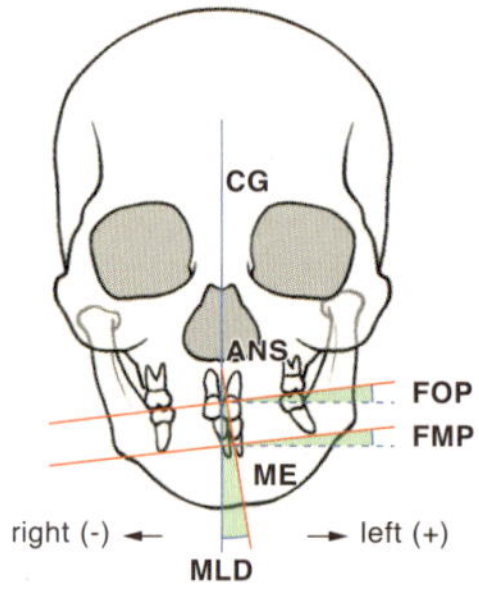

설계

가나가와 치과대학 병원의 교정과를 방문해 TMJ 증후군을 진단받은 17세~ 23세의 여성 34명 대상, 미간 중심(CG)부터 코끝(ANS) 그리고 턱끝점(ME)으로 이어지는 선을 그어 좌우 변이 각도를 측정, 두 번째 대구치의 접촉면을 양쪽에서 수평으로 이은 선(FOP)와 하악골의 anti-gonial notch의 양쪽을 수평으로 이은 선(FMP)과 수평선과의 각도를 측정함

결과

MLD는 통계적으로 5% 수준에서 유의미한 결과, FOP와 FMP는 0.1% 수준에서 유의미한 결과를 보여 턱관절 장애와 안면비대칭은 밀접한 관계가 있다고 결론을 낼 수 있다.

턱관절 문제로 인한 하악골 위치 이동으로 발생하는 얼굴 비대칭은 매우 흔한 현상입니다. 턱관절 장애가 있다면 하악골이 뒤로 밀리면 관절와에 있는 과상 돌기가 한쪽으로 후방 전위되면서 하악 골격의 중심선이 이동하는 현상이 동반됩니다. 즉, 비정상적인 한쪽 턱관절에서 디스크가 앞으로 밀리면 과상돌기는 뒤로 이동되고 하악의 중심선이 틀어지면서 안면비대칭이 발생하는 것입니다. 물론 턱관절의 과상 돌기condyle의 위치가 중심위에서 후방으로 벗어나는 현상과 전혀 무관하게 진행되는 안면비대칭도 있기 때문에 안면비대칭이 있으면 무조건 턱관절 장애가 있다는 결론을 내는 것은 맞지 않습니다.

저작계는 턱관절, 저작근 그리고 치아로 이루어지는 복합적인 인체 기능 부위입니다. 저작계의 기능은 저작, 즉 음식을 씹는 행위에 그치지 않고 음식을 삼키는 연하기능과 발음 기능까지 포함됩니다. 호흡과 감정 표현을 드러내는 표정근의 기능까지도 일부 담당하고요. 그래서 턱관절 문제로 인해 저작계에 문제가 생기면 저작, 연하, 발음, 호흡 기능에서 이상 증후가 보이게 됩니다.

턱관절 장애로 인한 여러 가지 불편 증상이 있다면 우선 그 증상의 해소에 초점을 맞춰야 합니다. 통증이나 이상 감각을 해소하는 것이 결국 안면비대칭 치료와 직결되기 때문입니다.

셋째, 안면근육, 이와 연계된 몸 근육을 불균형하게 쓰는 현상이 보이는가?

우리 몸의 대부분의 뼈는 근육 없이는 움직임을 만들어낼 수 없습니다. 좌우 불균형하게 근육을 쓰는 습관이 고착되면 안면비대칭이 발생할 수 있고 근육의 변이가 심하다면 이를 적극적으로 교정해줘야 합니다. 근육을 불균형하게 쓰는 현상은 누워 있을 때보다 중력의 영향을 받는 서 있는 상태에서 관찰해야 하며 특히 가만히 있을 때보다 움직일 때 가장 많이 관찰됩니다. 얼굴 근육의 변이는 턱을 열었다 닫았다 할 때, 웃을 때 가장 잘 파악됩니다.

또한 안면부 근육 교정에만 집중하지 말고 전신의 근육 움직임을 파악해 문제로 보이는 부분을 치료해줘야 하는 경우도 있습니다. 그 부위의 약화된 근육은 강화해주고, 과긴장되어 단축된 근육은 풀어주는 것이 치료에서 중요합니다.

한 환자분의 경우 골반이 후방 경사가 심해지면서 동시에 한쪽으로 틀어진 상태였는데요. 골반 교정을 여러 번 했는데도 허리통증이 호전되었다 다시 움직이면 심해지고, 허리를 못 펴고 한쪽 다리를 미세하게 절뚝거리면 걷는 것이 보여 한쪽 골반의 장요인대를 풀어주는 치료를 병행했습니다. 그후 턱관절 장애로 인한 여러 증상이 편해지면서 안면 비대칭 교정에도 속도가 나기 시작하더라고요. 턱관절의 변이가 경추에서 척추로 이어지는 커브의 변화로 이어지고 골반의 변형을 유도합니다. 그래서 안면비대칭 치료의 속도를 내기 위해 골반 교정도 병행이 되어야 합니다.

넷째, 기저에 부정적인 감정이 지배적인 사람은 아닌가?

턱관절 장애는 심리적인 스트레스에 의해 발생하기도 하고, 심해질 수 있는 질환입니다. 그래서 부정적인 감정이 지배적이라던가 현상을 왜곡해서 받아들이는 정신과적 문제가 있는 분의 경우 치료 경과가 별로 좋지 않습

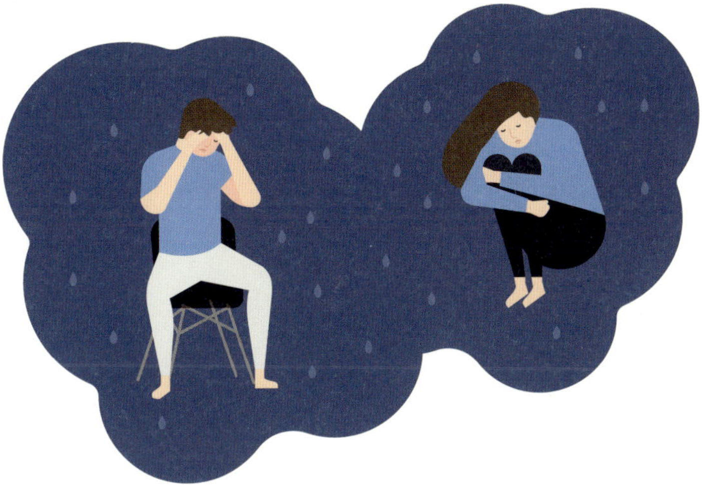

니다. 그래서 치료를 시작할 때 부정적인 감정을 최대한 배제하고 긍정적이고 밝은 마음에서 치료를 진행할 수 있도록 환자분들께 말씀을 많이 드립니다. 기쁠 때, 운동할 때, 웃을 때, 긍정적인 마음을 가질 때 분비되는 행복호르몬으로는 엔도르핀이 대표적이죠. 웃음이 만들어내는 엔도르핀이 몸과 정신에 주는 효과 때문에 전 세계 유수의 종합병원에서 웃음치료를 치료 프로그램으로 진행하고 있습니다.

다섯째, 치료 목표, 교정 범위에 대해 환상을 갖고 있지는 않은가?

관절형 안면비대칭 교정 치료의 목표는 안면골의 크기의 변화를 만드는 치료가 아니라 근육의 길이 편차를 교정해 안면골-턱관절-경추의 상대적인 위치 관계를 조절해 균형 잡힌 얼굴 모양을 만드는 것입니다. 근육의 길이가 균형이 잡히고 틀어진 안면골이 재배열되면서 한쪽에만 있던 주름이나 꺼짐 현상이 사라진다든가 턱이 갸름해지거나 얼굴이 축소되는 효과는 당연한 것이지만 뼈 크기 자체를 줄일 수는 없기 때문에 비포 애프터 변화가 성형 수술한 것과 같기를 기대하시는 분들에게는 맞지 않습니다.

안면비대칭 교정 방법 맛보기

안면비대칭 교정의 첫 단추, ❶ 턱관절 교정

측두하악 관절이라고 불리는 턱관절은 하악골의 과상 돌기와 측두골 관절와에 위치한 디스크로 구성되어 있습니다. 턱을 벌릴 때 과상돌기는 전방으로 하악골지는 후방으로 디스크는 전방으로 움직이는 것이 정상적인 움직임입니다.

잘못된 습관이나 부정교합으로 턱관절의 균형이 한쪽으로 치우치게 되면 하악과두가 중심위에서 벗어나 하악과두와 관절와의 공간이 한쪽으로 좁아지고 턱관절과 그 주변 안면근육을 포함한 구조물에 변화가 일어나게 됩니다.

턱관절 변위로 생기는 얼굴 변화

1. 좌우 근육의 볼륨이 달라집니다.

얼굴 근육에서 비대칭적으로 발생한 단축과 이완으로 양쪽 근육 사이즈가 달라집니다. 이와 동시에 목 근육도 비대칭하게 발달하면서 양쪽 어깨높이가 달라지고 이로 인해 체형의 불균형도 동시에 발생합니다.

2. 턱관절 기능 장애가 발생합니다.

한쪽으로 턱관절이 편위되는 현상은 턱관절 기능에 장애를 유발합니다. 개구 장애. 턱관절 소리. 통증, 저작장애뿐 아니라 두통, 안면 통증, 이명, 어지러움과 같은 안이비인후과 증상도 발생할 수 있습니다.

3. 치아의 부정교합이 발생합니다.

편측으로 진행되는 턱관절의 변위는 치아교합까지 어그러지게 합니다. 어그러진 교합은 치아의 가지런함이 기준이 아니라 신경학적으로 균형이 깨진 교합을 의미합니다.

이를 교정하기 위해 좌우 턱관절의 틀어진 편차를 찾아 턱관절의 상대적인 중심(치아 대문니가 중심일 수도 있고, 아닐 수도 있음)을 인체 중앙으로 바로 잡아주기 위한 편차 교정치료를 진행하고, 개개인의 구강구조에 맞는 구강장치oral appliance를 착용하게 됩니다.

❷ 안면골 교정

턱관절의 변위로 안면비대칭이 시작되지만 턱관절 치료만으로 안면비대칭이 교정되지는 않습니다. 턱관절의 변위에 따라 진행된 두개안면골의

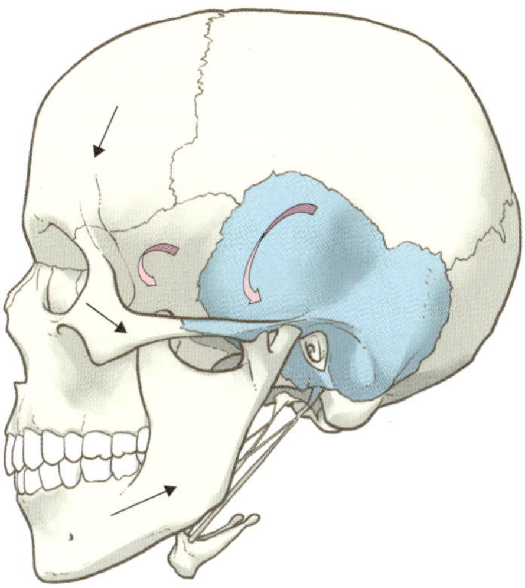

측두골의 외회전으로 인한 두개골의 움직임

틀어짐도 함께 바로잡아 줘야 합니다. 턱관절 변위로 주변 근육의 움직임이 불균형해지면서 발생한 하악골의 틀어짐이 연쇄적으로 측두골의 외회전 그리고 접형골의 측방굴곡 현상으로 순차적으로 이어지게 되면서 안면비대칭이 진행됩니다.

하악과두가 후상방으로 이동할 때 측두골이 외회전하고 광대뼈가 후하방으로 이동합니다. 측두골의 외회전으로 주변 두개골이 받는 힘의 방향은 위의 그림과 같습니다. 즉, 하악과두만 이동하는 것이 아니라 측두골과 인접한 관골광대뼈과 접형골 위치까지 이동하게 되어 한쪽 눈이 더 낮거나 짝광대가 발생하고 눈썹 위치가 달라지거나 이마모양이 변하는 현상도 동시에 발생하게 되는 것이 보통 안면비대칭이 진행되는 패턴입니다. 그래서 턱관절의 좌우 틀어짐을 회복해 하악과두가 중심위와 가깝게 이동하도록 교정해주면서 외회전된 측두골을 내회전시키고 주변 안면뼈들의 움직임도 균형 잡힌 위치로 돌려주는 과정이 중요합니다. 이를 위해 정골 수기 요법 중 하나인 두개천골요법cranial osteopathy을 진행하고 있습니다.

❸ 경추 교정

턱관절의 변이는 척추, 특히 상부경추 1번, 2번에 직접적으로 영향을 줍니다. 한쪽 턱관절에 발생하는 부정적 신호가 척추의 중심축인 축추axis C2를 먼저 틀어지게 하고 이로 인해 연쇄적으로 척추와 두개골 그리고 골반까지 영향을 주지요. 그래서 좌우 턱관절의 편차를 바로잡으면서 경추 1번, 2번이 정상 위치로 돌아가도록 경추를 교정해주는 것도 턱관절 교정과 병행되어야 할 중요한 치료법입니다.

축추가 틀어지는 것은 신경학적으로 전신의 심각한 문제를 발생할 수 있

비정상 턱관절

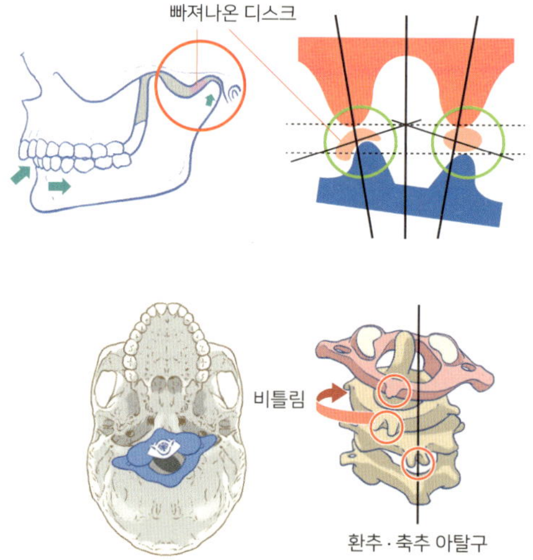

척추의 불균형변화

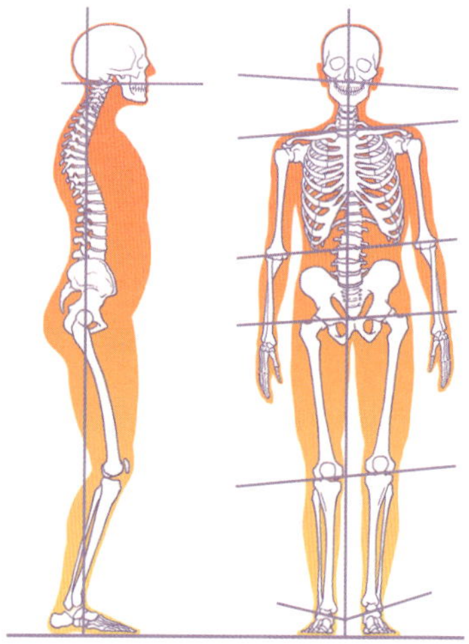

습니다. 바로 뇌신경과 혈관을 지지하고 보호하는 경막의 통로인 경정맥공이 막히면서 뇌척수액CSF 순환에 문제가 생기고 여러 개의 뇌신경이 눌리면서 중추신경계 질환을 유발할 수 있습니다.

이러한 이유로 안면비대칭을 치료하는 것은 단순히 미용적으로 예뻐지는 것에 그치지 않고 전신 건강까지 찾을 수 있는 아주 의미 있는 치료라고 말씀드릴 수 있습니다.

❹ 근육 교정

안면비대칭 교정을 위해 근육의 변위를 해결하는 것은 백번을 강조해도 지나치지 않습니다.

안면비대칭과 관련된 근육은 측두하악 관절의 움직임에 관여하는 측두근, 교근, 외익상근, 내익상근, 이복근입니다. 하악골의 움직임에 따라 각 근육의 역할을 정리해보면 다음과 같습니다.

입을 닫는 동작	측두근, 교근, 내익상근, 외익상근 상부섬유
입을 벌리는 동작	외익상근의 하부섬유, 이복근의 전부섬유
외측 편위 동작	동측의 측두근, 교근, 반대측의 외익상근, 내익상근
턱을 앞으로 내미는 동작	외익상근, 내익상근
턱을 뒤로 당기는 동작	교근의 심부 섬유, 측두근의 후부섬유

위의 근육들은 하악골의 운동뿐 아니라 주변 두개골의 운동에도 관여합니다. 특히 측두골을 외회전시키는 데 가장 중요한 역할을 하는 안면근육은 바로 측두근과 교근입니다. 측두근과 교근이 과긴장되어 단축되면 측두

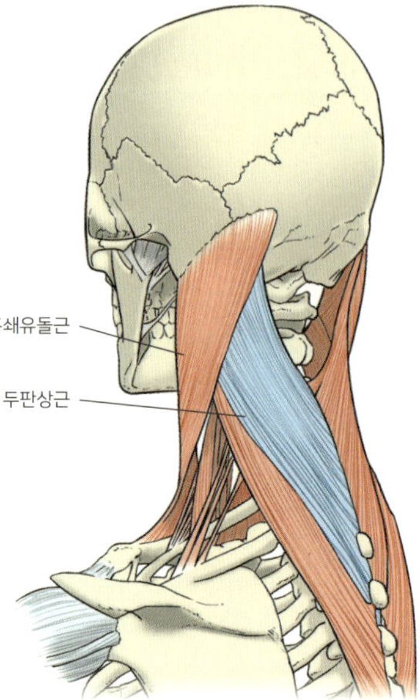

근의 외회전이 일어나 하악과두는 후방으로 밀리고 유양돌기도 후내측으로 이동하게 됩니다. 또한 접형골의 움직임과 밀접한 연관이 있는 근육은 접형골에서 기시해 하악골에서 끝나는 근육인 내익상근과 외익상근입니다.

또한 안면 근육은 목과 어깨의 근육과 유기적으로 영향을 주고받고 있습니다. 그래서 근육 교정을 위해 안면골과 연관된 경항부의 근육도 함께 치료해줘야 합니다. 특히 후두골과 측두골의 유양돌기에 접해있는 두판상근과 흉쇄유돌근의 경우는 측두골을 내회전하는 데 중요한 역할을 합니다. 그래서 외회전된 측두골을 교정하려면 이 두 근육의 기능을 강화해야 합니다.

❺ 체형자세 교정

안면비대칭 치료를 위해 내원하시는 환자분들의 전신사진을 찍어보면 얼굴이 좌우 불균형하게 틀어진 양상에 따라 한쪽 어깨가 들려 있고, 한쪽 골반이 뒤로 밀려 있고 한쪽 다리가 짧은 증상을 동반하고 있는 경우가 많습니다. 안면비대칭은 전신적인 문제로 이러한 부분을 함께 치료해 뒤틀린 체형을 바로 잡아주고 평소의 자세습관을 교정해주는 것이 매우 중요합니다.

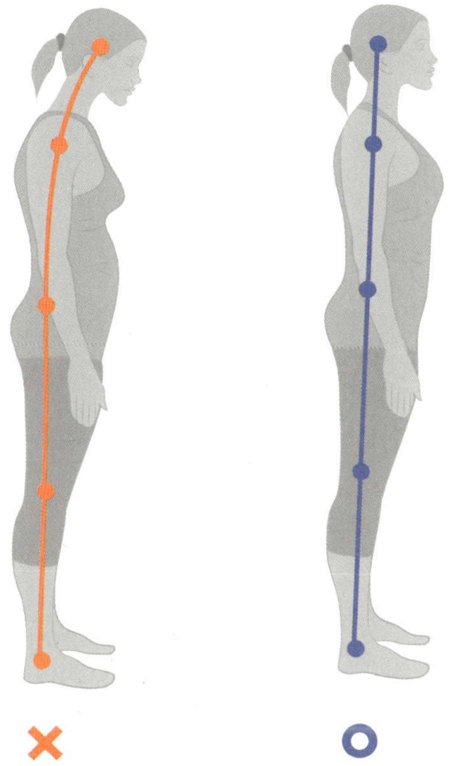

이상적인 바른 자세는 외이도에서 수직으로 내려온 선이 상완골의 중심과 대전자, 슬관절의 중심을 통과하고 족외과의 앞쪽까지 통과하는 자세입니다. 그러나 처음에는 이러한 자세를 잡으려고 노력하더라도 이미 구조적으로 단축된 근육과 굳은 인대로 인해 고착화된 자세가 쉽게 바뀌지 않습니다. 심지어 자세를 잡으려고 하면 심각한 통증이 발생하기도 하고요. 그래서 치료가 필요합니다. 앞에서 말씀드렸던 여러 치료를 통해 근육이 이완되고, 좌우 편차로 축이 무너진 턱관절을 바로잡고 틀어져서 밀려 있는 경추가 제자리를 찾게 되면 어렵지 않게 바른 자세를 취할 수 있게 됩니다. 그러나 바른 척추 자세는 쉽게 무너지기 쉬우므로 일상생활에서 의식적인 노력이 필요합니다. 머리의 위치를 체간의 약간 뒤쪽에 놓는 기분으로 위치하도록 하고 요추를 약간 신전하는 느낌으로 골반을 당겨서 중심을 잡아야 합니다. 이때 복근은 살짝 긴장감이 들겠습니다.

❻ 골반교정

골반은 경추, 흉추, 요추, 천추까지 모든 척추뼈를 떠받치고 있는 우리 인체의 뿌리라고 볼 수 있습니다. 또한 상체에서 하체까지 이어주기 때문에

로벳반응계
Lovett Reactor Relationship

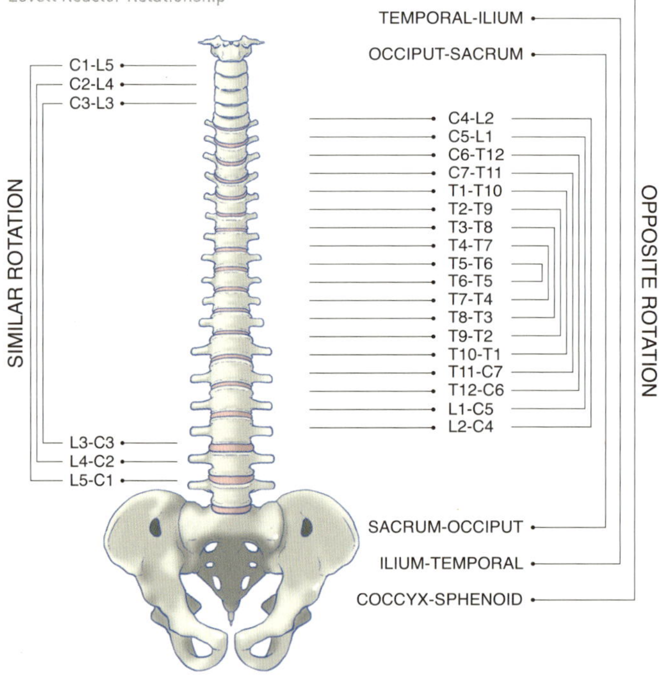

몸 전체의 안정성을 만들어주는 기반이 되는 역할을 합니다. 그래서 골반이 틀어지면 허리를 비롯해 목과 어깨 턱관절과 두개골까지 영향이 미쳐 불안정해질 수 있습니다. 그 이유는 두개골에서 골반은 짝을 이뤄서 같은 방향, 같은 패턴의 움직임을 보이게 되는데요. 이는 각 척추 분절의 상대적인 위치 관계, 상호 운동 반응을 표현한 로벳반응계로 설명할 수 있습니다. 골반의 장골ilium은 두개골의 측두골과 짝을 이뤄 운동하며 천골sacrum은 후두골, 미골coccyx은 접형골과 상호 영향을 주고받고 있습니다. 그래서 골반의 틀어짐은 두개골의 자동성motility 운동에 영향을 줄 수 있으므로 얼굴 비대칭 교정을 위해 골반을 바로 잡아주는 것은 중요합니다.

❼ 연부조직 교정

마지막으로 안면비대칭 교정 치료의 화룡점정, 연부조직 교정인데요. 연부조직이란 근육 위에 근막을 매개로 얹어져 있는 피부와 지방조직을 말합니다. 근육의 불균형이 오랜 세월 고착화되면 좌우 지방패드의 두께나 진피층의 콜라겐 밀집도에서 편차가 발생하는데요. 그래서 얼굴 비대칭을 가진 분들은 좌우 처진 정도가 차이가 나거나 얼굴의 한쪽에만 주름이 있고 한쪽 볼이나 턱에 살이 더 쪄있는 경우가 많습니다. 이처럼 연부 조직이 좌우 불균형이 심하게 진행되는 경우는 부족한 부분이 있습니다. 이 경우 앞선 치료를 통해 속교정을 한 뒤 연부 조직을 교정해주면 시너지 효과를 낼 수 있습니다. 연부조직 교정에 작은 안면 근육들을 미세 조정해주는 안면침, 콜라겐 재생효과와 리프팅 효과를 가진 매선침, 지방 분해 효과를 가진 윤곽약침이 좋은 효과를 내고 있습니다.

안면비대칭 교정 후 당신에게 일어날 변화

얼굴비대칭 교정에 관심을 가진 대다수의 환자분들은 보통 심미적인 영역을 개선시키기 위해 치료를 시작하지만, 실제로 치료가 끝나고 난 뒤 결과를 보면 단순히 예뻐지는 데 그치지 않고 매우 다양한 변화가 생깁니다. 좌우 대칭이 맞춰져서 균형 잡힌 고운 얼굴 모양을 갖게 되는 것은 기본이며, 부수적으로 오랜 기간 당신을 괴롭혀 왔던 편두통, 어깨 통증과 같은 만성 통증이 사라지기도 하고 코로 편하게 숨 쉴 수 있게 되고 수면의 질이 좋아지기도 합니다. 오늘은 교정 치료로 여러분들의 얼굴과 몸에서 일어날 수 있는 긍정적인 변화를 환자 사례를 통해 요목조목 정리해볼까 합니다.

다음 환자분은 쌍둥이 출산 후 골반이 틀어지면서 얼굴 비대칭이 심하게 진행된 케이스입니다. 수년 전 치아 교정을 하고 유지 장치를 착용 중인 상태로 오셨습니다. 출산 후 비대칭이 너무 심하게 진행되는 통에 치과를 다시 방문했더니 치아적인 부분에서는 문제가 없다고 대답을 듣고 망연자실했다고 털어놓기도 하셨는데요. 이 환자분은 얼굴 변형과 동시에 심한 편두통으로 일상생활이 힘든 경우도 자주 발생하셨습니다.

이 사례를 통해 안면비대칭 교정을 하면 얼굴에서 일어날 수 있는 변화를 사진을 통해 설명해 드려볼까 하는데요. 우선 얼굴비대칭 상태를 가장 잘 파악해볼 수 있는 정면 샷을 보시면 여러 가지 변화를 확인해보실 수 있습니다.

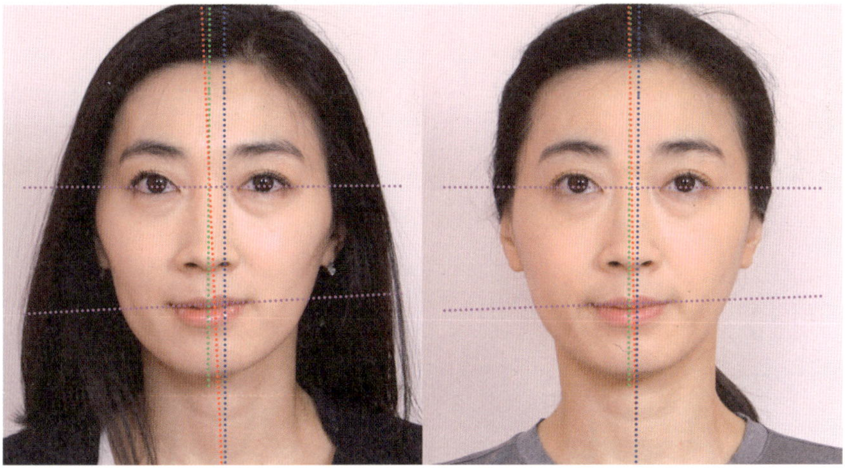

안면비대칭 교정 후의 변화

좌우 대칭 회복	오른쪽으로 뼈가 틀어지면서 오른쪽 턱과 광대 이마까지 뒤로 밀리면서 아래로 내려가 있는데요. 교정을 통해 오른쪽으로 치우쳐 있던 미간-코끝-턱끝을 잇는 선이 중심으로 이동합니다.
이목구비 정렬	이목구비가 얼굴의 중심에 배열되면서 가지런해집니다. 눈썹 모양부터 눈 크기 콧구멍의 위치 차이, 비뚤어진 입술 라인까지 모든 이목구비의 위치 재정렬이 일어납니다.
얼굴 윤곽의 변화	오른쪽으로 꺼지면서 찌그러진 듯한 얼굴형이 매끄럽게 정렬되면서 윤곽의 변화가 일어납니다.
탄력 주름 꺼짐 개선	안면골이 돌아가면서 오른쪽은 피부가 남아 처지는 느낌이었는데 좌우로 고르고 피부 조직이 분포되면서 탄력이 생깁니다. 이로 인해 오른쪽 볼의 꺼진 느낌이 개선되고 비대칭적으로 잡히던 주름이 개선되었습니다.
부드러운 인상	왼쪽 사진보다 오른쪽 사진의 인상과 표정이 훨씬 부드러워 보입니다.

치아 교정을 하지 않았음에도 치료 전 치아와 치료 후 치아 상태를 비교했을 때 치과적인 영역에서도 의미 있는 변화가 생깁니다. 대문니의 중심선의 틀어짐이 관찰되는데요. 즉 아래 치아의 중심선이 약간 왼쪽으로 이동해 있고 윗니가 아랫니를 많이 덮고 있는 교합 패턴이 치료 전 치아입니다.

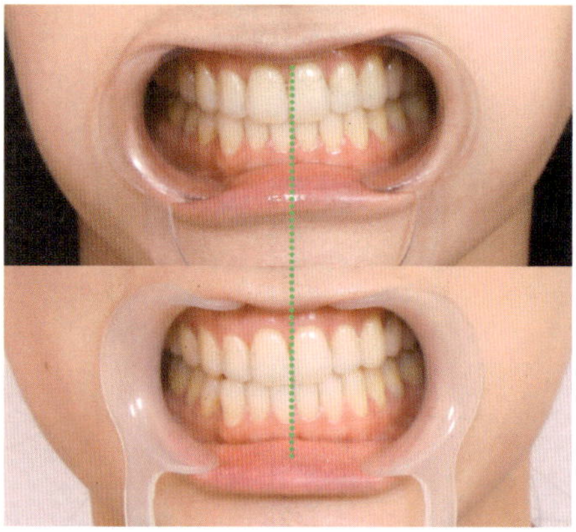

안면비대칭 교정 후의 치아 변화

치아의 좌우 이동

치료 전 사진에 비해 치료 후에는 아래턱이 중심에 가깝게 오른쪽으로 이동하면서 위아래 대문니의 중심선이 맞춰지게 됩니다.

치아의 전후 이동

아랫니가 윗니에 의해 많이 덮여 있어 수직피개량과 수평피개량이 큰 2급 부정 교합인 과개교합(Deep bite)이었던 치아가 정상 교합인 class 1 교합으로 변화되었습니다.

비수술 교정 어디까지 좋아질까?

제가 얼굴비대칭을 교정하기 위해 하는 일은 안면골, 특히 턱관절과 경추 그리고 몸의 상대적인 위치관계를 개선시키는 것입니다. 그런데 안면비대칭으로 교정되는 변화는 단순히 피부 영역이나 근육 영역에서만 일어나지 않습니다. 실제로 근육 길이가 조절되면서 안면골, 즉 뼈의 위치까지 변화가 나타납니다. 다음은 위 환자의 엑스레이 사진인데요. 왼쪽의 치료 전 사진은 아래턱과 광대 위치를 포함한 안면골이 오른쪽으로 치우쳐 있는 양상을 볼 수 있습니다. 그런데 교정 치료가 끝나고 나서 찍은 엑스레이 영상에서는 여러 영역의 안면골의 영상에서 변화가 생겼습니다.

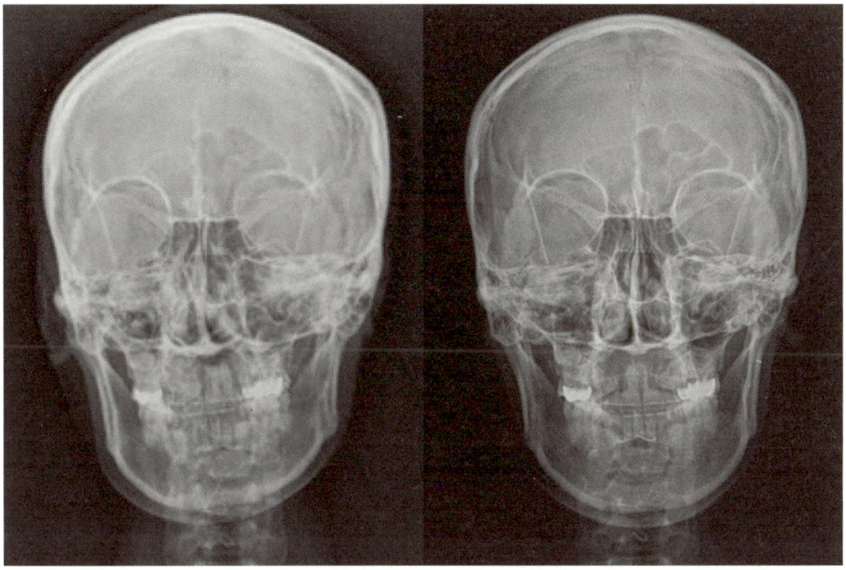

안면비대칭 교정 후의 변화(안면골)

교합 평면 기울기 개선 오른쪽으로 내려가 기울어져 있던 교합 평면(오른쪽 어금니 끝-왼쪽 어금니 끝을 이은 선)이 수평에 가깝게 회복되었습니다. 오른쪽으로 기울어진 하악골(아래턱)의 위치가 왼쪽과 비슷한 위치로 이동합니다.

비강내 변화, 호흡개선 비중격의 휜 각도가 완만해졌으며, 동시에 비강 내부의 공기 순환이 좋아져서 호흡이 편해집니다. (엑스레이 영상에서 공기는 까만색으로 보입니다.)

안면골의 위치 변화 광대뼈(관골)의 위치가 치료 전에는 오른쪽이 더 올라가 있는데 치료 후 수평에 가까워졌습니다.

안와의 위치 이동 오른쪽으로 치우친 안와의 위치가 중심부로 이동했으며 찌그러진 듯한 안모가 가지런하게 변했습니다.

척추 만곡에도 변화가 생기는데요. 이 또한 엑스레이 사진에서 변화를 확인할 수 있습니다.

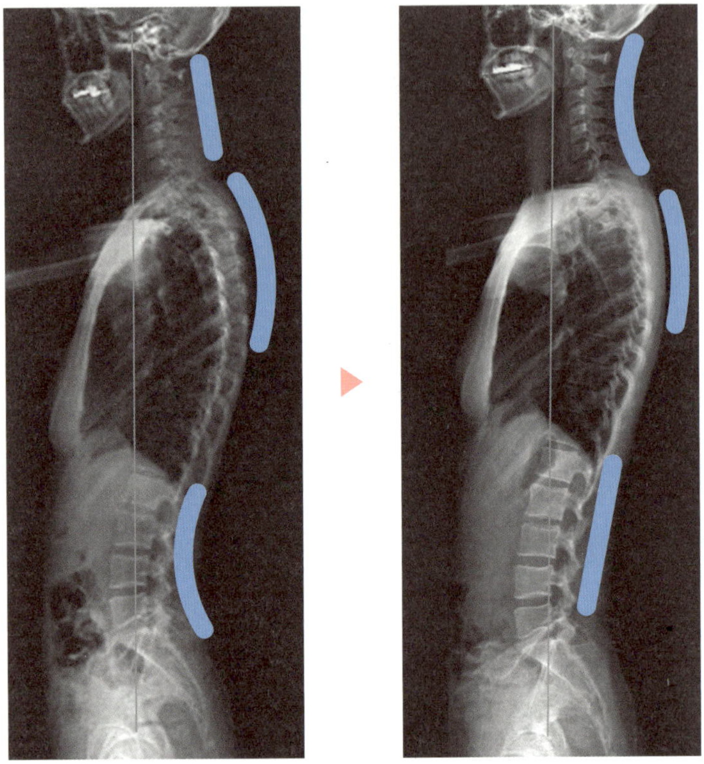

안면비대칭 교정 후의 변화(척추 만곡)

- 교정 전에는 일자목에 가까운 경추의 커브가 교정 후 C자 커브로 변화되었습니다.
- 흉추가 후만되어 있으며 어깨의 견봉이 앞으로 이동해 있어 어깨가 앞으로 말려 있었는데요. 흉추부의 커브도 변화가 생겼습니다.
- 요추의 만곡이 완화되면서 요추부의 위치가 이동한 것이 관찰됩니다.
- 천골도 후만되어 있었는데 천골의 위치도 변화가 생겼습니다.
- 척추의 만곡이 정상화되면서 늘 뭉치던 어깨가 편해지고 만성적인 편두통도 호전됩니다.

비대칭 교정했는데 왜 두통이 좋아질까?

불과 몇 년 전과는 달리 안면비대칭을 치료해야 할 질병으로 자연스레 받아들이시는 분들을 많습니다. 셀카, 각종 SNS가 보편화된 디지털 세상에 사는 우리는 비대칭을 쉽게 인식할 만한 환경 속에 살고 있기 때문인데요.

많은 분들이 심미적인 측면에서 얼굴비대칭 치료를 결심하고 있지만 실제로 안면비대칭은 근골격계 질환이나 뇌신경계, 안이비인후과 질환과 동반되어 나타나는 경우가 많습니다. 평소에 심한 편두통이나 어깨 결림 증상과 안구 통증을 갖고 있었는데, 그런 만성 통증이 얼굴비대칭과 매우 관련이 깊다는 걸 알고 계셨는지요? 실제로 안면비대칭 교정치료를 하면 이러한 불편 증상들이 동시에 해소되는 경우가 대부분입니다.

다음 환자분도 이러한 사례입니다. 얼굴 중심선으로 균형이 잡히면서 이마 모양도 예뻐지고 좌우 턱라인도 가지런해지고 편측으로 올라가던 입꼬리도 중심선에 가깝게 이동을 했는데요. 환자분이 무엇보다 만족했던 부분이 원인 모를 편두통에 시달린 게 4년인데, 매일 여러 번 발생하던 두통

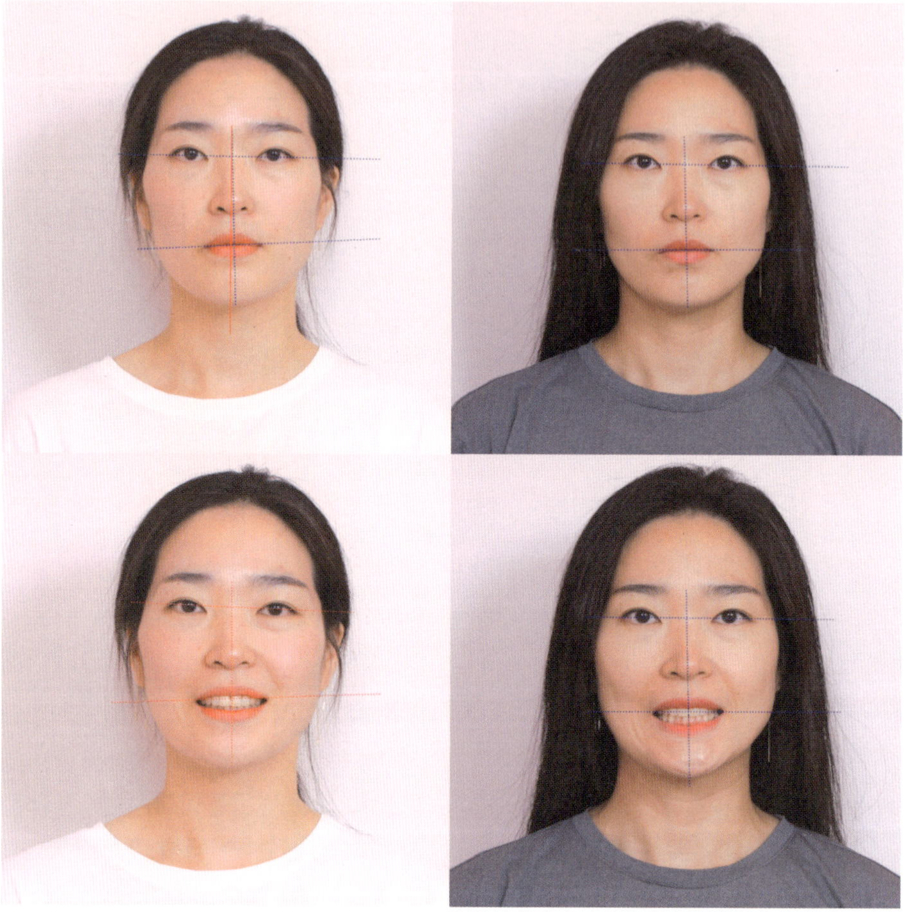

이 치료를 거듭하면서 그 빈도가 줄기 시작했고 치료를 마친 뒤 거의 증상이 없다는 점이었습니다. 안면비대칭을 치료하는 것은 심미적으로 매끄러운 얼굴형을 찾으면서 척추 건강을 바로잡고 뇌신경계의 가소성을 증진시키는 일석이조의 효과를 가진다고 말씀드려도 전혀 틀린 말이 아닙니다.

안면비대칭과 편두통, 언뜻 생각하기에 무관해 보이는 이 두 증상은 신경학적으로 공통적인 원인에 의해 발생합니다. 턱 주변에 위치해 있으면서 저작, 연하, 발음 등의 다양한 기능에 관여하는 근육인 저작근은 좌우 대칭으로 짝을 이루어 기능합니다. 그런데 한쪽에만 과도한 힘이 가해지면 턱관절의 위치가 이동하고, 이어 턱관절 주변에 다양한 뇌신경들이 눌리면서 여러 가지 증상이 발생합니다.

턱관절TMJ, Temporal-Mandibular Joint은 단순히 입을 벌리고 닫는 기능만 하는 관절이 아니라 인체 구조상 경추 1, 2번과 연결되어 역학적인 축을 이루며 근골격계, 신경계까지 영향을 주고 있는 중요한 부위입니다. 또한 턱관절 주변에는 12개의 뇌신경 중 9개의 뇌신경이 지나가고 있지요. 그래서 턱관절에 문제가 생기면 턱관절 사이를 관통하는 중추신경 중 9개의 신경 가닥이 눌리게 되는 현상이 발생합니다. 특히 5번 뇌신경Trigeminl Nerve이 눌리게 되는 빈도가 가장 높은데요. 이로 인해 눈, 코, 입, 귀 등을 포함한 얼굴 부위에서 이상 증상이 발생합니다.

경추 2번, 축추가 틀어지는 현상은 신경학적으로 전신의 다양한 문제를 유발할 수 있는데요. 바로 뇌신경과 혈관을 지지하고 보호하는 경막의 통로인 경정맥공이 막히면서 뇌척수액CSF 순환에 문제가 발생하면서 두개골의 비정상적인 리듬을 발생시키게 됩니다.

안면비대칭으로 인한 다양한 신체 증상

안면비대칭은 상악-하악-경추의 위치 관계의 균형이 깨지면서 나타나는 현상입니다. 두개골과 하악이 만나는 턱관절은 경추와 구조적으로 연관된 척추의 중심축으로 얼굴의 균형과 체형의 균형과 매우 유기적으로 영향을 주고받습니다. 그래서 턱관절이 건강하지 못하면 두개하악과 척추의 균형이 무너지게 되면서 연쇄적으로 얼굴라인이 찌그러지듯이 변형이 되는 것입니다. 단순하게 턱위치만 변하는 게 아니라 두개골의 변형도 일어나면서 이마의 모양도 변하고 광대의 위치에 변화가 일어나게 됩니다.

상하악의 상대적인 위치 관계를 파악해 턱관절의 중심위를 찾아주고 신경학적으로 가장 안정된 중심라인을 기준으로 안면골을 재배치해 정렬된 얼굴라인을 잡는 것이 안면비대칭 교정 치료의 핵심입니다. 안면골의 성장이 완료되고 나면 뼈의 길이는 바꿀 수 없지만 두개안면골 간의 위치관계에는 충분히 변화를 줄 수 있습니다.

턱관절의 변이가 일어났을 때 전신에 일어나는 구조의 변화를 정리해보면 아래와 같습니다.

턱관절의 변이가 일어났을 때 전신에 일어나는 구조의 변화

- 치아 교합의 변화
- 안면구조의 변화
- 척추 골반 구조의 변화
- 근골격계 구조 변화
- 뇌신경계 가소성의 변화

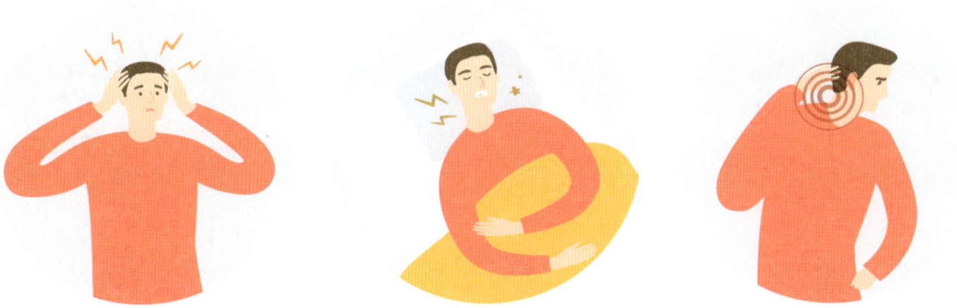

안면비대칭 치료가 전신 건강을 바로잡는 치료라고 말하는 이유는 바로 안면비대칭 치료가 턱관절의 불균형을 해소해 안면골-턱관절-경추부터 천골까지 전신 척추의 상대적 위치 관계를 바로잡는 데 초점이 맞춰져 있기 때문입니다. 총 12개의 뇌신경 중 9개의 뇌신경이 턱관절을 통과해 지나가고, 특히 5번 뇌신경인 3차 신경이 축추에 연결되어 있습니다. 그래서 안면비대칭에 여러 안이비인후과 질환이 동반되는 경우가 많습니다. 또한 턱관절과 축추 환추는 좌우 136개 근육에 연결되어 전신의 척추와 유기적으로 이어져 있어서 척추 구조가 무너지면서 일자목, 일자허리, 거북목, 척추 후만, 척추 측만, 요추 과전만 등의 증상이 발생합니다. 또한 관련된 근육이 과긴장되고 수축되면서 척추 디스크 이상으로 통증 질환이 발생하기도 합니다. 턱관절이 틀어지면서 상부 경추인 축추와 환추의 위치 변이가 일어나 뇌로 통하는 대후두공의 통로를 막아서 여러 중추신경계 질환까지 발생할 수 있습니다.

안면비대칭으로 내원한 사람 중 70% 이상이 편두통과 일자목, 거북목으로 인한 목과 어깨의 통증과 같은 만성적인 통증을 함께 갖고 있습니다. 또한 이러한 증상을 가진 사람들 중 많은 수가 수면 중 이갈이나 이악물기를 하고 있습니다. 그래서 안면비대칭을 갖고 있다면 턱관절 통증, 안면 통증, 삼차신경통, 이명, 어지럼증, 안구건조증, 비염, 섬유근육통, 근막 통증 등의 만성통증 질환에 노출될 확률이 매우 높습니다. 그래서 본인이 안면비대칭이 있다면 턱관절 질환의 가능성을 고려해봐야 하며 턱에 무리한 힘을 주고 좌우 신체 근육을 불균형하게 쓰는 평소 생활습관이나 자세 습관을 점검하고 바꿔볼 필요가 있습니다.

여러분의 소중한 얼굴이 보내는 SOS 신호, 유심히 본다면 발견하실 수 있을 겁니다.

안면비대칭 운동만으로 교정 가능할까?

어느 날 사진을 찍다가 우연히 안면비대칭인 걸 인지하고 난 뒤 거울을 볼 때마다 짝짝이인 눈썹 위치가 신경 쓰이고 휘어진 코가 미워 보이기 시작합니다. 그리고 안면비대칭이라는 키워드를 포탈에서 검색해보기도 하고, 치료법을 고민하게 되는 수순으로 가게 됩니다. 그런데 대부분의 환자분들이 처음에는 치료받지 않고 안면비대칭이 교정될 수 있는 간단한 운동법이나 자가 교정 방법을 찾게 되는 경우가 많은 거 같아요.

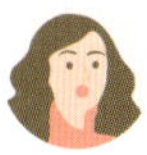

얼굴 교정운동을 열심히 하면
안면비대칭이 좋아지는 건가요?
제 상태에는 어떤 동작을 하면 좋을까요?

제가 많이 듣는 질문 중의 하나가 바로 이 질문인데요. 안면비대칭은 근육의 상대적인 불균형을 동반하기 때문에 비대칭을 유발하는데 관여하는 크고 작은 근육에 운동 요법을 적용해 약화된 근육을 강화하고 병적으로 과긴장되어 단축된 근육을 이완시켜서 왜곡된 근육의 움직임을 개선시켜 주는 운동 요법이 예방을 위해서나 치료를 위해서나 꼭 필요한 부분입니다.

그러나 교정 운동으로만 안면비대칭을 완벽하게 교정할 수 있느냐고 물으신다면 힘들다고 말씀드려야 할 거 같습니다. 그 이유는 우선 얼굴은 80여 개의 크고 작은 근육들의 기능적 움직임으로 웃고 말하고 씹고 삼키고, 표정을 짓는 등의 일상적인 활동을 할 수 있습니다. 이 80여 개 근육의 불균형 현상이 실타래처럼 엉겨서 생기는 얼굴비대칭을 스트레칭 동작만으로 미세 조정하는 것은 쉽지 않은 일이거든요.

또한 얼굴 스트레칭과 턱 운동으로 일정 정도 좋아지더라도, 안면비대칭이 발생하게 된 근본적인 구조적인 불균형은 해소되지 않기 때문에 다시 원래 상태로 돌아가는 경우가 많습니다.

안면비대칭이 발생하는 근본 원인처는 어디일까요? 바로 두개골과 척추가 만나는 부위인 경추 1번과 2번의 위치가 틀어지면서 두개안면골을 좌우 균형에 맞게 지지해주지 못하는 것이 가장 중요한 원인입니다. 경추 1, 2번의 위치 변이는 턱관절의 틀어짐으로 이어지고, 봉합으로 연결된 두개안면골이 찌그러지면서 이목구비의 변형으로 이어지게 되는 것이 안면비대칭입니다.

그러면 안면비대칭을 교정하기 위해서 전신의 자세를 교정하는 운동법은 도움이 될까요? 결론부터 말씀드리면 안면비대칭을 치료하고 또 예방하기 위해서 전신을 균형 있게 쓰는 운동들이 분명히 도움됩니다. 그러나 자세교정 치료를 받고 바른 자세를 잡을 수 있게 되었다거나 필라테스나 요가 등 전신의 근육을 균형 있게 쓰는 운동을 오래 했다고 해서 안면비대칭이 해결되지 않습니다.

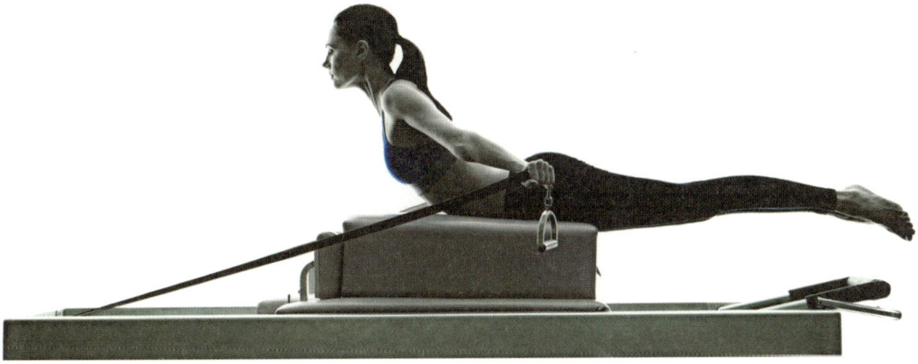

제 진료 경험을 좀 나눠 드리면 우리 병원 환자분 중에 7년 차 필라테스 강사 환자분이 있는데요. 필라테스를 배우기 시작해서 강사라는 직업을 갖는 과정까지 총 10년 정도 필라테스를 하셨지만 얼굴비대칭은 그대로 진행이 되어 있는 상황이라 치료가 불가피했습니다. 물론 얼굴비대칭 교정 치료를 받는 동안 계속 전신 균형을 바로 잡는 운동 자극에 노출되고 있었기 때문에 다른 분들보다 훨씬 좋은 치료 경과를 보였습니다. 또 다른 한 환자의 경우 안면비대칭 교정 치료를 받는 중 머슬코리아 대회 출전을 앞두고 근육을 키우고, 한쪽 방향의 운동만 집중적으로 진행하면서 치료 초기에 호전되었던 결과가 후반부에는 역행했던 사례도 있었습니다. 그만큼 얼굴비대칭은 단순히 얼굴에서 일어나는 구조의 변화에 그치지 않고, 전신의 근육과 뼈와 유기적인 상호작용에 의해 진행되는 현상임을 알아야 합니다.

안면비대칭은 단순히 얼굴뼈의 문제라거나 한쪽 얼굴 근육이 비대해졌기 때문이 아니라 두개안면골과 턱관절, 경추부터 골반까지 이어지는 척추 구조의 상대적인 위치관계가 불균형해지는 전신 부정렬 현상에 의해 유발되는 질환입니다. 그래서 이미 틀어진 턱관절과 경추의 불균형 현상은 반드시 편차를 찾아 이를 정상화하는 치료가 선행되지 않고서는 치료 효과도 부족한 부분이 있으며 일시적인 효과를 보일지라도 재발할 수밖에 없는 것이 더욱더 중요한 부분이라고 볼 수 있겠습니다. 이것이 안면비대칭을 운동 요법만으로 교정하기 힘든 이유입니다.

당신에게 얼굴 교정이 필요한 이유

어깨가 너무 아파서, 배가 뒤틀려서 고통스럽다면 당장 급하게 치료를 받는 것이 당연한 일입니다. 그러나 서서히 오랜 세월에 걸쳐 진행되는 증상의 경우 한 개체에 미치는 파급력이 클지라도 그 심각성이 희석되는 경우가 많고 우선순위에서 밀리게 됩니다. 안면비대칭 치료도 마찬가지입니다. 턱관절 문제로 인한 통증과 개구장애 등의 불편한 증상이 있지 않다면 안면비대칭을 교정하는 것은 해도 되고 안 해도 되는 하나의 옵션 정도로 생각되는 경우가 많은 거 같습니다.

여러분들이 비대칭 교정 치료를 받기로 결정한다면 어떤 이유에서 시작하시겠습니까? 제가 임상 현장에서 만난 환자분들에게 생긴 치료 후 변화를 통해 안면비대칭 교정 치료가 한 사람의 인생을 윤택할 수 있다는 것, 그리고 건강적으로 도움이 될 수 있는 부분이 있다는 점을 말씀드리고 싶습니다.

작고 매끈한 얼굴라인을 원한다면

마트에서 과일을 사더라도 매끈하고 모양이 예쁜 것을 고르는 것이 인지상정입니다. 그래서 모양이 예쁜 것이 상품성이 좋고 더 높은 가격이 책정되는 것이 자유 경쟁 시장의 기본 생리이기도 합니다. 이는 시각적으로 뒤죽박죽 울퉁불퉁한 물건보다 매끈하게 정리된 형태를 가진 것이 더 맛있어 보이고 좋아 보이기 때문이겠지요.

물론 한 개인의 매력을 물건처럼 시각적인 부분으로만 판단할 수 없지만, 곱고 매끈한 얼굴라인을 가지는 것은 많은 분들의 변치 않는 소망인 것은 사실입니다. 안면윤곽술이나 양악수술이 보편화되고 있는 현상이 이를 반증합니다. 그럼에도 아직도 대부분의 사람들에게 성형수술 받기를 결정하는 것은 여전히 쉽지 않은 일입니다. 이는 수술 후 발생할 수 있는 부작용이나 외부 출입이 불가능할 정도의 후증상, 긴 회복 기간, 본인의 니즈와는 다르게 수술 결과가 만족스럽지 못한 방향으로 진행될 수 있고 얼굴 변형의 결과가 비가역적이기 때문에 돌이킬 수 없다는 부분 때문에 더욱 두려움을 가질 수밖에 없습니다.

얼굴 윤곽에 대한 고민은 좌측 얼굴과 우측 얼굴의 크기나 위치가 차이 나는 얼굴비대칭, 광대 돌출, 눈썹뼈 돌출, 사각턱인 경우로 나뉠 수 있습니다. 이러한 증상들을 해결하기 위해 일반적으로 고려되는 것은 안면윤곽수술입니다. 그런데 얼굴뼈의 일부를 깎아내거나 보형물을 넣어주지 않더라도 아름다운 윤곽으로 개선하는 일은 가능합니다. 그래서 극단적이고 비가역적인 수술적 요법을 결정하기 전에 보존적인 치료를 하시는 것을 권해드리고 싶습니다. 물론 뼈를 잘라내는 성형 수술과 같이 전후 결

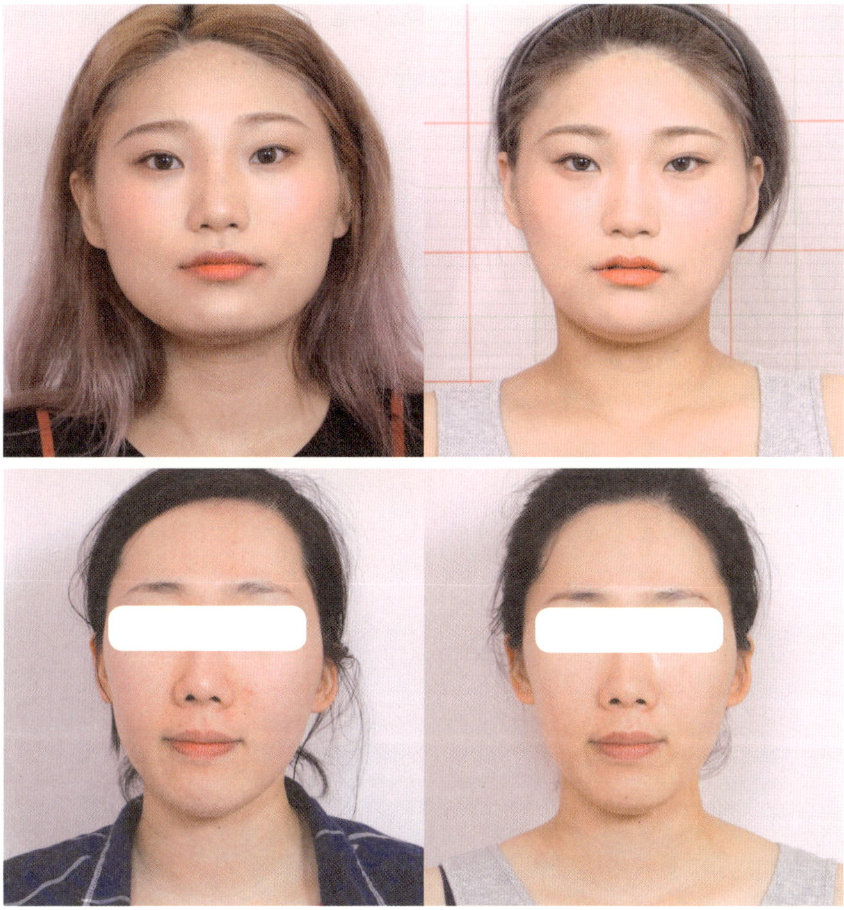

과가 드라마틱하지는 않지만, 현재 본인의 근육의 불균형 상태를 해소하고, 틀어진 뼈의 위치를 재정렬함으로써 보다 안전하게 얼굴라인을 바로잡을 수 있는 것이 한의학적인 얼굴 교정 치료가 가지는 장점이라고 볼 수 있겠습니다.

잘 해결되지 않던 평소 건강 문제 해결

오랜 세월 반복되어 왔던 두통, 이명,
어지러움 증상이 있지는 않으신가요?

치료하면 좋아졌다 금방 다시 재발하는
어깨 통증, 뒷목 통증은 있지는 않으신가요?

언제부터인지 눈이 항상 침침하고
안구에서 통증이 생기지는 않으시나요?

만성 비염과 중이염으로 괴롭지는 않으신가요?

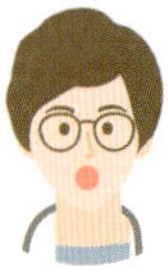

턱관절 통증이 점차 심해지고, 턱을 움직일 때마다
들리는 소리가 신경 쓰이지 않으시나요?

이처럼 무심코 넘겨 왔던 오래된 당신의 건강 문제가 안면비대칭과 그리고 어그러진 여러분의 얼굴라인과 관계가 있을 수 있습니다. 저는 얼굴비대칭 교정은 단순히 심미적으로 예뻐지기 위해서만 받는 치료가 아니라, 건강을 찾아가는 치료라고 생각합니다. 또한 언젠가 발생할 수 있는 건강 이상의 원인을 제거하는 예방 치료이기도 합니다. 제가 임상 현장에서 만났던 대부분의 환자들은 얼굴이 예뻐지면서 동시에 오랜 기간 지속된 건강 문제가 동시에 해결되었습니다. 10년 넘게 지속된 편두통이 좋아진다거나 높았던 안압이 떨어지고, 이명이 좋아지는 등 비대칭 교정 치료의 효과는 얼굴 교정에 그치지 않습니다. 이것이 가능한 이유는 턱의 위치가 어긋나거나 두개안면골이 틀어지기 시작하면서 인접해 있는 근육의 움직임이나 신경과 혈관의 순환에 영향을 줄 수밖에 없고 이러한 문제들이 얼굴 교정 과정에 해결되기 때문입니다.

❶ 척추의 만곡이 정상 커브에 가깝게 회복된다

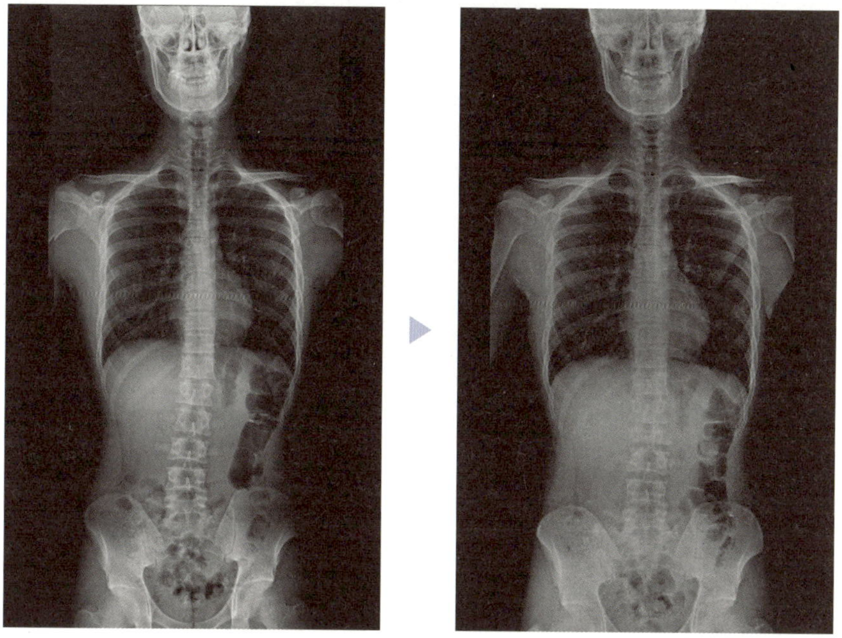

척추가 한쪽으로 틀어진 질환이 척추측만증이며 목의 커브가 비정상적인 상태는 일자목, 거북목이라는 용어로 불리고 있습니다. 이러한 척추의 커브 변화는 자세 변형으로 이어지고 이차적으로 요통, 견비통의 통증과 이상 감각의 원인이 될 수 있습니다.

위 엑스레이 영상에서 확인할 수 있듯이 저는 얼굴 비대칭 제대로 교정하기 위해 자세를 바로잡고 골반 위치를 교정하고 경추 위치를 교정하는 치료를 했는데, 척추 만곡이 정상에 가깝게 회복됩니다. 이와 같이 엑스레이 결과가 좋은 분들의 경우 그들이 가지고 있던 생활 속 불편한 증상들이 같이 호전되는 경우가 대부분이었습니다.

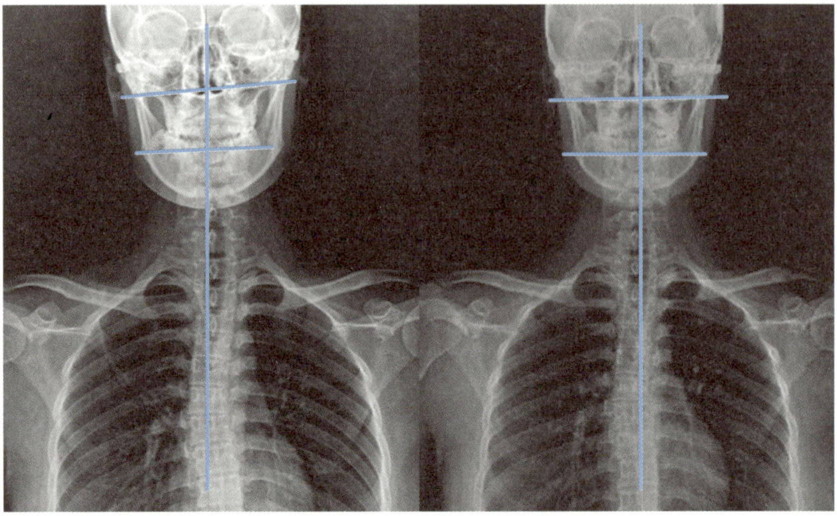

❷ 안이비인후과적인 불편 증상이 호전된다

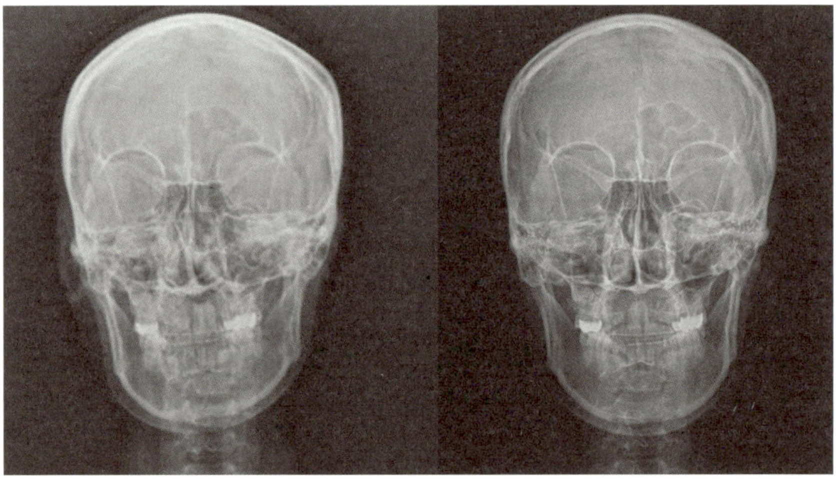

부비강의 공기 흐름이 좋아지면서 호흡의 질이 개선되고 비염이나 축농증이 개선될 수 있습니다. 위의 사례에서 볼 수 있듯이 하얗게 보이는 왼쪽 사진의 부비강 상태에 비해 오른쪽 엑스레이 영상은 까맣게 변했는데요. 이는 오른쪽 사진의 상태가 공기가 부비강에 더 원활하게 흐르고 있는 상태로 이해하면 됩니다. 이는 오른쪽으로 휘어졌던 비중격이 중심에 가깝게 이동하면서 한쪽 콧구멍의 공기 흐름을 방해하는 현상이 개선됨으로써 나타나는 증상입니다. 호흡의 질이 좋아지는 것은 뇌의 산소포화도가 올라가는 것으로 이어져 이차적으로 집중력이 좋아지거나 수면의 질이 개선될 수도 있겠습니다. 또한 안구 통증이나 이명 등과 같은 안이비인후과 증상도 얼굴비대칭과 함께 교정 가능합니다.

❸ 턱관절의 위치가 중심 위에 가깝게 회복된다

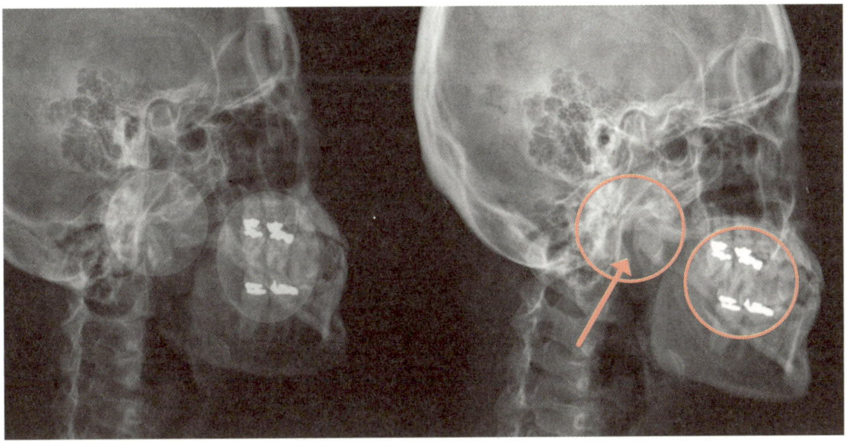

턱관절의 위치 변화를 확인할 수 있는 치료 전후 엑스레이 영상입니다. 왼쪽 턱관절의 경우 경추 방향으로 밀리면서 주변 구조물이 압박된 상태인

데 반해, 오른쪽 영상에서는 이 하악과두가 중심위에 가깝게 앞쪽으로 이동하면서 주변 구조물이 압박되던 증상이 사라지게 됩니다. 턱관절 위치가 가장 안정적인 위치인 중심위로 회복되면서 턱관절 장애로 불리는 중요한 증상인 턱 통증이나 턱에서 나는 소리가 개선되기도 하고 주변의 뇌신경의 압박이 해소되면서 편두통이 소실되거나 이명이 줄어드는 결과를 나타나게 되는 것입니다.

❹ 경추의 위치가 재정렬된다

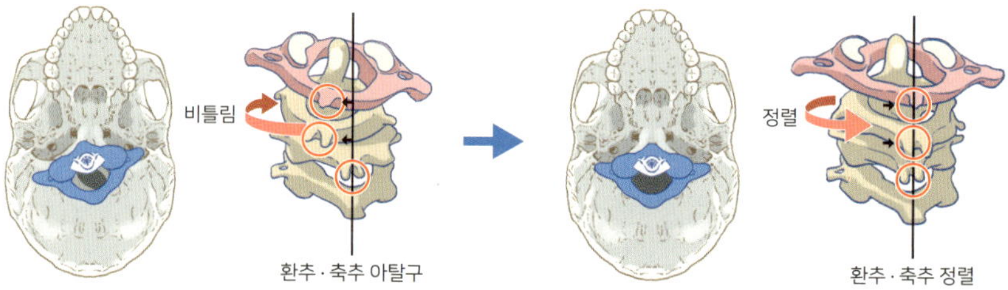

얼굴뼈의 위치 변화 특히 하악의 변위로 발생하는 턱관절의 변화는 척추, 특히 상부경추 1번, 2번과 직접적으로 영향을 주고받습니다. 한쪽 턱관절에 발생하는 부정적 신호가 척추의 중심축인 축추axis C2를 먼저 틀어지게 하고 이로 인해 연쇄적으로 척추와 두개골 그리고 골반까지 영향을 주게 됩니다. 그래서 안면비대칭 교정 후 좌우 턱관절의 편차가 해소되면서 경추 1번, 2번이 정상 위치로 돌아가도록 교정되는 것도 치료 후 나타나는 변화입니다.

축추가 틀어지는 것은 신경학적으로 전신의 심각한 문제를 발생할 수 있는데요. 축추가 틀어지면 뇌신경과 혈관을 지지하고 보호하는 경막의 통

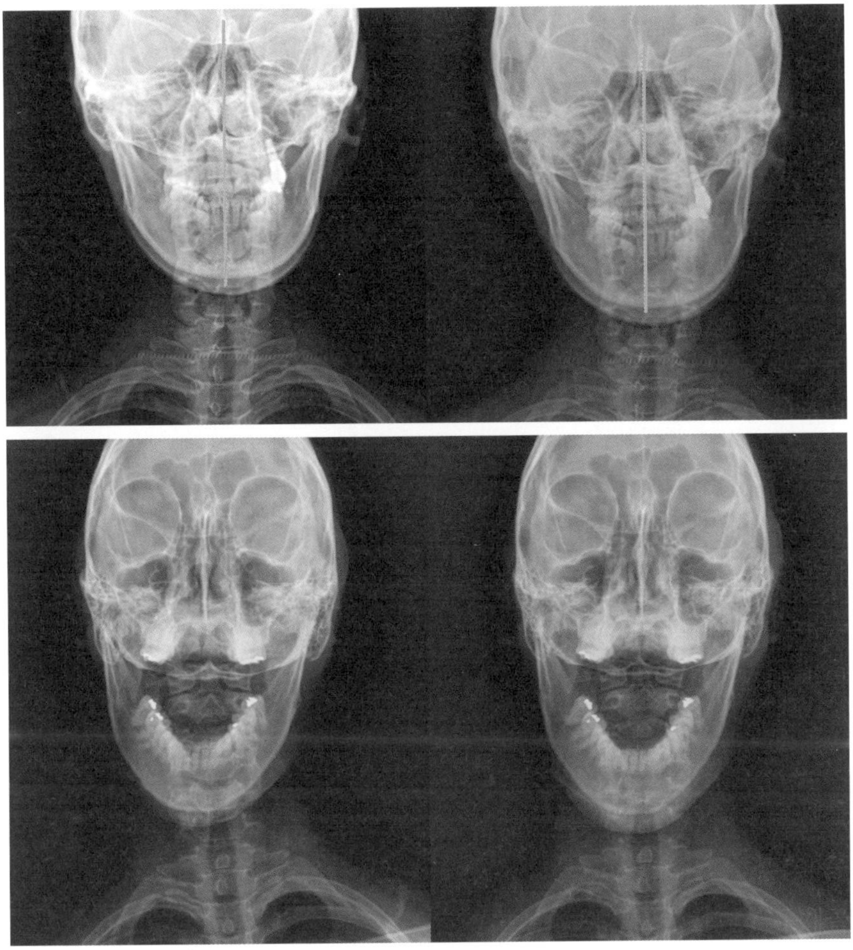

로인 경정맥공이 막히면서 뇌척수액CSF 순환에 문제가 생기고 여러 개의 뇌신경이 눌리면서 중추신경계 질환을 유발할 수 있는 것이지요.

부드럽고 반듯한 인상 만들기

누군가를 만났을 때 그 사람에 대한 첫인상은 3초 안에 결정된다고 합니다. 이 짧은 시간 안에 실루엣이나 그 사람이 풍기는 분위기에 영향을 받아 한사람에 대한 인상이 결정됩니다.

❶ 이목구비가 균형 잡힌 상태로 재정렬

좌우 눈 크기가 차이 나거나 위치가 다른 문제는 단순히 사진을 찍었을 때 이상하게 보이는 현상으로 끝나는 한순간의 문제가 아닙니다. 시각적으로 틀어진 이목구비들은 상대방에게 불편한 느낌을 줄 수 있으며 결국에는 나의 경쟁력을 해치는 요인이 될 수도 있는 것입니다.

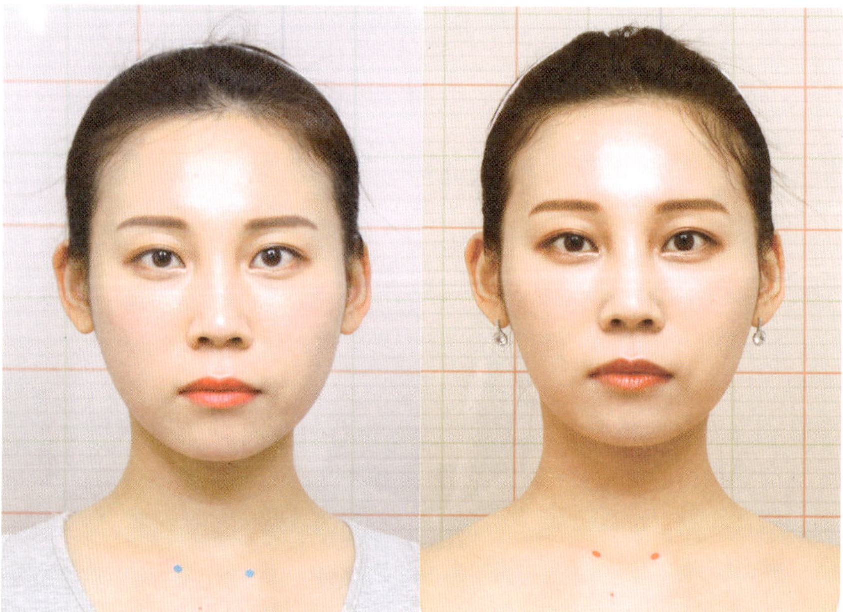

치료 전 사진은 왼쪽 후방으로 얼굴 위치가 찌그러지듯이 틀어진 사례입니다. 얼굴의 중심에서 코도 살짝 왼쪽으로 틀어져 있으며 양쪽 눈썹의 모양도 다르고 눈꼬리의 위치나 눈 모양도 미세하게 다릅니다. 그리고 왼쪽 귀는 뒤로 밀려 있고 오른귀는 상대적으로 팔랑귀 형태로 앞쪽으로 모양을 잡고 있습니다. 그런데 치료 후 눈썹, 눈과 코의 위치, 입술 모양 그리고 좌우 귀 모양 등 이목구비의 위치와 모양이 균형 잡힌 상태에 가깝게 변화되는 것을 확인할 수 있겠습니다. 왼쪽보다 교정 후 오른쪽 얼굴이 더 편안해 보이는 것은 저만 그런 것이 아닐 것입니다.

❷ 피부 연부 조직의 주름, 볼륨의 변화

얼굴의 주름이나 꺼짐 현상은 노화의 표상으로 한 사람의 나이를 짐작하게 하게 할 수 있으며, 지쳐 보이거나 힘들어 보인다는 인상을 타인에게 줄 수 있습니다.

이 사례는 오른쪽, 아래쪽, 후방으로 동시에 틀어진 사례입니다. 이 환자분의 고민은 왼쪽 볼꺼짐, 눈아래 다크서클이 심하게 진행되어 '얼굴이 안되어 보인다', '힘들어 보인다'는 말을 남들에게 많이 듣는다는 부분이었는데요. 게다가 한쪽으로 입꼬리가 내려가 있으며 왼쪽 광대가 앞으로 돌출되어 상대적으로 왼쪽의 인디언 주름이 깊고, 팔자주름이 깊은 현상을 동시에 보이고 있습니다. 그런데 교정 후 이러한 부분들이 완벽하지는 않지만 균형 잡힌 상태로 호전됩니다.

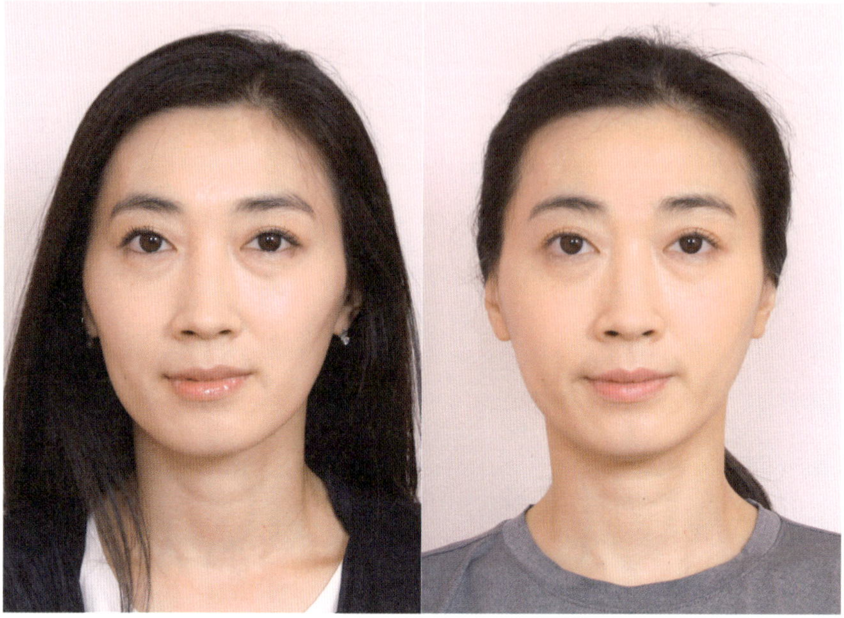

미국의 매사추세츠주 한 병원에서 3차원 이미지 측량법을 이용해 4개월 아이에서 88세 나이에 이르는 191명의 얼굴을 상세히 분석한 결과 10년씩 나이가 증가할수록 0.06mm씩 비대칭 정도가 증가해 나이와 얼굴비대칭 진행 정도는 상관관계가 있다고 볼 수 있다는 연구 결과를 기사화한 걸 본 적이 있는데요. 이는 얼굴비대칭은 그냥 방치되었을 때 평생에 걸쳐 계속 진행되는 현재진행형의 문제라는 것을 알려주는 연구입니다. 여러분들의 사소한 습관들이 쌓이고 쌓여 척추로, 얼굴로 이어져 병적 요소들을 만들어내면서 우리를 야금야금 잠식하고 있다면, 그 결과가 우리 삶을 괴롭힐 수 있다면 그냥 방치하시겠습니까?

안면비대칭 교정 치료의 목적

하악골을 제외한 두개안면골, 각각의 뼈들은 하나의 통뼈가 아니라 봉합이라고 하는 유동성 있는 결합에 의해 유기적으로 이어져 있으며 1분에 6~10회, CSF뇌척수액의 흐름이 만들어내는 크래니얼 리듬이라는 중요한 뇌신경학적인 움직임을 만들어내고 있습니다. 그런데 외상으로 턱관절의 충격이 가해지고, 척추의 정렬이 흐트러지거나 누적된 잘못된 습관으로 하나의 뼈가 틀어지기 시작하면 인접해 있는 다른 두개안면골도 도미노처럼 틀어지기 시작합니다. 이로 인해 두개안면골에서 운동성이 떨어지는 부분과 과하게 운동하는 부분, 과하게 긴장되거나 약해지는 부분이 발생하면서 균형이 깨지기 시작합니다. 그러면서 얼굴뼈가 점점 어그러지게 되면서 안면비대칭으로 진행되는 것이지요. 찌그러진 얼굴은 윤곽을 울퉁불퉁하게 만들며, 얼굴이 더 커보이는 느낌을 줄 수도 있으며 광대가 돌출되었다거나 사각턱을 가진 미운 얼굴형으로 변화될 수 있습니다. 또한 두개안면골의 찌그러짐은 신경학적으로 여러 가지 문제를 만들어낼 수 있고 안이비인후과적인 증상, 뇌신경학적인 문제로 이어지게 됩니다.

한의학적인 안면비대칭 교정 치료의 목적은 뼈와 근육을 교정하는 치료로 각각의 두개안면부의 뼈가 정상적인 움직임을 가질 수 있게 해주고 두개골이 원래 있어야 하는 위치로, 좌우 길이 차이가 큰 근육들을 퍼즐을 맞추듯 바르게 재 위치로 정렬시키는 것입니다. 이는 안전함과 자연스러움을 지향하는 얼굴 교정 치료이며 건강을 찾아주고, 앞으로의 건강 문제를 예방할 수 있다는 관점에서 예방학적으로도 의미가 크다고 말씀드릴 수 있겠습니다.

PART

4

얼굴 변형 교정 방법 알아보기

고운 얼굴을 위해 바꿔야 할 나쁜 습관

앞의 글에서 턱관절 장애나 안면비대칭이나 긴얼굴증후군과 같은 얼굴 변형은 생활습관병이라는 말씀을 드렸습니다. 그래서 습관을 교정해주는 과정은 얼굴 교정이 제대로 진행되기 위해 꼭 필요한 부분입니다. 특히 어른보다 어린이를 진료할 때 더 중요한 부분인데, 그 이유는 성장기 아이들은 일상생활에서 취하는 습관이 만드는 부정적 자극에 영향을 받아 구조가 변하는 폭이 너무 크며, 그 자극이 반영된 결과가 성인이 되었을 때의 안모를 결정하기 때문입니다. 그래서 아이들의 나쁜 습관을 방치하는 일이 돌이킬 수 없는 결과를 만들어낼 수도 있습니다. 아이를 키우는 부모님이라면 아이의 습관을 신경 써서 관찰하셔야 하며, 나쁜 습관이 알아차리면 바로 교정해주셔야 합니다.

안면비대칭이나 긴얼굴증후군 그리고 턱관절 장애를 근본적으로 치료하고 또 예방하기 위해 반드시 교정해줘야 하는 부분은 크게 3가지로 나뉘는데요. 바로 자세 습관 교정과 구강과 혀의 위치 교정, 호흡 습관 교정입니다.

자세 습관 교정

한 사람의 얼굴이 변형되어 가는 패턴은 그 사람이 평소 반복적으로 취하는 자세 습관과 관련성이 매우 큽니다. 얼굴의 변형을 가지고 있는 분들 중에 바른 자세를 가진 사람은 없다고 말씀을 드려도 전혀 틀린 말이 아닙니다. 진료 현장에서 만나는 환자의 대부분은 본인의 자세가 나쁘다는 것을 인지하지 못하고 있습니다. 그래서 본인의 자세를 사진으로 찍어 보여주면 "내가 이렇게 서 있나요?"라며 놀라시는 분들이 대부분이고, 습관적으로 취해온 자세가 현재 상태에 어떻게 영향을 미쳤고, 그 증상을 제대로 치료하고 지속적으로 유지하려면 자세를 바꿔야 한다고 말씀드리면 깊이 공감하시더라고요.

그럼 생활 속에서 쉽게 만들어질 수 있는 나쁜 자세 습관을 정리해보도록 하겠습니다.

서 있을 때 나쁜 자세

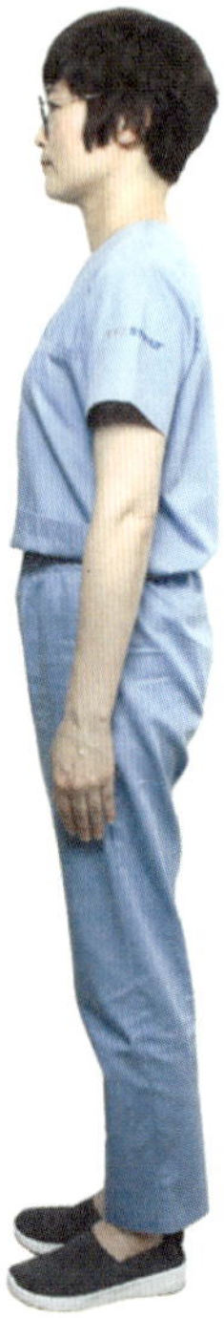
바른 자세

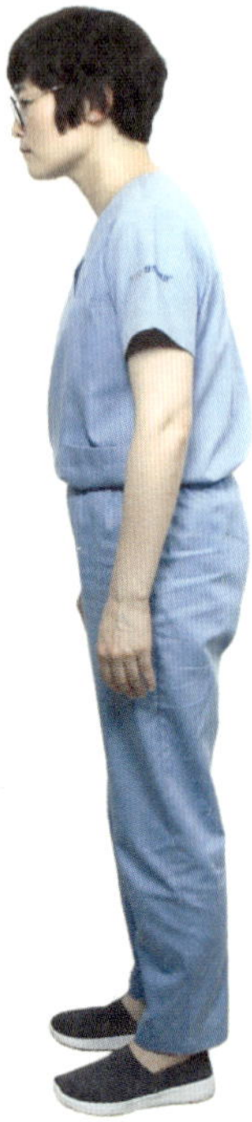
나쁜 자세

보통 안면비대칭이나 턱관절 장애를 가진 환자분들이 서 있는 모습을 보면 머리는 중심선에서 앞으로 중심이 이동되어 목을 쭉 빼고, 어깨가 말려서 견봉이 앞쪽으로 이동해 있고 등은 둥글게 말려서 굽어 있는 자세를 취하고 있습니다. 오른쪽 사진의 모습처럼요. 머리는 앞으로 기울어지면서 턱은 앞쪽으로 또 아래 방향으로 위치가 이동하는 굽은등(새우등) 자세는 얼굴의 중심이 전하방(앞쪽+아래쪽)으로 이동되어 있어서 시선도 위로 향하게 되면서 눈을 위로 치켜뜨게 됩니다. 서 있을 때는 반드시 왼쪽 사진처럼 목을 세우고 어깨를 펴고 가슴을 내밀며 턱을 당겨줘야 합니다.

또한 몸의 하중을 한쪽에 실으면 그쪽으로 몸이 기울어집니다. 여러분들도 지하철 안에서 오가면서 쉽게 접하게 되는 모습이 아닐까 싶은데요. 바로 짝다리를 집고 한 손에 핸드폰을 들고 고개를 숙이며 화면을 응시하고 있는 자세입니다. 이 자세는 척추의 균형을 깨트리고 턱 건강에도 악영향을 줄 수 있으며 안면비대칭을 유발할 수 있는 자세입니다.

앉아있을 때 나쁜 자세

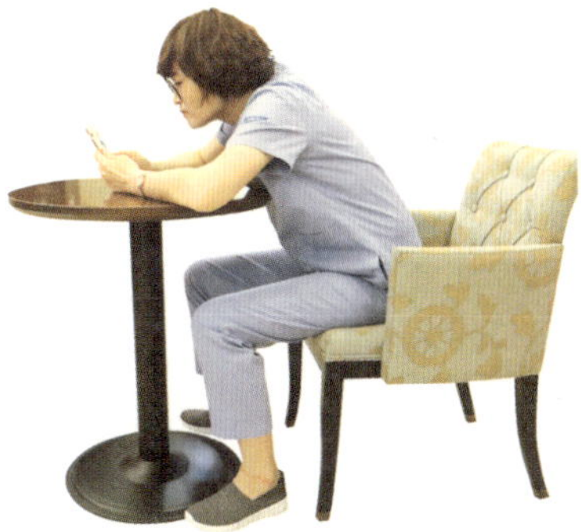

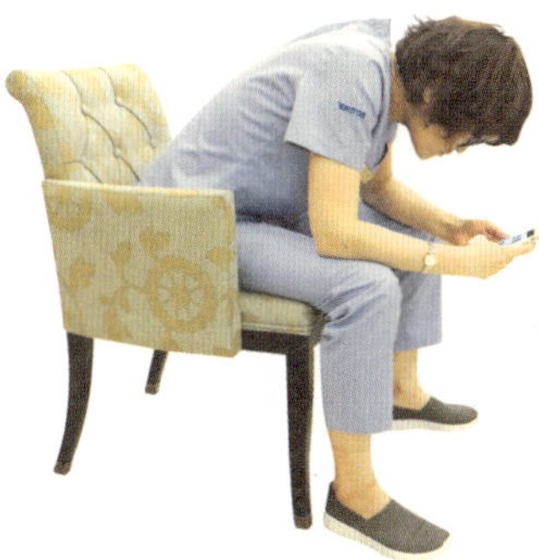

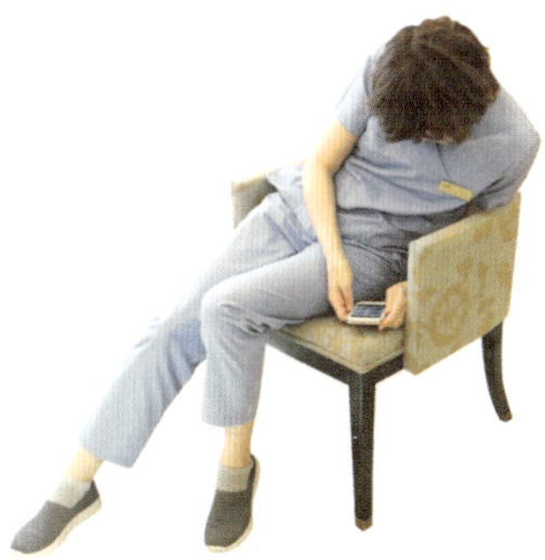

여러분들은 평소 어떤 자세로 주로 앉아 있으십니까? 의자의 등받이에 등을 기대고 배를 접어 구부정하게 있는 자세, 몸을 비스듬히 하고 비딱하게

앉아있는 자세는 굳이 말씀드리지 않아도 좋지 않다는 걸 아시지요? 그 자세에 더해 손에 핸드폰이나 스마트패드를 쥐고 머리를 푹 숙이고 오래 보고 있는 습관을 갖고 있다면 이는 더 심각하게 받아들여야 하는 부분입니다. 본인과 아이들의 잘못된 자세 습관을 인지하셨다면 바로바로 교정해 주세요. 바른 자세로 앉아 있다고 생각하시는 분들도 평소 자세를 스마트폰으로 촬영해 한번 보시면 생각이 달라지실 겁니다.

제가 바른 자세 습관을 강조하면 반감을 품으시는 분들도 있으십니다. 저는 여러분들이 성인군자처럼 매번 허리 꼿꼿이 세우고 한 치의 흐트러짐 없이 살라는 말씀을 드리는 것이 아닙니다. 다만 생활 속에서 스스로 잘못된 자세 습관을 인지해 바른 자세로 바로잡을 수 있는 방향성을 갖고 살아가는 사람과 매 순간 건강을 해치고 안모를 변형시킬 수 있는 나쁜 자세를 유지한 채 살아가는 사람은 1년, 2년…, 그리고 10년, 20년…. 점점 시간이 흐를수록 많은 부분에서 분명히 다른 지점에 서 계시지 않겠습니까? 여러분은 어떤 모습으로 살고 싶으신가요? 아이들이 어떤 모습으로 살도록 키우고 싶으신가요?

식사할 때 나쁜 자세

여러분들의 가족 구성원들이 식사할 때 모습을 유심히 관찰해보세요. 식사 시 팔꿈치를 식탁에 대고 등을 구부리고 먹는 자세, 여러분 주변에서도 흔히 볼 수 있지 않으신가요? 게다가 아래 사진처럼 밥상에서 핸드폰을 보면서 음식을 먹는 모습은 어떤가요? 식사 시 음식을 씹고 삼키는 행위는 혀, 입술, 연구개, 비인두강, 치아, 저작근, 턱 등 모든 안면과 구강 구조물의 유기적인 상호 협력 과정이 작용하기에 가능한 일입니다.

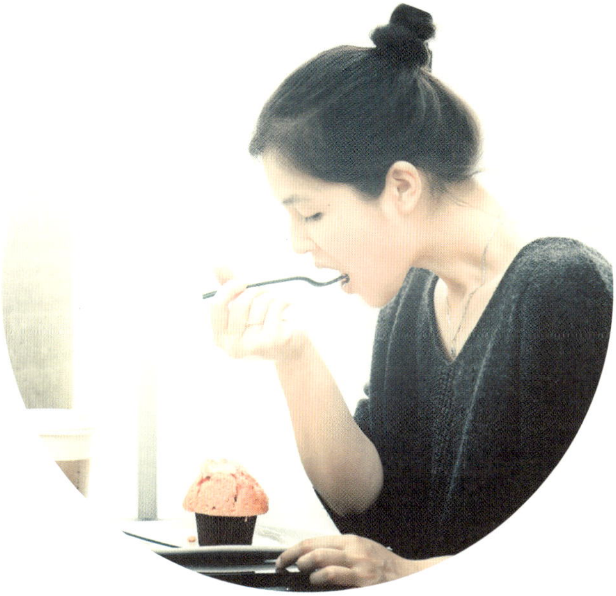

또한 식사할 때 목이나 혀가 먼저 숟가락이나 컵에 마중 나가면서 음식을 입에 넣는 자세, 즉 음식이 담긴 숟가락이나 컵을 입으로 이동시키지 않고 구부정하게 목을 앞으로 쭉 빼고 입이 마중 나가서 음식을 입안에 넣는 자세를 자주 취하는 경우가 있습니다. 이 또한 나쁜 자세 습관의 전형입니다. 밥 먹을 때 바른 자세로 의자에 앉아서 허리를 세우고 식사하는 습관을 갖도록 해줘야 합니다.

평소 공부할 때나 작업을 할 때 어깨를 펴고 허리를 세우는 부분은 중요하게 생각하면서 식사 시에는 자세가 흐트러져도 괜찮고, 음식을 흘리면서, 쩝쩝 소리를 내면서 먹어도 문제가 없다고 생각하지는 않으신가요?

구강과 혀의 습관

구강 구조물의 올바른 자세 위치

"코로 숨 쉬고, 혀는 위턱의 앞쪽 1/3 지점에,
입술은 자연스럽게 다물고, 치아는 악물지 않도록"

저작이나 연하, 발음 등의 기능을 하지 않을 때, 안정 상태의 혀의 위치를 혀의 자세위라고 합니다. 혀는 위쪽 앞니 바로 뒤 치은이 약간 볼록한 곳에 붙이는 것이 가장 좋은 위치입니다. 성장기에 혀의 위치를 어디에 주로 위치했느냐에 따라 악궁이 좁아질 수도 있고 치아가 앞으로 돌출되기도 하고 아래턱이 긴 주걱턱이 되기도 합니다. 또한 위아래 치아는 평소에는 닿지 않고 있어야 하며 침을 삼킬 때, 음식을 씹고 삼킬 때 맞닿아 기능하는 것이 맞습니다.

나쁜 구강습관 교정

a. 손가락 빠는 습관, 혀를 빠는 습관

어린아이가 손가락을 빠는 것은 성장 과정에 발생하는 지극히 정상적인 반응입니다. 그러나 4세를 넘어서도 손가락이나 젖꼭지를 습관적으로 빠는 습관이 유지된다면 교정해줄 방법을 생각해보시는 것이 좋습니다. 손가락을 빠는 습관은 구강의 전치부가 열린 상태인 오픈바이트(개방교합)와 상악(위턱)의 악궁이 좁아지는 현상도 유발합니다. 손가락 빠는 습관을 멈추는 것만으로 오픈바이트가 개선될 수 있습니다. 혀를 빠는 습관은 혀를

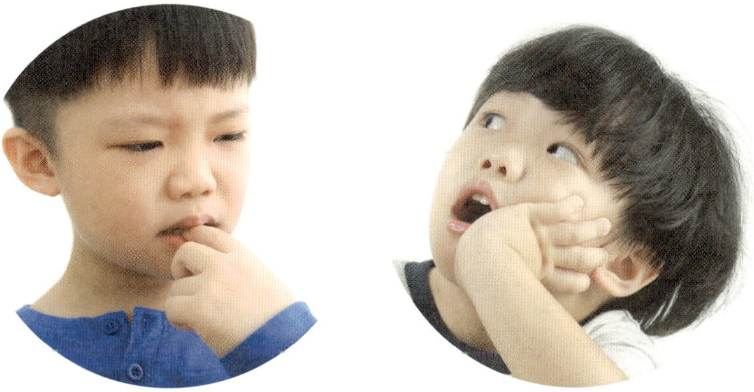

위아래 이빨 사이에 끼우는 습관을 말하는데요. 이 또한 같은 이유로 전치부(앞니)의 변형을 유발합니다.

b. 입술을 깨무는 습관, 손톱을 깨무는 습관

이 두 가지 습관은 2급 부정 교합인 과개교합과 관련이 깊습니다. 위 이빨로 아랫입술을 깨물거나 손가락을 윗니에 끼워 손톱을 뜯게 되니 상악이 앞으로 밀려서 하악을 과도하게 덮는 오버젯이 나타납니다.

c. 이갈이

이갈이는 혀, 치아와 턱관절에 문제를 일으키는 대표적인 나쁜 구강 습관입니다. 이갈이가 지속되면 구강 주변의 근육이 과긴장되고 턱관절에 부정적인 자극이 가면서 턱관절장애가 발생하기도 하고, 치아의 마모가 진행되어 교합평면이 무너지면서 안면비대칭이 심해질 수도 있으며 저작과 관련된 여러 가지 치과적인 문제들을 만들어내기도 합니다.

d. 턱을 괴는 습관

턱을 손으로 괴거나 턱을 딱딱한 책상이나 바닥에 괴고 책이나 스마트폰을 보는 자세 습관은 치열과 턱뼈에 좋지 않은 압력을 가하는 동작입니다. 결국 얼굴 변형에도 영향을 줍니다.

불량한 저작 습관 교정

입을 잘 다물고 바르게 저작하는 습관은 구강 호흡을 줄여 호흡의 질도 증진할 뿐 아니라 타액 분비를 촉진시켜 구강 자정 작용도 증가하도록 합니다. 그래서 입을 잘 닫고 올바르게 음식을 씹는 습관은 치석의 생성을 줄여 충치는 예방할 수 있으며 치아 변색을 막고 입 냄새를 줄여주는 등 치아 건강을 지키기 위한 첫걸음입니다. 또한 턱 건강을 지키고 얼굴 변형을 막기 위해서도 꼭 필요한 부분입니다.

a. 혀를 앞쪽으로 밀어내면서 음식 씹기

혀를 앞쪽으로 밀어내면서 먹어서 음식을 씹을 때 위아래 입술 사이로 혀가 자꾸 보이는 저작패턴을 말합니다. 입 안쪽의 어금니를 이용해 상하로 씹으면서 갈라주는 측방 운동을 동시에 진행하는 것이 정상 저작 패턴인데, 대구치 앞의 소구치를 이용해 하악이 상악에 대해 수직 운동만을 하는 양상을 보이는 것입니다.

b. 과도한 타액, 얼굴의 과도한 긴장

음식을 씹을 때 입술 끝에 침이 보이고 음식이 쏟아져 나오지 않게 입술을 필요 이상으로 과도하게 움직이고 있는 상태를 의미합니다. 또한 입술을

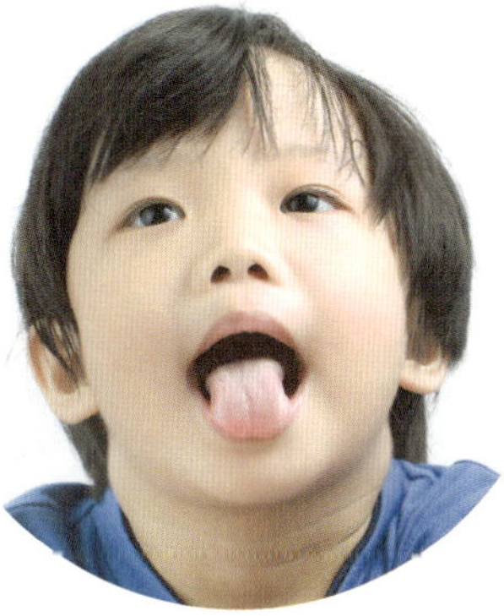 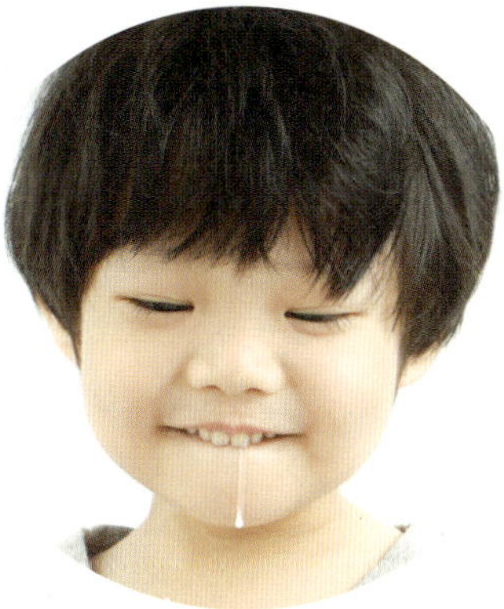

오므린 채로 앞으로 내밀며 대구치(어금니)가 아니라 소구치에 놓고 음식을 씹는 경우가 많이 보입니다. 음식은 어금니에 놓고 씹어야 턱과 혀의 움직임이 정상적으로 기능할 수 있습니다. 또한 삼킬 때 입술이나 턱끝(이부)에 과긴장 현상이 자주 관찰되는 저작패턴도 있습니다. 이는 음식 덩어리를 혓바닥 위에 모으는 혀의 기능이 떨어져 있을 때 관찰되는 현상입니다.

c. 쩝쩝 소리 내며 먹기

여러분은 음식을 입에 넣은 뒤 쩝쩝거리며 소리 내면서 씹고 있지 않나요? 쩝쩝거리며 먹는 습관은 음식을 먹을 때 코로 숨 쉬는 게 힘든 경우, 즉 코로 숨을 쉬면서 동시에 음식을 씹고 삼키기 힘든 사람에게서 보이는 현상입니다.

입을 벌릴 때 혀가 전방에서 자주 관찰되며 쩝쩝거리는 소리가 심하게 들리는 저작패턴, 어금니를 이용하지 않고 음식을 소구치와 전치부 위주로 씹는 것은 구강 근육의 불균형을 유발하고 안면 구조물의 변형을 만들 수 있는 나쁜 저작 습관입니다.

제대로 음식을 먹는 방법

- 입술은 편안하게 다물고 코로 호흡하면서 식사합니다.
- 자세는 항상 바로 하고 식사합니다.
- 한 입을 다 먹을 때까지 입술을 벌리지 않습니다.
- 음식을 씹는 위치는 안쪽, 어금니입니다.

제대로 음식을 씹을 때 모습을 어떤 모습일까요? 완벽히 바른 저작 형태가 되려면 반복적인 훈련을 해야하지만, 나쁜 저작 습관을 지적하고 그 자리에서 간단하게 바르게 씹고 삼키는 방법을 알려주는 것만으로도 쩝쩝 소리가 줄고 음식을 저작하는 위치에 변화가 생길 수 있으며 턱을 비롯한 저작근의 움직임이 안정적으로 변할 수 있습니다.

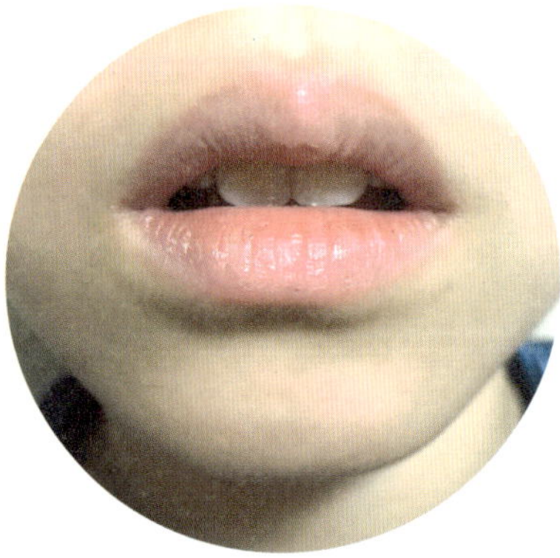

보다 안정적으로 식사하는 패턴이 습관화되려면 혀 위치 교정은 약해진 근육을 강화하고 과긴장되어 제 기능을 못 하는 근육을 정상화시키는 운동치료가 일정 기간 필요합니다. 위 꼬마 숙녀의 경우에도 어금니로 음식

을 옮겨서 씹으라고 알려줘도 음식을 혓바닥 위로 모을 수 있는 혀근육의 기능이 떨어져 있으므로 안정적으로 대구치로 음식을 잘 씹지 못하고 입술 주변을 과도하게 많이 써야만 입을 닫은 채 저작이 원활한 상태였는데, 제대로 씹는 방법을 알려주는 것만으로도 턱의 움직임이 좋아지고 쩝쩝거리는 소리가 줄어듭니다. 아래 QR코드를 따라가 영상을 보시면 바른 식사습관을 이해하시는 데 도움이 되실거에요.

얼굴 변형을 예방하는
바른 식사 습관 4가지

영상보기

호흡 습관

구강호흡이 안모 변형에 미치는 영향에 대해서는 앞의 글에서 여러 번 강조했습니다. 구강호흡이 비강호흡에 비해 호흡의 질이 떨어져 산소 포화도를 낮추고 뇌에 공급되는 산소량이 적으므로 집중력이 떨어지거나 수면 장애와 같은 문제를 2차적으로 만들어낼 뿐만 아니라 한 사람의 치아 배열을 어그러지게 할 수 있으며, 얼굴 모양의 변형을 만들어낼 수 있습니다. 이는 이비인후과 영역에서는 특징적으로 '아데노이드 얼굴'이라는 이름으로 불리고 있으며, 치과 영역에서는 호흡, 자세 습관의 문제를 치아 부정 교합과 결합된 문제를 통칭해 긴얼굴증후군이라는 용어로 불리고 있습니다.

사실 구강 호흡을 하는 사람의 경우 여러 가지 부분에서 문제를 가지고 있고 이를 개선하기 위해서는 복합적인 진료 영역에서 치료와 교정이 필요합니다. 비인강의 질환이 있다면 이 부분을 치료해야 하며, 비강 호흡 감각을 모르는 경우는 그 호흡 감각을 훈련을 통해 길러야 합니다. 입술이 지나치게 이완되어 있어 입술을 폐쇄할 수 없다면 입술 근육 훈련이 필요하며, 혀가 아래로 떨어져 있는 경우가 많아서 혀의 힘을 기르는 훈련까지, 구강 주위 근육과 구조물이 협조적으로 작용할 수 있게끔 그 기능을 개선해줘야 합니다.

특히 어린아이들의 경우 "우리 아이는 비염이 있어서 입으로 숨 쉬는 거 어쩔 수가 없는 거 같아요."라며 포기하기 쉽고, 아이에게 구강호흡 패턴이 보이면 입술을 다물라고 다그치게 되는 경우도 생기게 되는데요. 의식적인 노력으로 구강호흡을 바꿀 수 있으면 좋겠지만 이는 쉽지 않은 일입니다. 그래서 입술을 다문 상태에서 코로 조금씩 호흡이 가능한 상태라면 비강호흡을 촉진하는 훈련을 하는 것이 필요합니다. 만약 심한 비염이나 아데노이드 비대, 편도 비대로 비강호흡 자체가 힘든 상황이라면 이 질환들을 먼저 치료해줘야 합니다. 또한 돌출 입 때문에 입술을 편하게 다물 수가 없다면 구륜근을 포함한 입술 주변이 근육을 강화하는 훈련을 병행하는 것도 필요합니다.

또한 편도 비대나 아데노이드 비대 때문에 구강호흡을 오래했다면 절제술을 받은 이후에 구강호흡을 하는 습관이 바로 사라지지 않는 경우가 많습니다. 구강호흡을 했던 구조적인 원인이 해결되더라도 오랜 시간 옳지 못한 패턴으로 구강 주변 근육을 사용하던 습관 때문에 근육의 상대적인 균형은 깨져 있는 상태이기 때문입니다. 이러한 경우도 구강과 혀의 근육, 저작근을 이완해주는 수기요법과 근육의 힘을 강화하기 위한 구강 근육 운동 치료인 구강얼굴운동orofacexercise을 병행해야 합니다. 특히 구강 호흡을 개선하기 위해 코로 들이쉬고 입으로 뱉어내고 입으로 숨을 쉬고 코로 뱉어내는 훈련을 통해 들이쉬는 숨이 비기도를 통해 흐르는 감각과 비인강이 폐쇄되는 감각을 실제로 느끼는 훈련도 필요합니다. 특히 아이들의 경우 이 구강 근육 교육이 치료의 결과를 결정하는 중요한 요소 중 하나입니다.

집에서 해보는
얼굴 교정 운동법

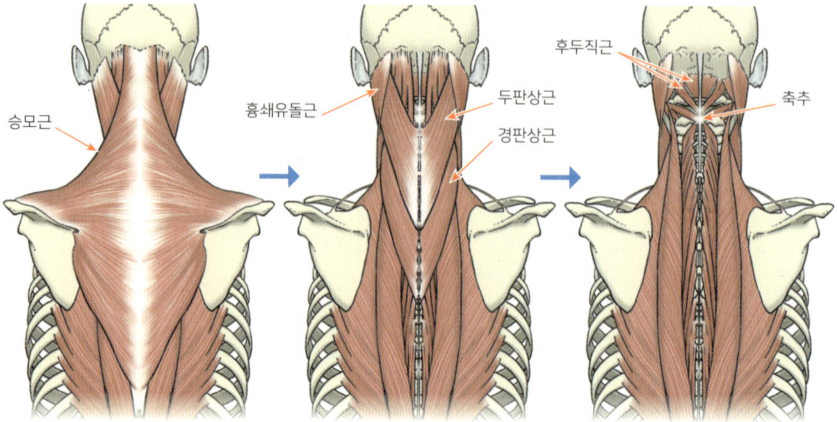

안면비대칭과 턱관절 장애는 안면부 근육, 특히 저작근의 역학관계가 깨지면서 심화됩니다. 그래서 긴장된 안면근육을 풀어주고, 약화된 안면 주변 근육을 강화해주는 여러 가지 스트레칭 동작과 얼굴 운동법에 의해 증상을 완화할 수 있으며 안면비대칭을 예방하는 데 도움이 될 수 있습니다. 제가 환자들에게 활용하고 있는 안면비대칭 교정에 도움이 되는 운동법 항목별로 정리해보도록 하겠습니다. 잘 활용해보시고 스스로 얼굴 건강을 지키는 데 도움이 되시길 진심으로 바랍니다.

어깨, 목 충분히 풀어주기

뒷목에서 어깨 그리고 등까지는 우리 몸의 자세를 유지하고 척추의 정상적인 기능을 가능하게 하는 중요한 근육들이 켜켜이 각각의 뼈와 인대 사이에 위치해 있습니다. 후두부에는 제일 바깥의 승모근부터 그 아래 판상근이 위치해 있고 판상근을 걷어내면 후두직근까지 켜켜이 여러 근육에 의해 후두골, 경추, 척추 분절과 하부의 척추 구조까지 유기적으로 연결되어 기능하고 있습니다. 후두골과 상부 경추를 연결해주는 후두직근이 경직되면 경추 1, 2번이 위치가 어긋나게 되고 결국은 한쪽으로 턱관절의 위치가 중심위에서 어긋나면서 얼굴비대칭 교정에 영향을 줄 수밖에 없습니다. 또한 흉쇄유돌근SCM은 머리 위치를 결정하는 중요한 근육인데요. 측두골에서 쇄골까지 이어지는 근육으로 상부와 측면에서 안면골을 정상적인 위치로 잡아주는 중요한 근육입니다.

그래서 안면비대칭 교정을 위해 안면부 근육을 이완시키기 위해 우선 머리 무게를 지지하며 붙잡고 있는 근육과 뒷목, 어깨, 등을 먼저 스트레칭해주는 것이 중요합니다.

목결림과 등의 욱신거림 풀어주기

영상보기

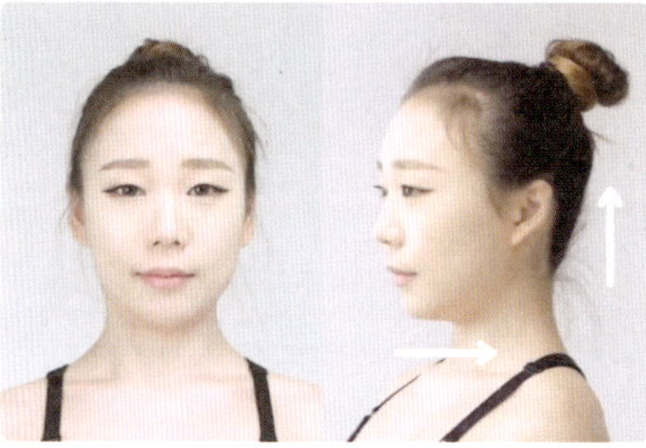

1 턱을 뒤쪽으로 끌어당긴 상태에서 머리를 뒤로 쭉 밀어내면서 뒷목이 늘어나도록 일자로 쭉 세웁니다. 이중턱을 만든다는 느낌으로 턱을 당겨주세요.

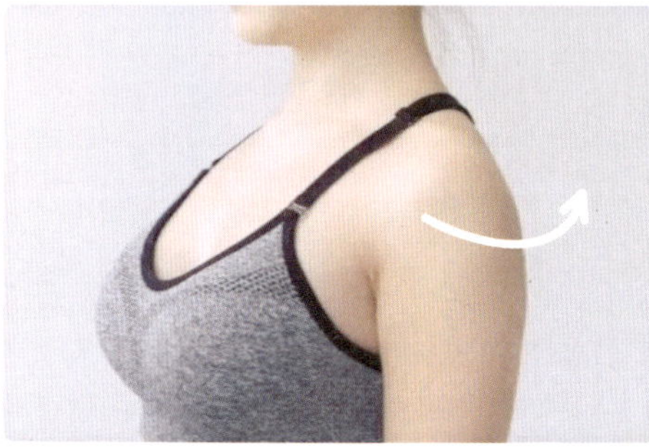

2 그런 다음 어깨를 펴서 가슴을 내민 다음 등쪽에 견갑골을 모아서 내리면서 등을 꽉 조여줍니다.

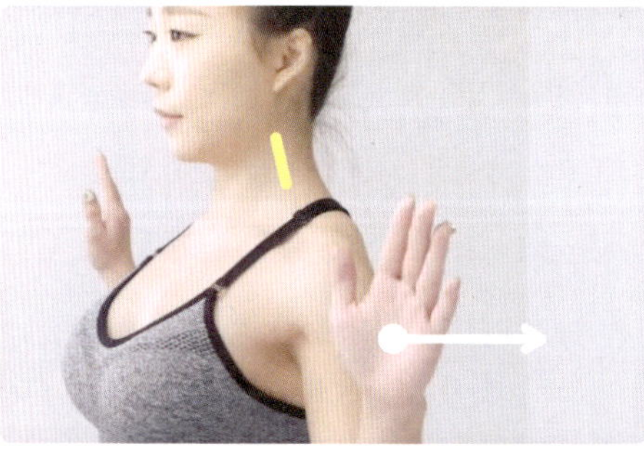

3 잘 되셨나요? 그런 다음 양팔을 접은 다음 양 손이 어깨선보다 뒤로 가도록 어깨를 젖혀 주도록 합니다. 이때 팔꿈치를 몸통에 바짝 붙이고 양 손바닥이 몸 바깥쪽으로 향하게 합니다. 배에 힘이 들어가면서 견갑골 부위가 많이 당기는 느낌이 드실 겁니다.

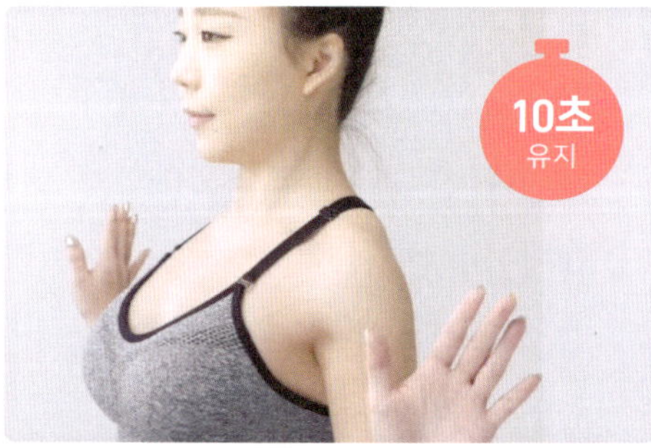

4 자세를 유지하면서 10까지 센 뒤 자세를 풀어줍니다.

경추 스트레칭

묵직한 어깨를 가볍게 해주기

영상보기

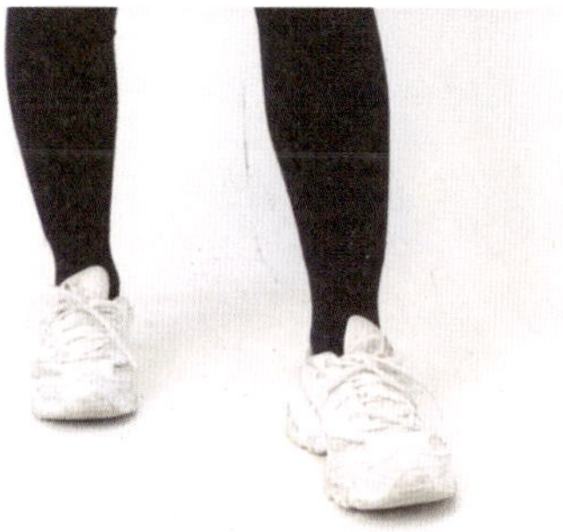

1 문틀이나 벽에 서서 양발을 어깨너비로 벌립니다. 우선 오른발을 문 앞으로 약 15cm 뻗어주세요.

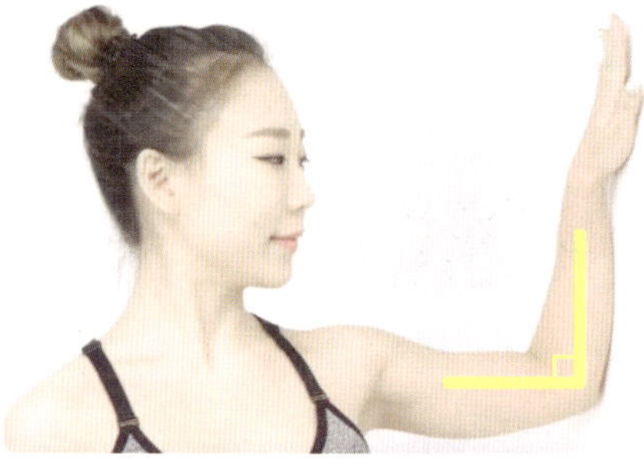

2 오른팔을 몸통과 90도가 되도록 옆으로 올리고 팔꿈치를 굽힙니다. 이때 팔꿈치에서 손바닥까지 팔의 전완부를 문틀에 붙여줍니다.

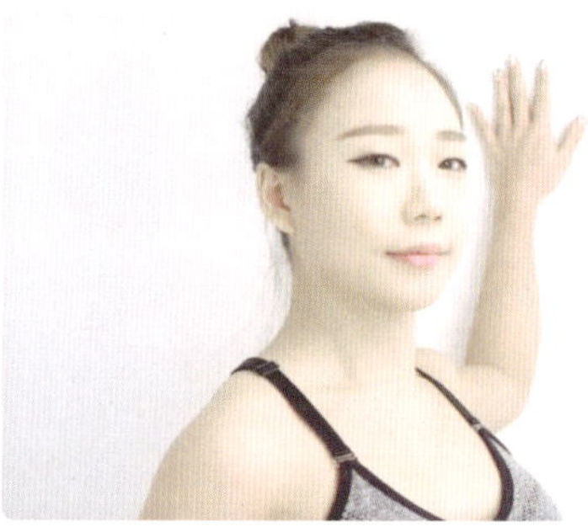

3 팔을 붙인 상태에서 흉근(가슴 근육)이 스트레칭된다고 느껴질 때까지 몸을 뒤로 조금씩 돌려줍니다.

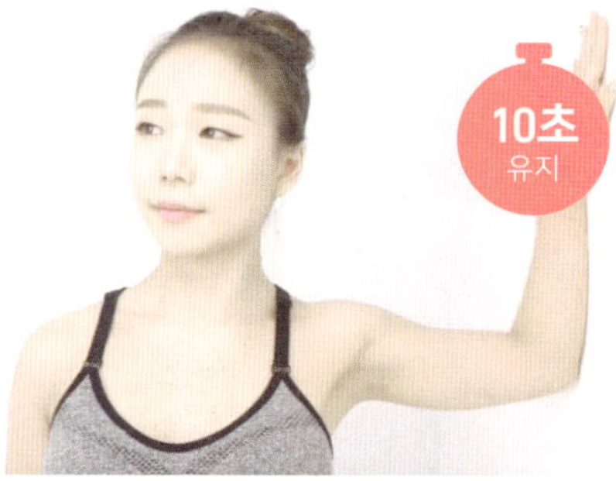

4 이 자세로 10까지 셉니다. 왼쪽도 똑같이 되풀이하면 됩니다.

경추 스트레칭

구부정한 등 쭉 펴주기

영상보기

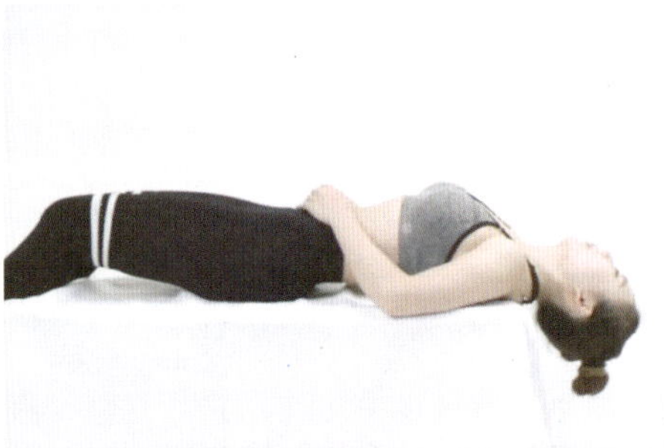

1 우선 침대에 등을 대고 몸을 쭉 뻗어줍니다.

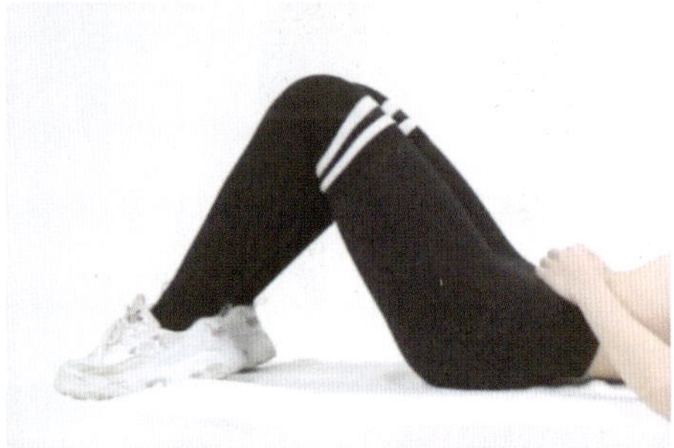

2 이 자세에서 등 아랫부분이 너무 당겨서 불편하면 처음에는 무릎을 구부린 상태에서 시작하시면 됩니다. 그러나 강한 스트레칭을 원하시면 무릎을 쭉 편 상태에서 하시면 좋아요.

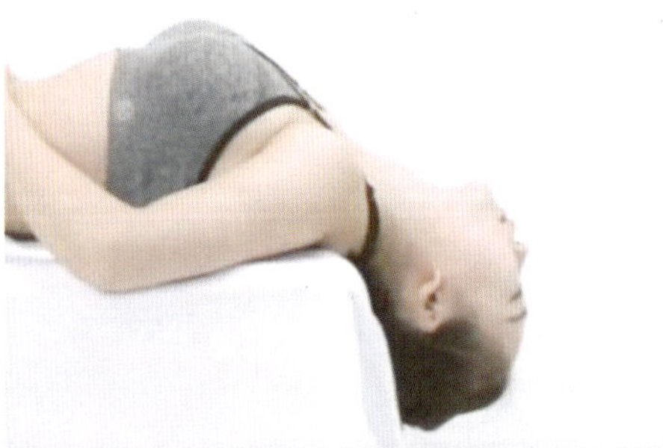

3 그런 다음 침대 끝까지 와서 머리를 침대 모서리 아래로 내려 떨어트립니다.

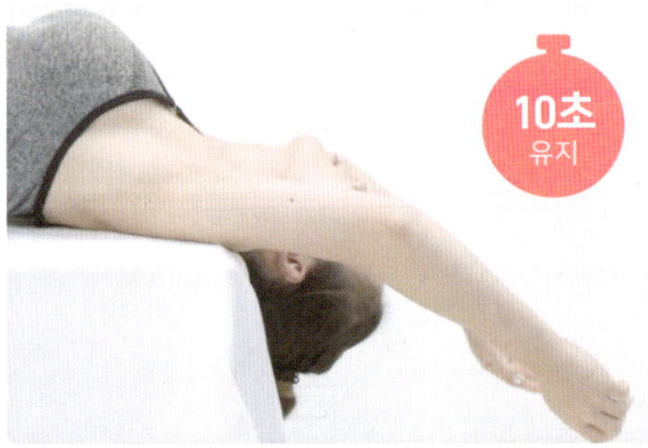

4 양팔을 귀 옆까지 올려 머리 위로 스트레칭 하면서 쭉쭉 뻗어줍니다. 이 자세로 10까지 세면서 유지한 다음 풀어주시면 됩니다.

얼굴 근육 풀어주기

사람의 얼굴 근육 개수는 약 80여 개 정도입니다. 80여 개의 오밀조밀한 근육들이 있기에 우리가 말을 하거나, 음식을 씹거나 삼키는 것은 물론이고, 표정을 지을 수도 있습니다. 얼굴 근육은 기능에 따라 저작근, 표정근, 호흡근 등으로 구별되며 균형 잡힌 근육 상태는 얼굴 건강의 필수 조건입니다.

얼굴비대칭은 안면골과 턱관절, 경추의 상대적 위치 관계가 깨지면서 얼굴을 구성하는 근육과 얼굴과 몸을 이어주면서 무거운 얼굴 무게를 목이 지탱할 수 있도록 지지해주는 근육들의 좌우 균형이 깨지면서 발생합니다.

안면비대칭과 관련된 가장 중요한 근육을 꼽으라면 측두근Temporalis과 이와 이어져 아래턱을 잡아주는 교근Masseter, 그리고 머리와 몸통을 이어주는 흉쇄 유돌근Sternocleidomastoid이 아닌가 합니다. 측두근과 교근 이 두 근육은 좋은 교합을 만드는 데 중요한 역할을 하는 저작근으로 쌍을 이루며

얼굴비대칭과 관계된 중요 근육

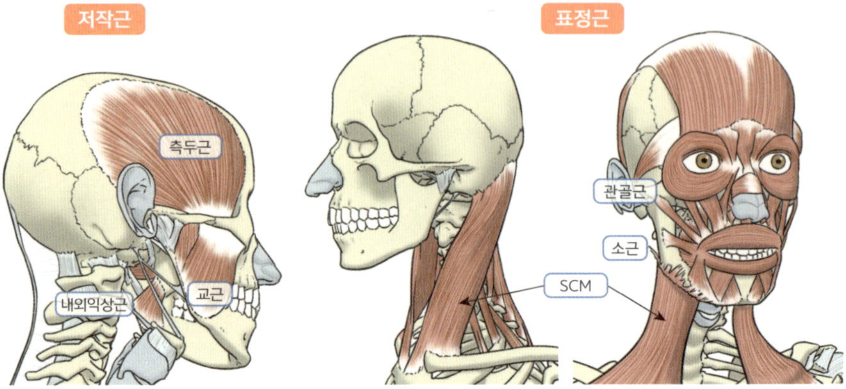

움직이며 턱관절 장애나 안면비대칭을 교정하기 위해서 꼭 치료해야 할 근육입니다. 흉쇄유돌근은 얼굴이 척추와 상대적으로 균형 맞는 바른 위치에 있도록 지지해주는 역할을 합니다. 그래서 얼굴비대칭이 있는 분들의 경우 이 흉쇄유돌근이나 교근이 한쪽만 비대해 있는 분들이 많습니다.

턱 밀기

영상보기

뒷목의 여러 근육들과 흉쇄유돌근을 이완하는 데 도움이 되는 운동법인데요. 이 동작은 얼굴이 전하방으로 이동하면서 굽은 등 자세를 가진 자세 습관을 가진 분들, 아래턱이 앞으로 튀어나와 있는 3급 부정교합이나 주걱턱 양상을 가지신 분들의 고착화된 근육의 부정렬 현상을 바로잡는 데 도움이 됩니다.

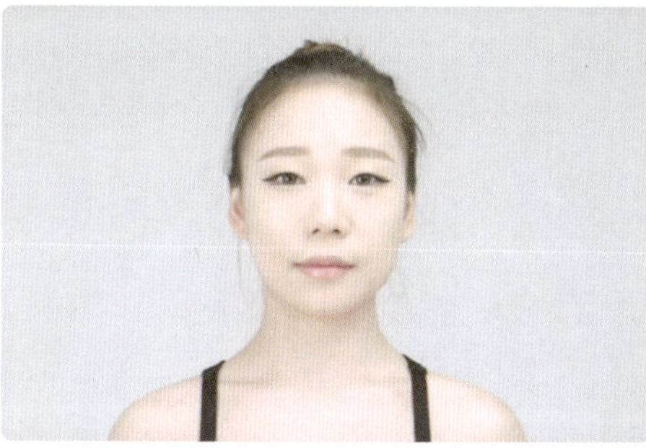

1 허리를 펴고 목을 세우는 바른 자세로 앉거나 서서 머리가 정면을 향하도록 합니다.

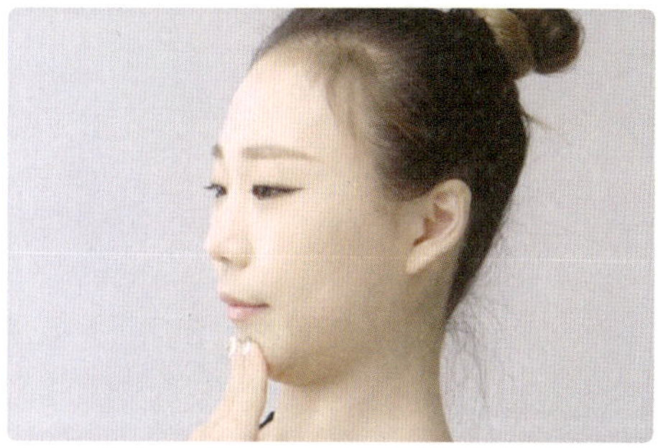

2 머리를 뒤로 밀면서 턱과 목이 만나도록 하면서 목뒤를 위쪽으로 쭉 늘려줍니다.

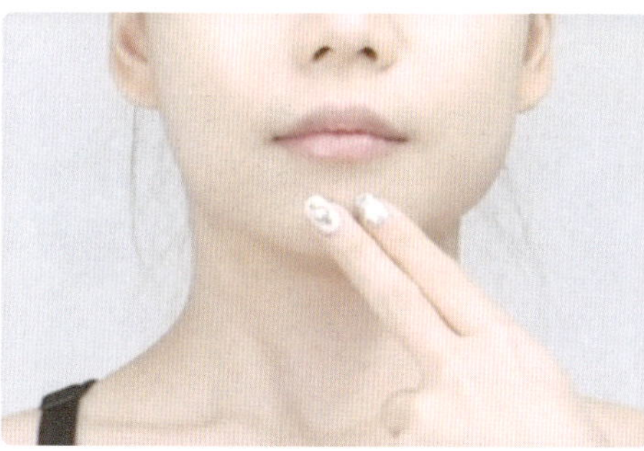

3 이때 한쪽 손의 검지와 중지를 사용해 턱의 중앙부에 손가락을 고정한 상태로 뒤로 밀어주세요.

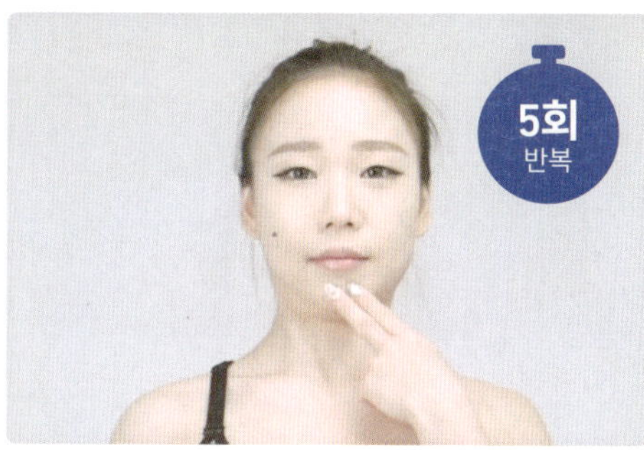

4 힘을 뺐다가 다시 위 동작을 반복하는 것을 5회 정도 반복해주시면 됩니다.

비대칭 교정운동

측두근 풀어주기

영상보기

측두근은 측두부에 부채꼴 모양으로 넓게 형성되어 있는 근육인데요. 측두근은 중요한 저작근으로 교합이 불균형하거나 이갈이를 할 때 활성화되는 근육입니다. 단축되면 그 방향으로 턱을 치우치게 만들어서 안면비대칭을 유발할 수 있는 근육입니다. 그래서 안면비대칭이나 턱관절 교정을 위해 꼭 이완이 필요한 근육입니다.

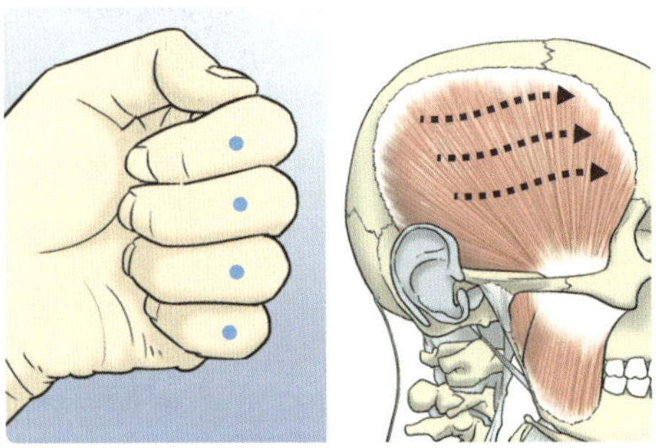

1 양손을 주먹 쥐고 손가락 중절을 이용해 귀 뒤쪽에서 앞으로 위 그림의 선처럼 포물선을 그리면서 꾹꾹 눌리면서 풀어주세요.

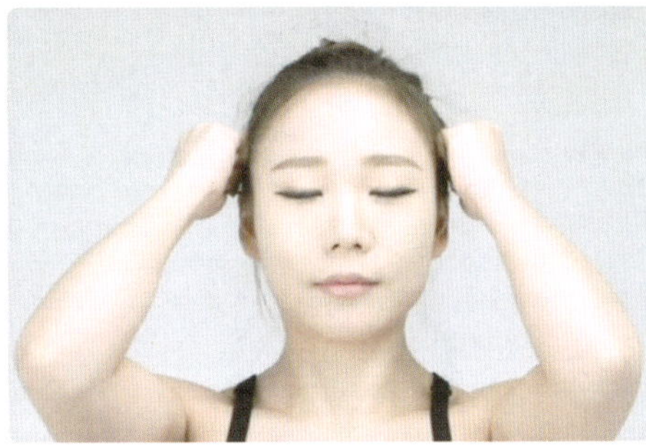

2 굳어서 더 아픈 곳에서는 잠깐 움직임을 멈추고 꾹 누른 다음 이완되면서 풀리는 것을 기다리신 다음 뒤에 양손을 앞으로 이동하면서 풀어주시면 됩니다.

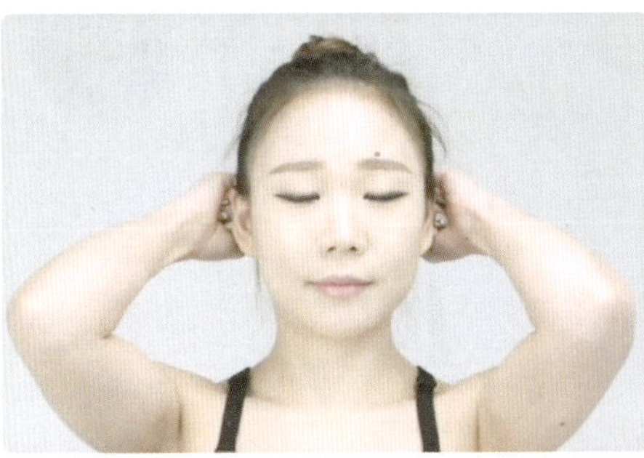

3 그리고 조금 내려와 같은 방식으로 반복하시면 됩니다.

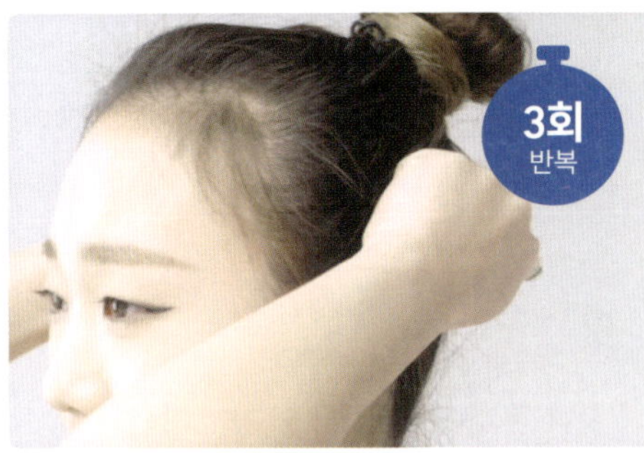

4 한 번에 3회 정도 진행해 주세요.

귀 잡아당기기

영상보기

이어풀(귀 당기기)은 성장기 아이들에게 활용하기 매우 좋은 스트레칭법으로 정골 요법에서 중요하게 다뤄지고 있습니다.

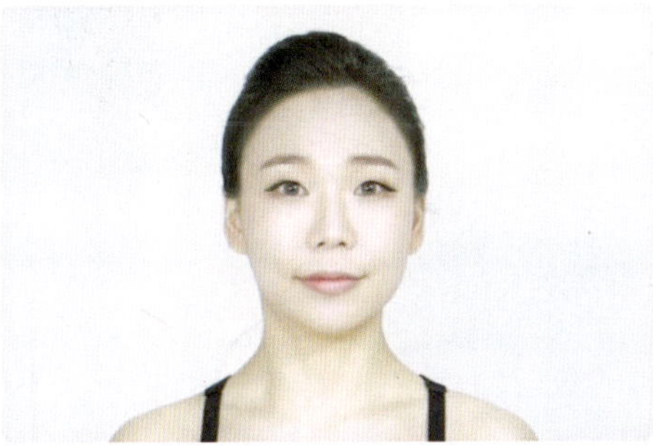

1 바른 자세로 앉거나 어깨 너비만큼 발을 벌린 다음 정면을 향하도록 섭니다. 만약 컨디션이 좋지 않다면 바닥에 등을 대고 누운 채 천장을 쳐다보면서 진행하셔도 좋습니다.

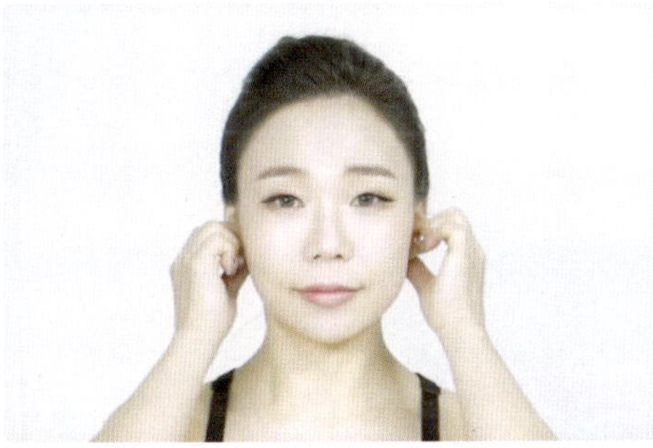

2 엄지와 검지를 이용해 귓불을 잡아줍니다. 검지는 귓바퀴 안쪽에 오목한 곳에 놓고 엄지는 귓바퀴 뒤 볼록한 곳에 놓으면 안정적입니다.

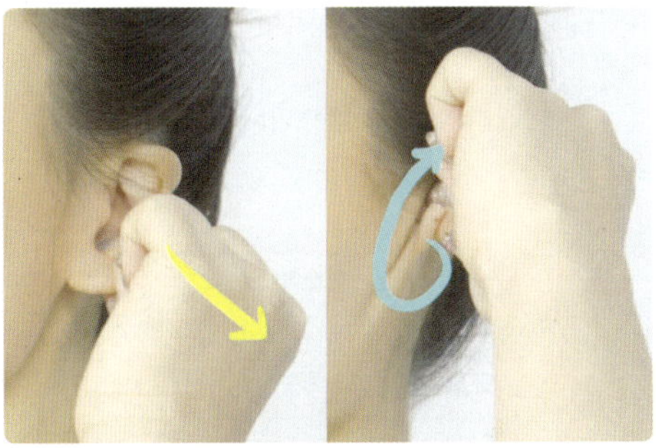

3 부드럽게 두 귀를 아래로 쭉 잡아당겨서 잠시 유지했다가 손힘을 풀어서 이완시켜줍니다. 그다음 45도 방향 바깥쪽으로 귀를 잡아당겨준 다음 잠시 후 힘을 풀어서 이완해주면 됩니다.

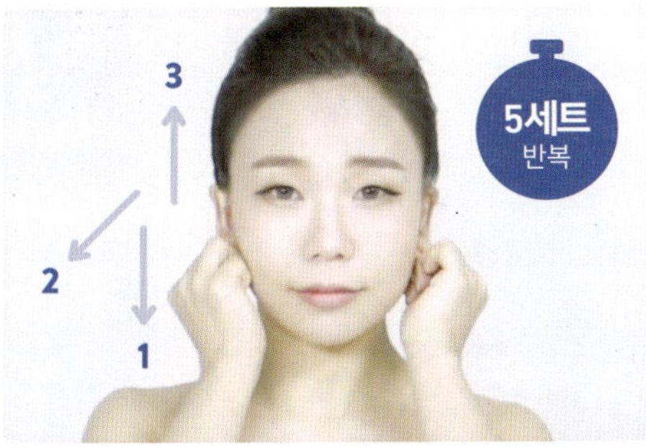

4 바로 이어서 귀를 접어서 위로 당겨준 다음 최대가 되었다 싶으면 손힘을 풀면서 마무리하면 됩니다.

5 3가지 동작을 연속으로 진행하는 것이 1세트이며 총 5세트 반복해주시면 됩니다.

비대칭 교정운동

교근 풀어주기

영상보기

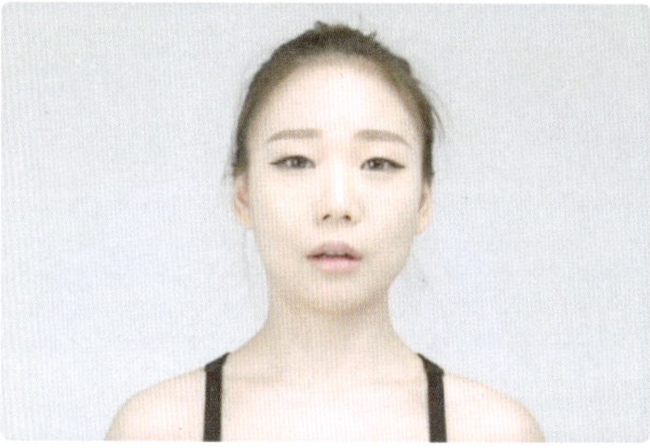

1 모든 동작은 허리를 펴고 바른 자세로 시작하는 것이 중요합니다. 턱에 힘을 빼면서 손가락 1개가 들어갈 정도로 입을 살짝 벌려주면 됩니다.

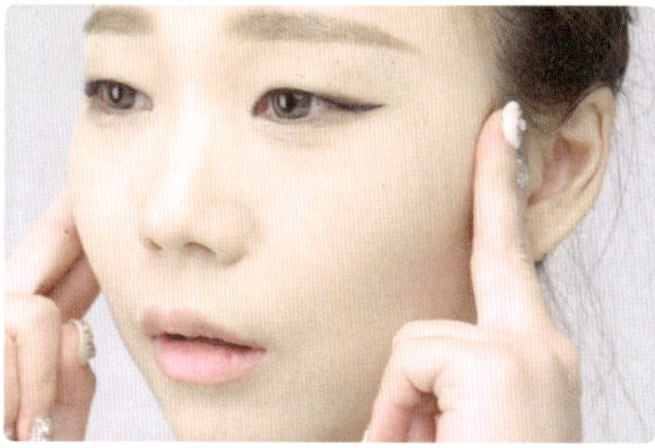

2 검지와 중지를 펴서 귀 옆 턱관절 부근에 불룩 튀어나온 교근에 손을 갖다 대고 지그시 눌러줍니다.

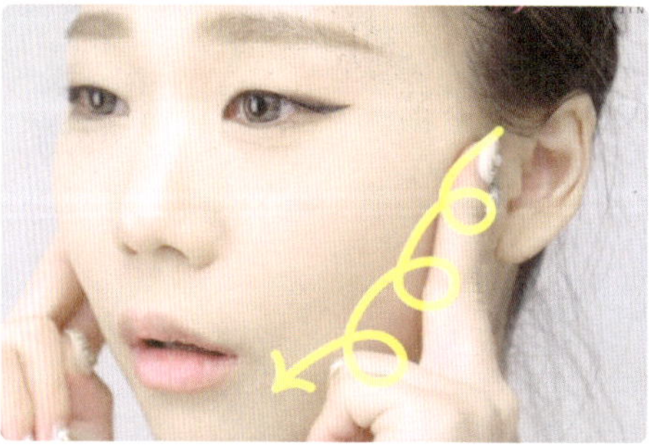

3 그런 다음 귀 옆에서부터 턱라인까지 꼼꼼히 동그라미를 그리면서 꾹꾹 눌리면서 내려옵니다.

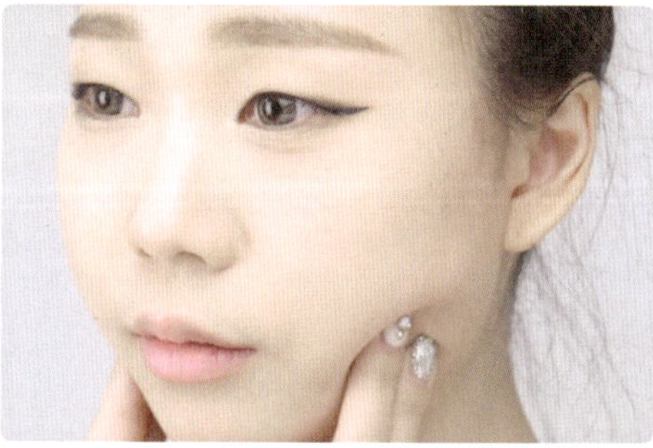

4 중간에 손에 힘을 빼지 않고 쭉 이어서 동작을 해주는 것이 중요합니다. 꾹꾹 눌러서 내려오면서 통증이 있거나 더 단단한 부위가 있다면 꾹 눌러 준 다음 이완되는 것을 기다렸다가 손힘을 풀어 주세요.

턱관절 스트레칭

영상보기

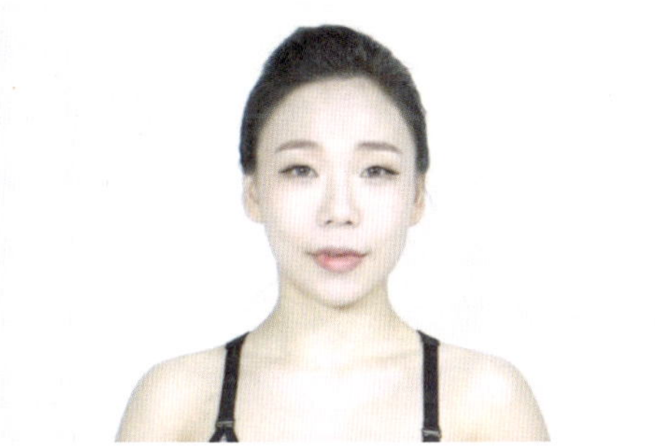

1 척추를 펴고 앉거나 서서 정면을 바라봅니다. 이 동작은 거울을 보면서 턱의 움직임을 바로잡으면서 운동을 하시면 좋습니다.

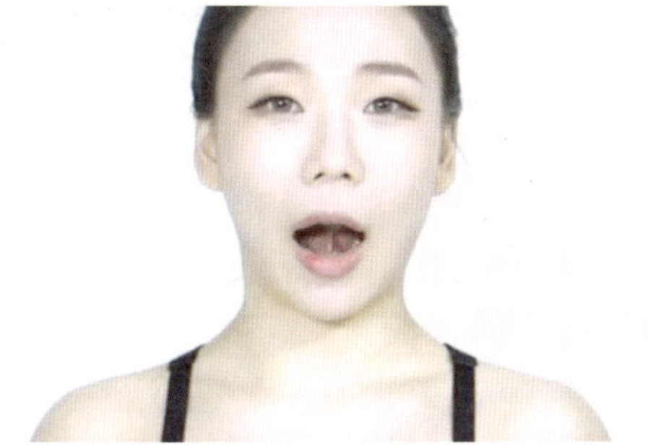

2 혀를 입천장 앞 1/3 지점(윗니 바로 뒤쪽 치은 볼록한 부위: 이하 스폿)에 대고 아래턱을 위아래 열었다 닫았다 합니다. 이 동작을 할 때 빨리 열었다 닫았다 하는 것이 중요하지 않고요. 최대한 턱이 스트레칭 될 수 있도록 입을 벌려주는 것이 중요합니다.

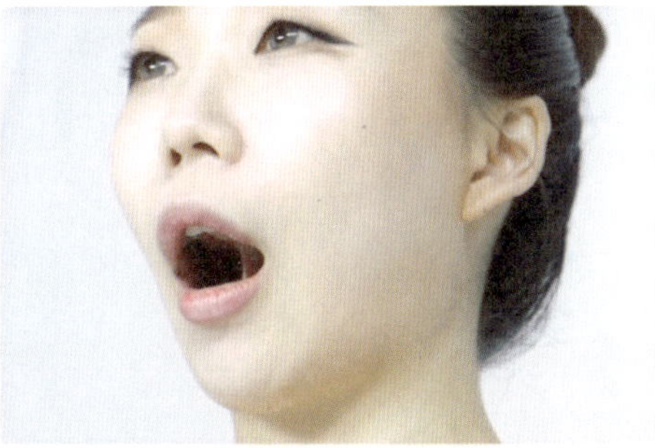

3 처음부터 무리해서 많이 벌리려고 하지 마시고 조금씩 스트레칭을 하면서 이완을 시켜주면서 입 벌리는 정도를 늘려주세요.

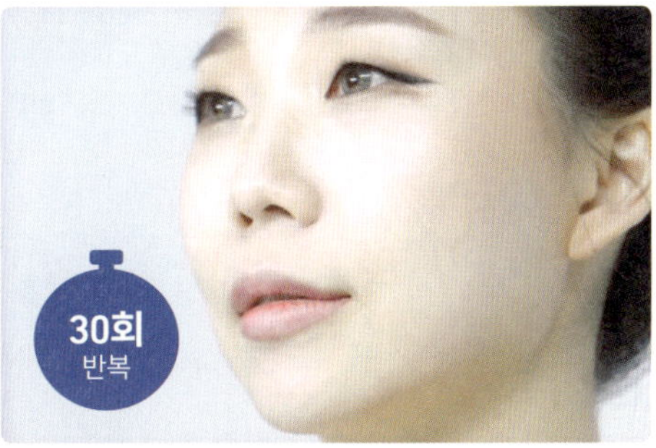

4 10회씩 반복한 뒤 5초 쉬고 총 30회(3세트) 반복합니다.

비대칭 교정운동

틀어진 턱 교정해주기

영상보기

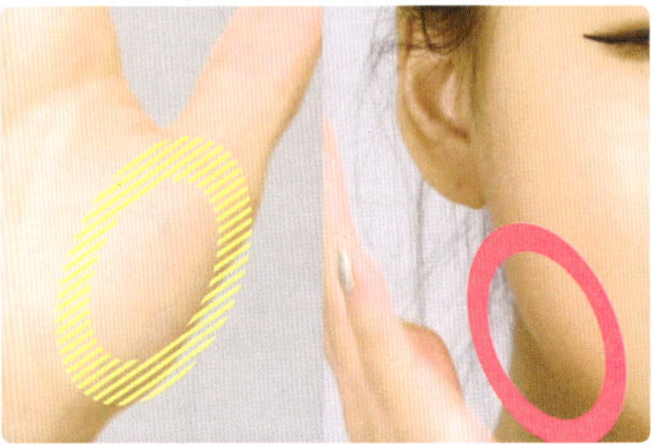

1 턱이 틀어진 쪽에 손바닥을 대고 어제부를 하악각 부위에 밀착시킨 다음,

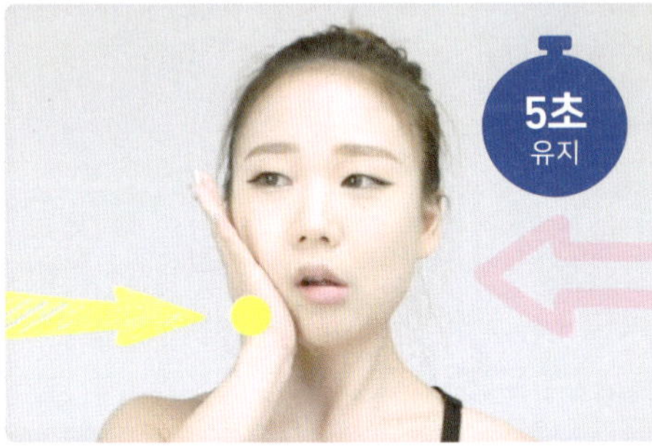

2 안 틀어진 쪽으로 턱을 밀어주면서 고개는 틀어진 쪽으로 돌린 상태로 5초 유지합니다.

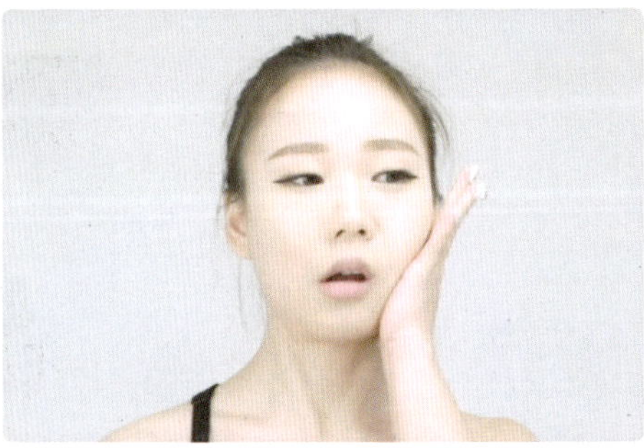

3 이후 정상인 쪽에도 손바닥을 밀착시킨 뒤 턱을 정상인 쪽으로 밀면서 버팁니다.

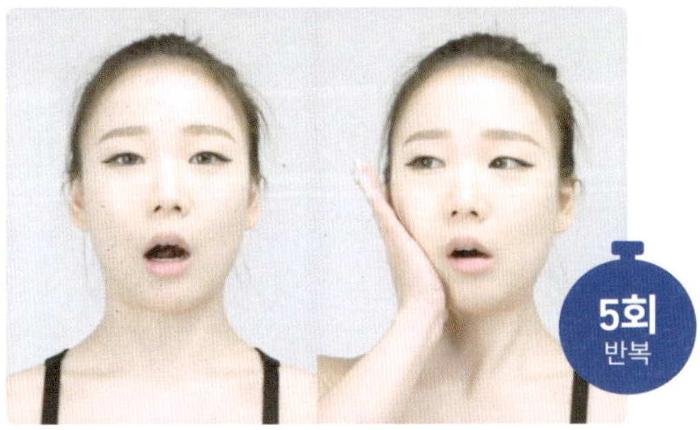

4 턱이 틀어진 쪽과 반대쪽 입천장에 혀를 대고 입을 벌린 상태를 5초 유지합니다. 틀어진 쪽에 손바닥을 대고 반대쪽으로 눌러줍니다. 이 동작을 5회 반복합니다.

구강과 혀 운동

얼굴비대칭을 교정하는데 왜 구강과 혀 운동을 하라는 건지 의아해하는 분들도 계실 거 같습니다. 턱관절 장애나 얼굴비대칭이나 주걱턱과 같은 얼굴 변형의 경우 평소 저작, 연하, 호흡 습관에 의해 점차 진행되는 질병입니다. 그래서 평소 구강호흡이 아니라 코로 편하게 호흡을 할 수 있어야 하며 안정 시에 혀 위치는 너무 뒤로 밀리거나 아래로 내려와 있으면 안 되며, 음식을 씹을 때 어금니에서 입을 다물고 저작하는 것이 중요합니다. 그래서 자세습관 교정도 중요하지만, 평소 올바르게 숨 쉬고 씹고 삼키는 습관을 갖는 것보다 좋은 구강과 혀의 운동은 없습니다. 옳지 않은 저작, 연하 습관을 가지고 있었다면 그 습관부터 먼저 교정을 해주셔야 합니다.

저는 구강과 혀 주변의 약화된 근육을 강화하기 위한 치료법으로 구강얼굴운동orofacercise을 활용하고 있는데요. 이는 근기능요법myofunctional therapy이라는, 구강과 혀의 근육의 움직임을 바로잡는 운동법과 턱관절, 얼굴 근육 교정 운동법을 결합해서 임상에서 활용하고 있는 운동 교정 요법입니다. 구강얼굴운동은 입술과 뺨의 근육 기능이 약화되거나 과긴장되어 생긴

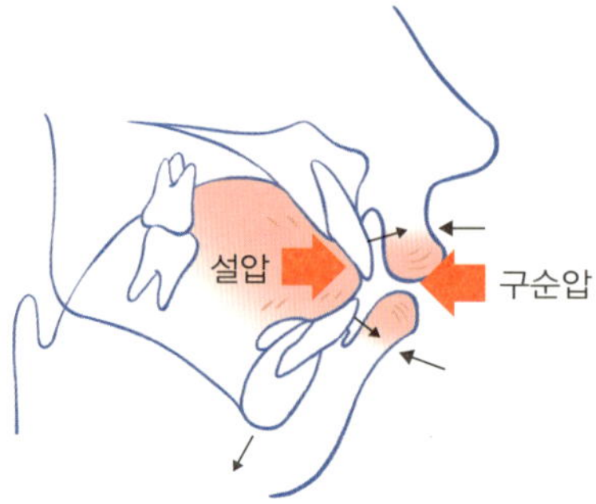

설압과 구순압이 균형 잡힌 상태

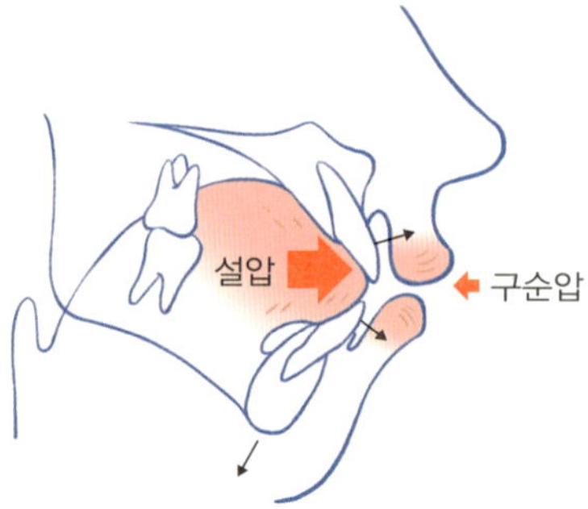

구강 근육의 균형이 깨진 상태

불균형을 해소해 상악과 하악의 정상적인 발달을 유도하는 근육 트레이닝법으로 바른 호흡 습관, 저작 습관, 연하 습관을 회복해 안면, 구강 근육 기능을 정상화하는 것을 목표로 하고 있습니다.

구강, 얼굴 근육 훈련이 필요한 이유

얼굴의 변형은 치아와 턱관절의 불균형 현상과 관련이 깊습니다. 턱관절은 안면부 근육 중 저작근과 유기적으로 관련되어 있으며, 치아는 혀, 입술, 뺨 등의 구강 주위의 근육에 의해 항상 압력을 받고 있습니다. 치아와 턱관절은 기능적으로 연결되어 있고, 턱관절의 변이는 경추의 변위를 일으키면서 전신의 불균형으로 이어지게 됩니다.

치아의 경우 안쪽에서는 혀, 바깥쪽에서는 입술과 뺨의 근육의 힘이 각각 상악과 하악골 그리고 치열에 영향을 줍니다. 치열 부정렬 현상은 얼굴의 하부 구조를 이상하게 만드는 데 직접적으로 영향을 줄 수 있습니다. 그래서 건강한 호흡, 안정적인 교합, 바른 얼굴 성장이 가능하려면 구강 주위의 근육의 압력이 균형 잡힌 상태로 유지되는 것이 중요합니다.

저작, 연하, 발음, 호흡 등 구강과 관련된 여러 기능이 좋지 않다면, 치아와 빰에 미치는 압력의 균형이 무너지고, 하악과 상악의 성장에도 문제가 발생할 수 있으며 결국 치과적으로 부정교합으로 이어지며, 안면비대칭 주걱턱, 긴얼굴증후군과 같은 얼굴 변형의 원인이 될 수 있습니다.

구강얼굴운동을 진행하기 전 점검해야 할 것들

나는 어떤 습관을 바꿔야 할까?

구강 습관

- ○ 손가락 빨지 않기
- ○ 입술을 깨무는 습관
- ○ 턱을 괴는 습관
- ○ 혀를 빠는 습관 고치기
- ○ 손톱을 깨무는 습관

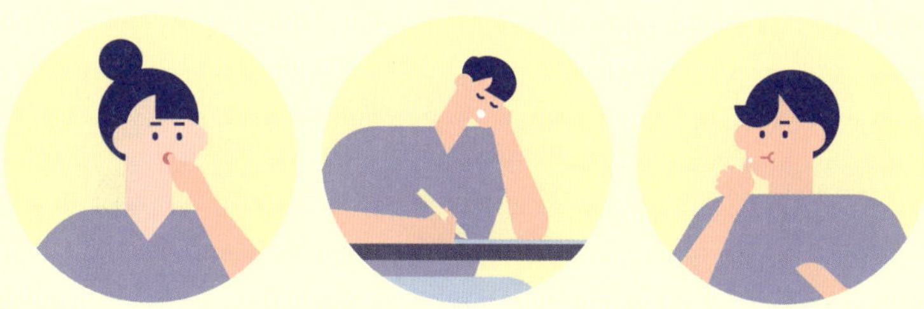

자세 습관

- ○ 스마트폰을 보는 시간이 많다.
- ○ 게임하고 컴퓨터를 보는 시간이 많다.
- ○ 길을 걸으면서 스마트폰을 보는 경우가 많다.
- ○ 소파나 의자에 배를 접고 등을 기대어 앉는다.
- ○ 허리가 구부정한 것 같다.
- ○ 등이 굽었고 목을 앞으로 쭉 빼는 자세이다.
- ○ 짝다리 짚고 서 있는 경우가 많다.
- ○ 다리를 꼬고 앉아 있는다.

씹는 습관

- ○ 혀를 앞쪽으로 밀어내면서 씹는다.
- ○ 침과 거품이 입가에 많이 고인다.
- ○ 얼굴이 과도하게 긴장되면서 씹는다.
- ○ 한꺼번에 음식을 많이 넣고 씹는다.
- ○ 어금니가 아니라 앞니나 소구치로 씹는다.

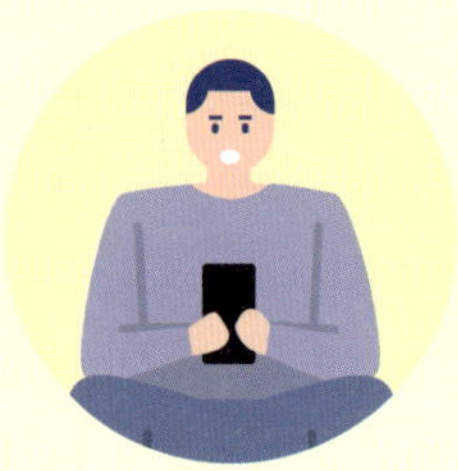

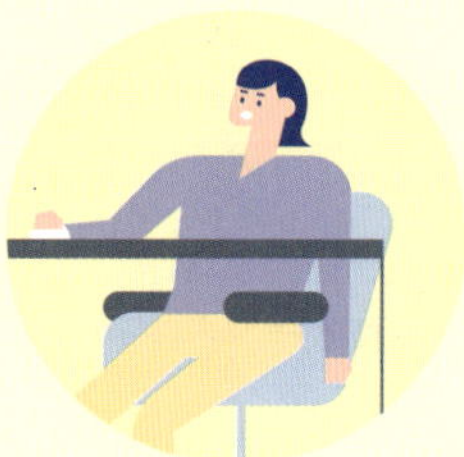

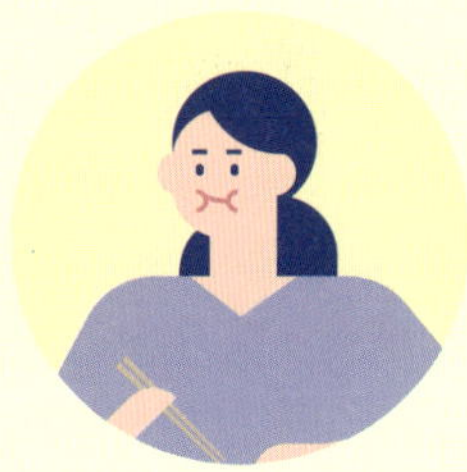

구강 호흡 습관

- ○ 입으로 숨을 쉬는 구강 호흡을 한다.
- ○ 잠자는 동안 입을 벌리고 잔다.
- ○ 밥 먹을 때 쩝쩝거리는 소리가 난다.
- ○ 밥 먹을 때 입을 열고 씹는다.
- ○ 평소 혀 위치가 아래턱 쪽으로 떨어져 있다.
- ○ 평소 혀가 잘 눈에 띈다.
- ○ 평소에 위아래 치아를 악물고 있다.
- ○ 입에 힘을 주지 않으면 입 다물기가 힘들다.
- ○ 아래턱이 긴장되어 'ㅅ'자형 입술이다.
- ○ 윗입술이 짧아서 윗입술이 들린다.
- ○ 입술이 자꾸 벌어진다.
- ○ 입꼬리가 한쪽만 올라간다.

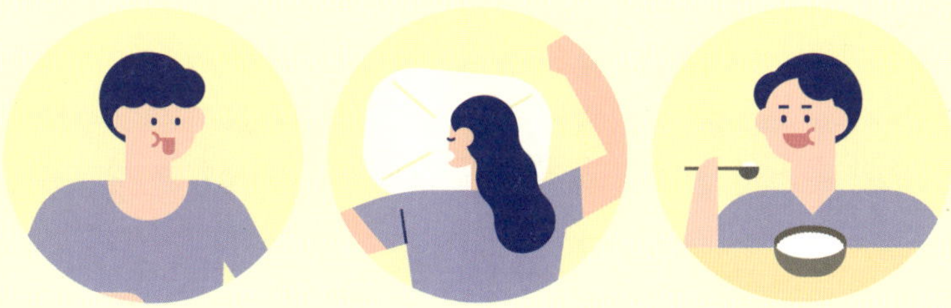

바른 혀 위치 운동

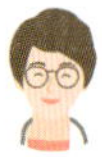

바른 얼굴, 고른 치아, 건강한 호흡은
평소 습관을 바로 잡는 것에서 시작됩니다.

평소 구강습관은 이렇게

좋은 구강 습관 원칙

- 코로 숨 쉬기
- 혀는 위 앞니 바로 뒤 치은 볼록 올라온 곳에 편하게 붙이기
- 치아를 악물지 않기

밥 먹을 때는 이렇게

제대로 먹는 방법

- 고개를 들고 자세는 바르게
- 볼이 너무 부풀지 않도록 한 입씩만 넣고,
  어금니로 꼭꼭 씹기
- 삼킬 때까지 입을 벌리지 않기(코로 호흡)

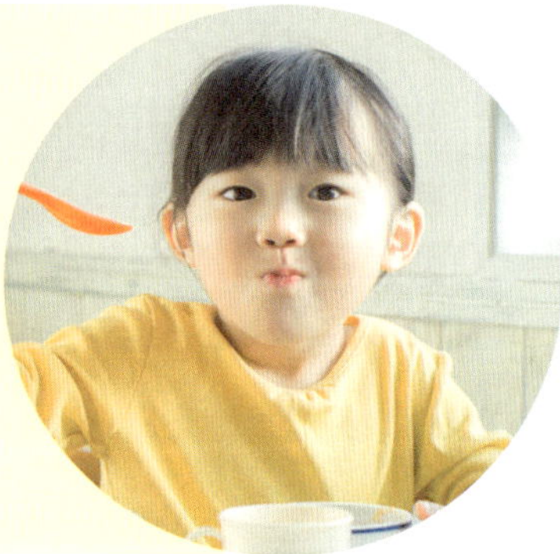

가글가글 습관 만들기

양치할 때는 가글가글

- 입술을 다물고 물을 치아와 치아 사이에 넣고 공기와 섞이도록 부글부글 가글합니다. 다른 사람이 들릴 정도로 크게 들리도록 합니다.

외출해서 돌아오면 바로 와글와글

- 머리를 위로 향하고, 입에서 확실히 숨을 뱉어 내며 와글와글 가글해주세요.

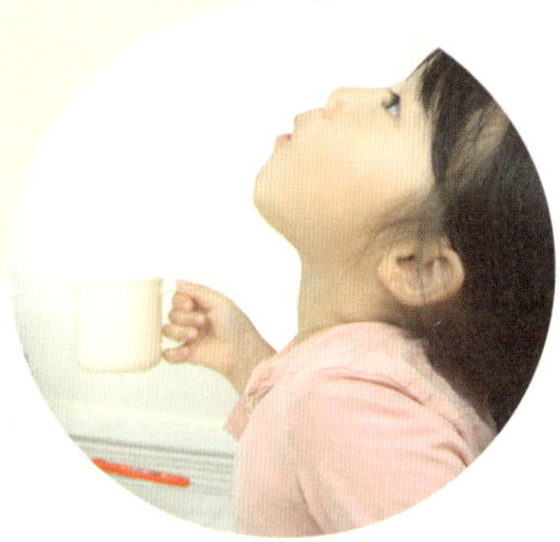

구강얼굴운동 훈련법

구강 내에서 하는 동작이나 입술 운동법은 손가락이나 간단한 도구를 활용하는 경우가 많습니다. 손을 깨끗이 씻어주시거나 그게 힘드시다면 비닐장갑을 착용하신 상태에서 시작하시면 되겠습니다. 우선 손가락을 이용해 입안 근육과 근막을 이완해주시는 동작을 먼저 하시면 됩니다.

① 입 주변 근육 풀어주기

입안에서 얼굴 근육 풀어주기

영상보기

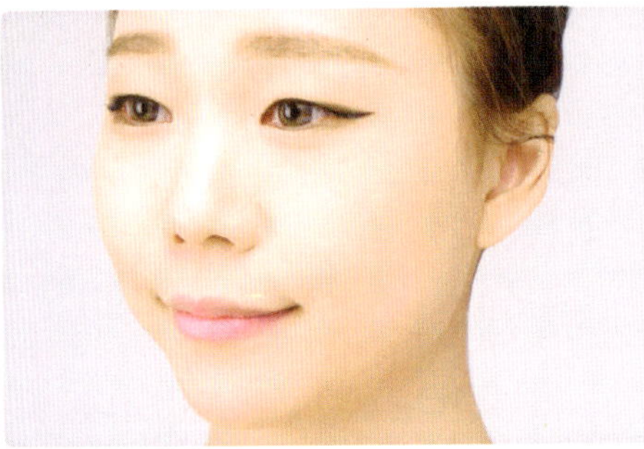

1 손을 깨끗이 씻거나 비닐장갑을 착용한 뒤 바른 자세로 앉거나 서주세요. 우선 구강 내에서 하는 동작들은 턱에 힘을 빼주는 것이 중요합니다.

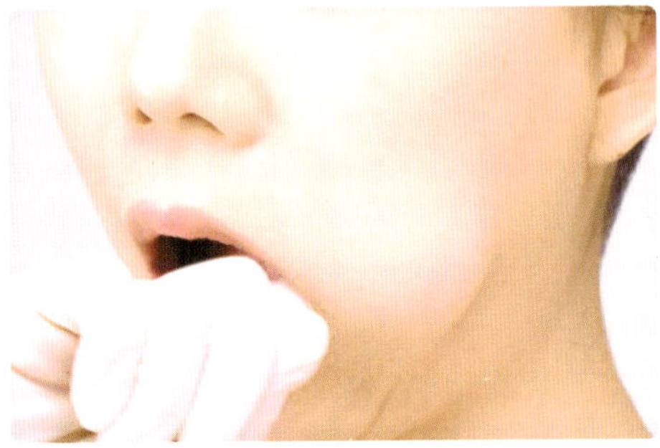

2 검지를 볼살과 어금니 사이의 공간에 끼워 넣은 다음 볼 안쪽을 시계 방향으로 꾹꾹 눌리면서 돌려줍니다.

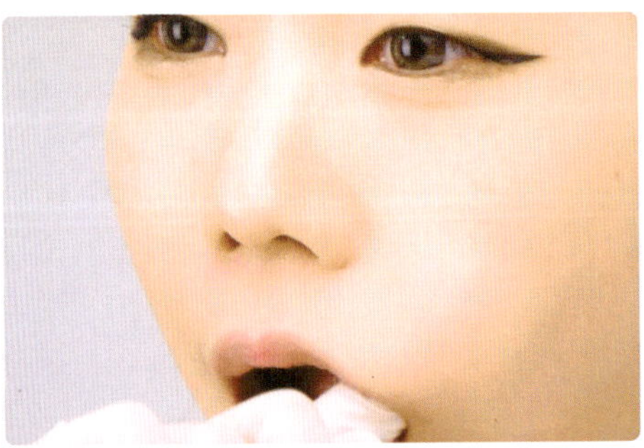

3 바깥에서 중간, 안쪽을 3개 부위 정도로 나눠서 점점 깊게 손가락을 넣어준 다음 손가락을 움직이면서 마사지를 해줍니다.

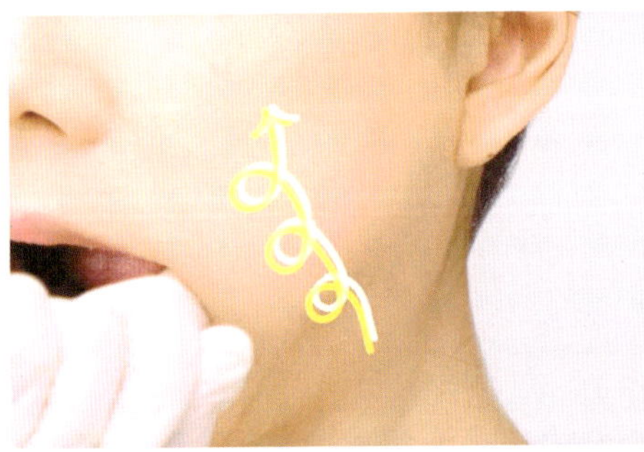

4 한쪽이 끝나셨으면 반대쪽도 이어서 진행해주시면 됩니다.

① 입 주변 근육 풀어주기

상악 마사지 / 입천장 마사지

영상보기

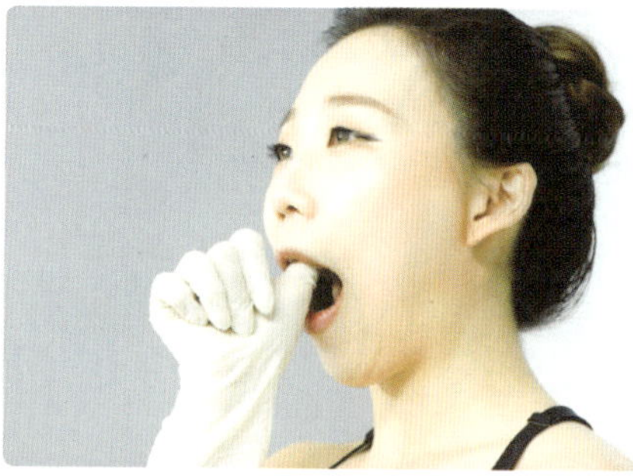

1 바른 척추 자세로 허리를 펴고 앉습니다.

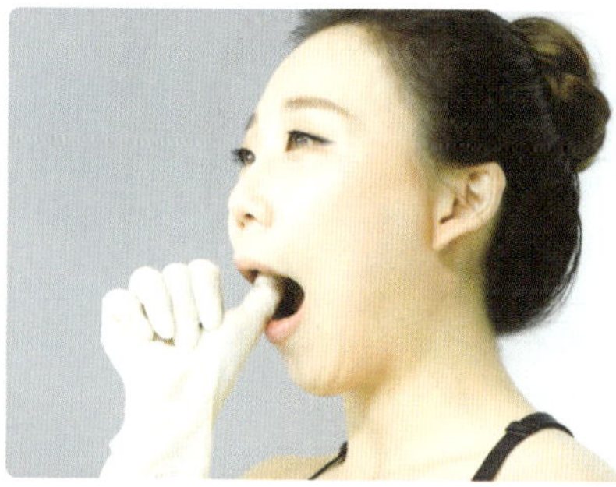

2 입천장에 검지나 엄지의 첫 번째 분절, 지문 있는 부분을 대고 지그시 눌러줍니다.

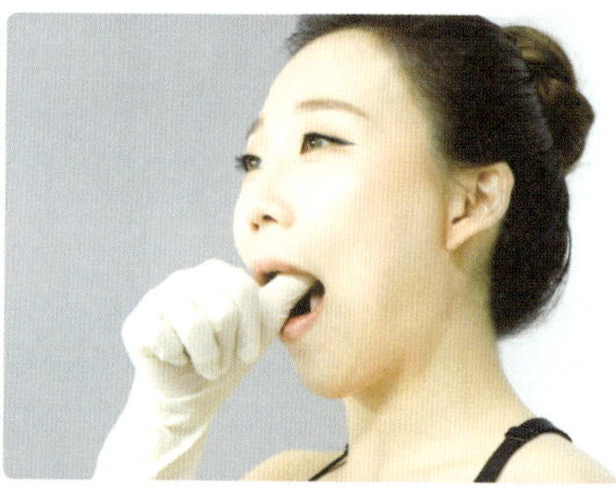

3 안쪽 목젖 있는 부분에서 앞니 방향으로 이동하면서 마사지를 합니다.

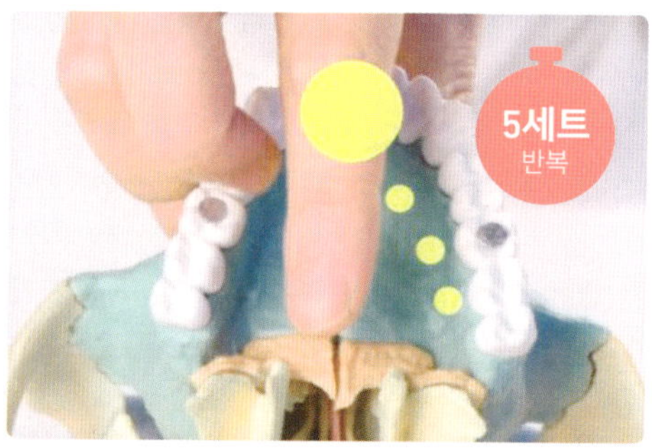

4 입천장 중심으로 좌우 어금니 방향으로 각각 3부위로 나눠서 부채꼴 모양으로 목젖 있는 안쪽부터 앞니 방향으로 쭉 눌러주면서 마사지를 해줍니다. 3부위를 1세트로 5회 반복해 주세요.

① 입 주변 근육 풀어주기

혀 돌리기

영상보기

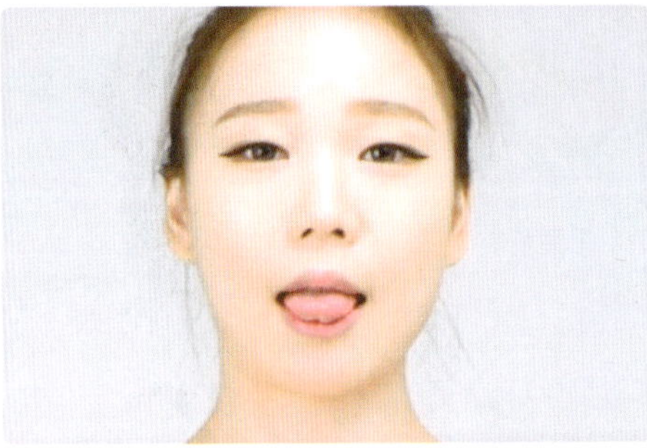

1 역시 바른 자세로 앉거나 서서 머리가 정면을 향하도록 합니다. 이 동작도 거울을 보면서 혀의 움직임을 눈으로 확인하면서 연습해주시면 좋습니다.

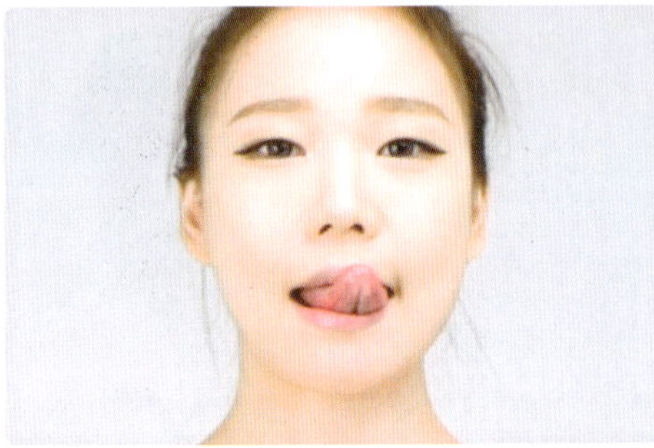

2 우선 혀가 코에 닿을 듯이 쭉 위로 뻗어줍니다.

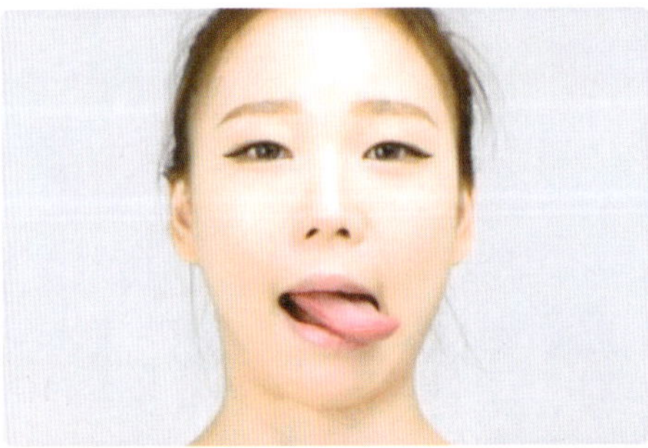

3 그런 다음 혀가 입술 주위로 해서 한쪽 방향으로 천천히 5회 돌려줍니다.

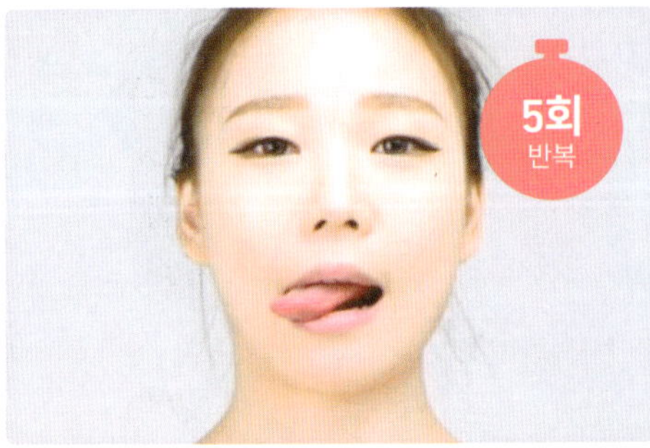

4 다시 반대방향으로 5회 돌려주는 것을 이어서 해주세요.

이 구강운동법은 입술 주위를 핥을 것처럼 혀를 시계방향, 그리고 시계 반대방향으로 돌리는 자세인데요. 이 자세 처음부터 원을 그리듯이 혀를 움직이는 건 쉽지 않더라고요. 그러나 연습이 힘~! 반복하시다 보면 어느 순간 혀를 동그랗게 모두 편하게 움직일 수 있게 되실 겁니다.

② 혀의 바른 위치 익히고 근력, 컨트롤 능력 기르기

스폿 위치 익히기

영상보기

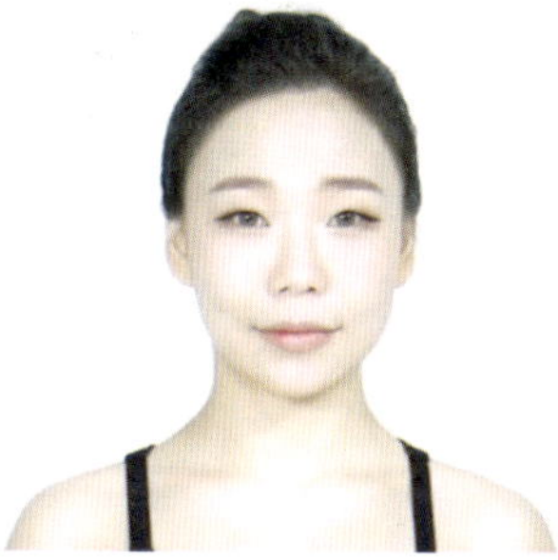

1 자세를 바르게 하고 정면의 거울을 바라봅니다.

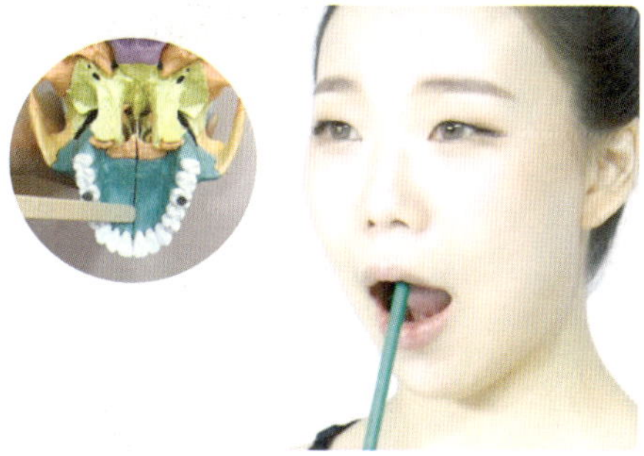

2 거울을 보며 입을 크게 벌리고 스폿에 스틱을 댑니다.

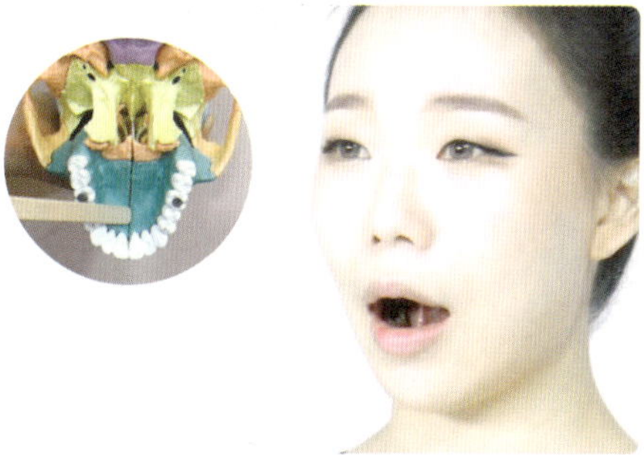

3 다섯을 센 후 스틱을 떼고 혀끝을 스폿에 대고 다시 다섯까지 셉니다.

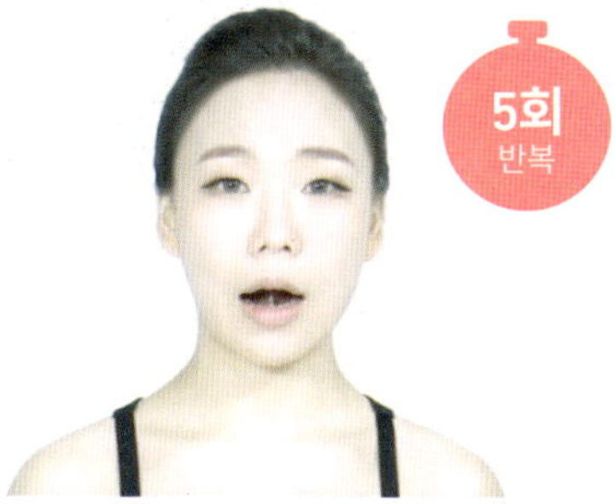

4 이 과정을 다섯 번 반복한 뒤 나머지 다섯 번은 조금 빠른 속도로 반복합니다.

혀 끌끌 차기

영상보기

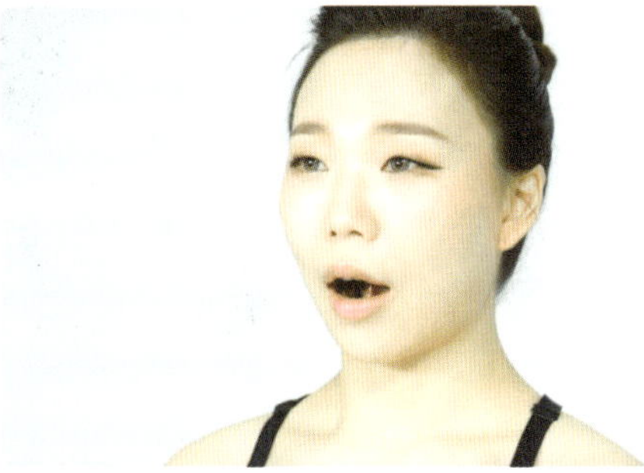

1 자세를 바르게 하고 목을 세워 거울을 봅니다. 혀끝을 스폿에 대고 흡착시키면서 입을 크게 벌리면서 설소대를 쭉 늘린 다음,

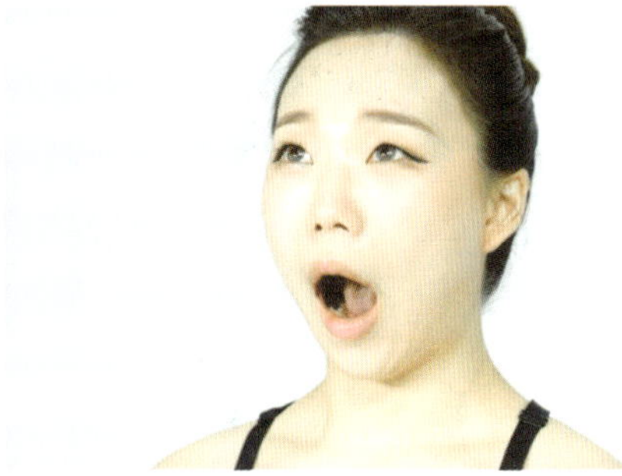

2 딱 하고 혀를 찹니다.

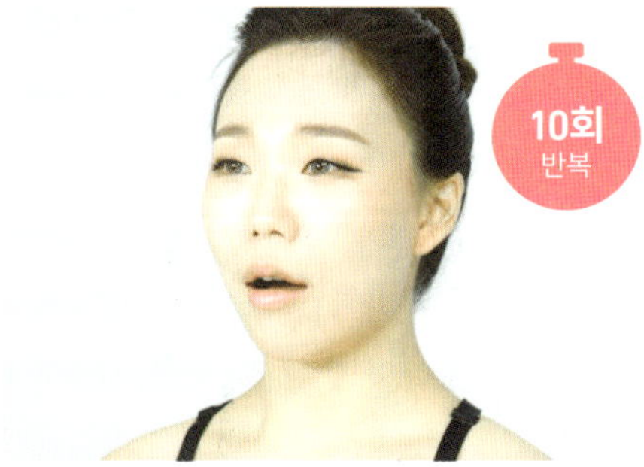

3 10회 정도 연속해서 혀를 찬 다음, 혀를 스폿에 붙인 채로 턱을 쭉 스트레칭 해줍니다.

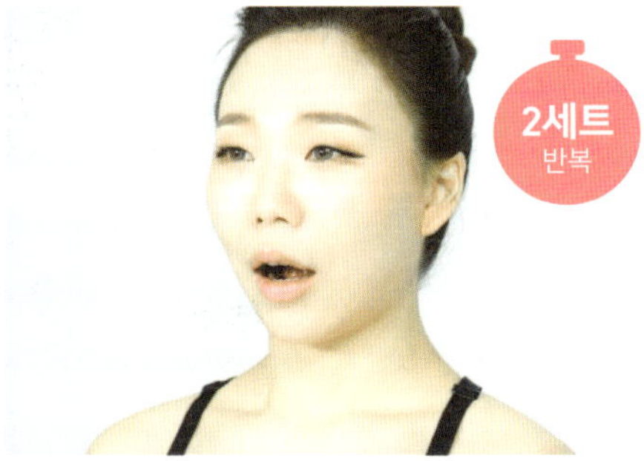

4 다시 1번부터 3번까지 반복한 뒤 같은 방식으로 2세트 더 반복해줍니다.

② 혀의 바른 위치 익히고 근력, 컨트롤 능력 기르기

혀 뒤로 끌기

영상보기

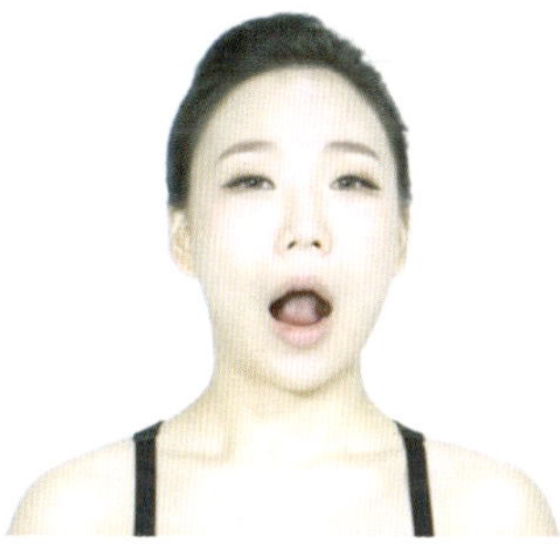

1 자세를 바르게 하고 혀 전체를 상악(위턱) 입천장에 흡착시키면서 입을 크게 벌립니다.

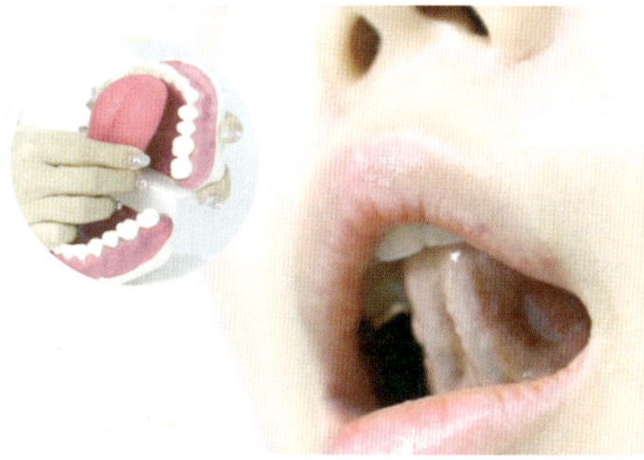

2 그대로 혀 정중앙 부위가 위턱을 천천히 비비듯이 뒤로 끌어줍니다.

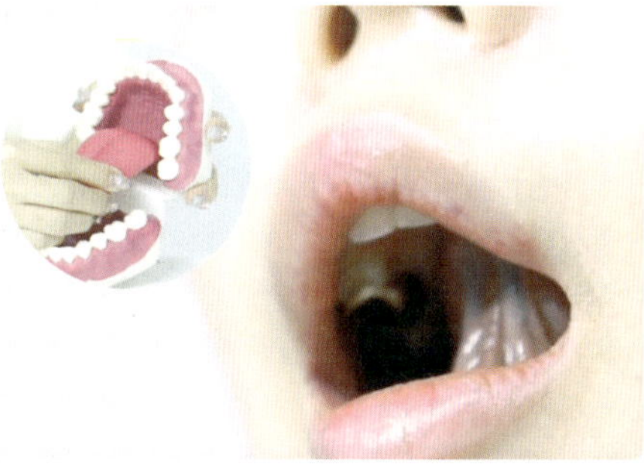

3 혀 중심부가 목 근처까지 오면 혀의 뿌리를 목 깊숙이 당기는 느낌으로 쭉 내려줍니다.

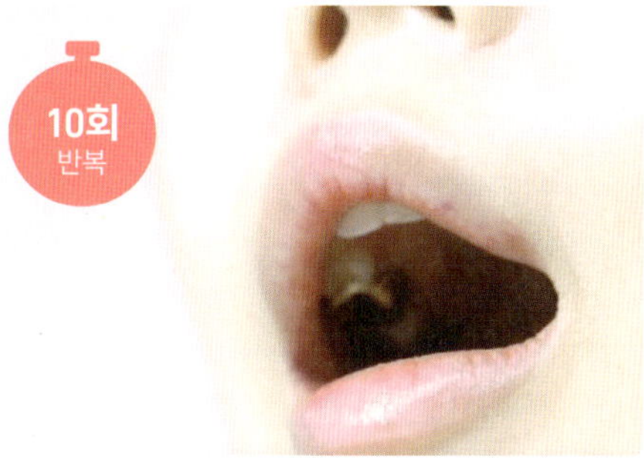

4 이 동작을 10회 반복해줍니다.

② 혀의 바른 위치 익히고 근력, 컨트롤 능력 기르기

혀끝 근력 기르기

영상보기

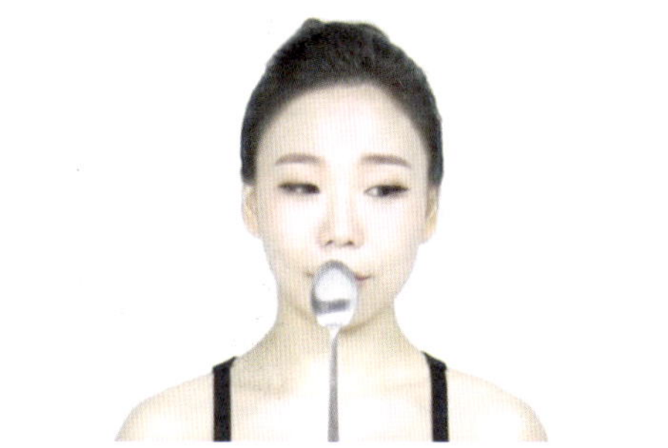

1 자세를 바르게 하고 숟가락을 잡아 입 앞으로 가져다 댑니다.

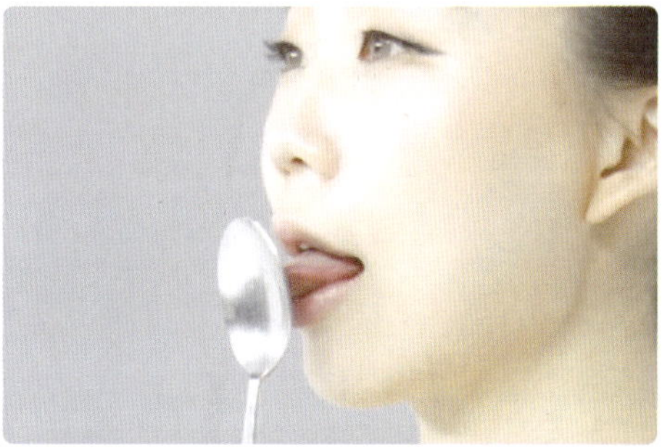

2 입을 크게 벌린 채 혀끝으로 2초간 숟가락을 누르고,

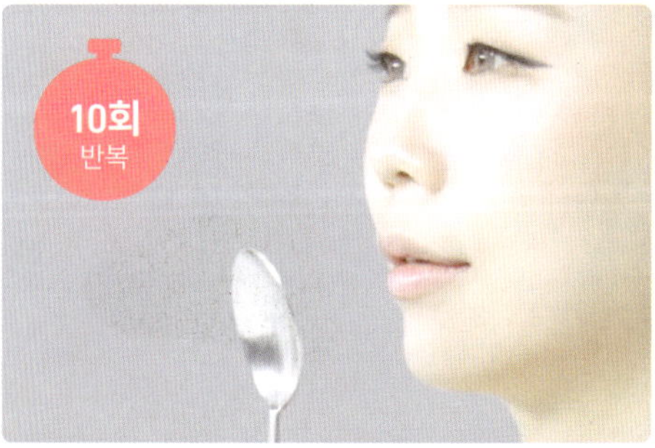

3 2초간 쉽니다. 이 동작을 10회 반복합니다.

② 혀의 바른 위치 익히고 근력, 컨트롤 능력 기르기

빨대 물고 있기

영상보기

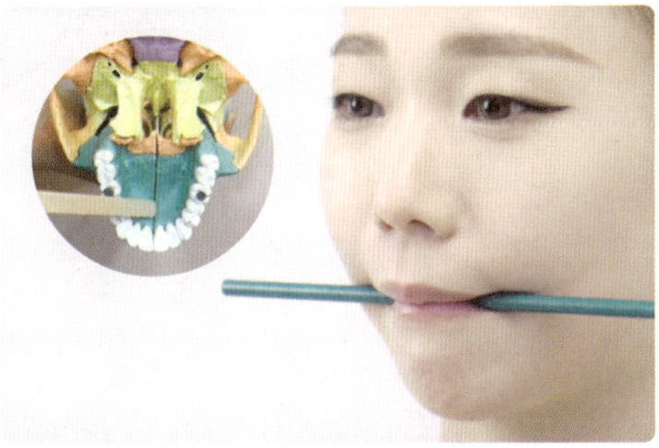

1 혀끝을 스폿에 대고, 빨대를 가볍게 물고 입술을 다물어주세요.

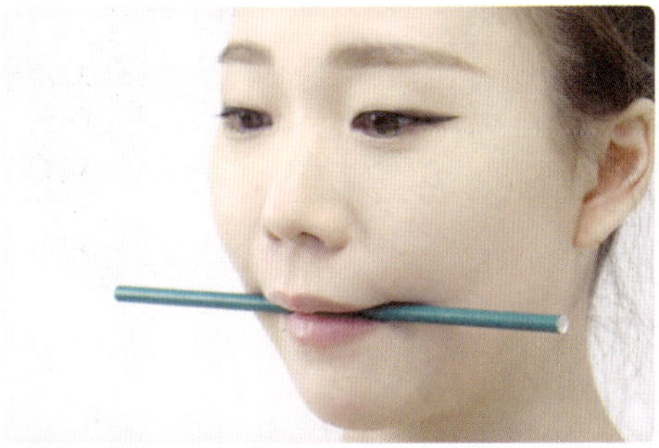

2 입술 양 끝에 닿는 빨대가 불편하면 조금 앞으로 옮겨서 물어주세요.

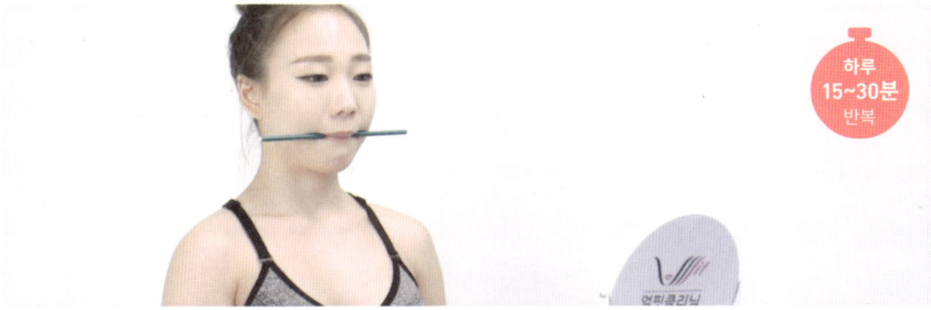

3 이 동작은 하루 15~30분 정도 반복하면 좋습니다. 텔레비전 보면서, 숙제하면서 등 구체적으로 이 훈련을 하는 시간을 정해두면 매일 반복하기가 좋겠습니다.

③ 구강 호흡 개선

바른 호흡 감각 익히기

영상보기

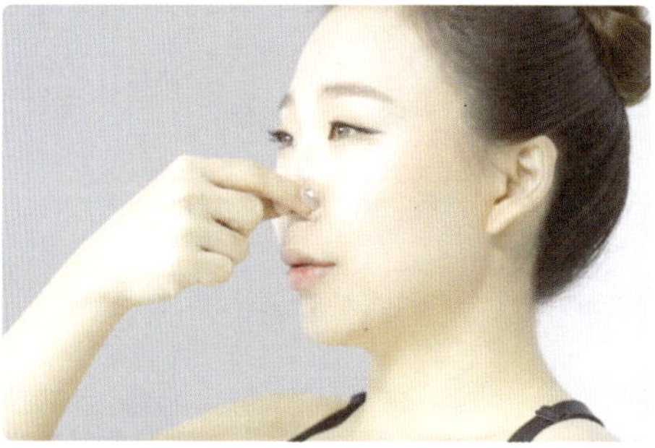

1 자세를 바르게 한 뒤 코를 막고 입으로만 마시고,

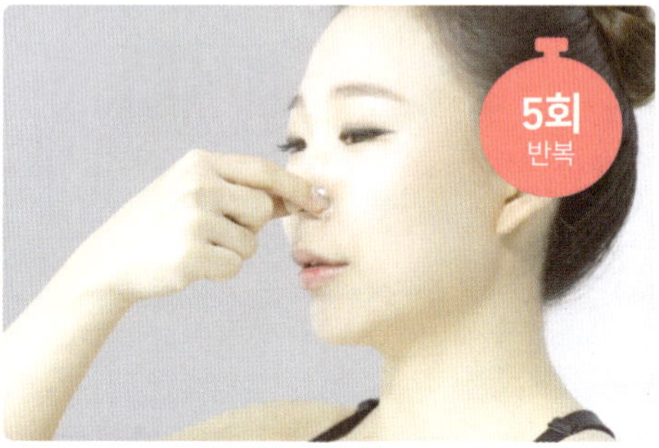

2 입으로만 뱉는 과정을 5회 반복합니다.

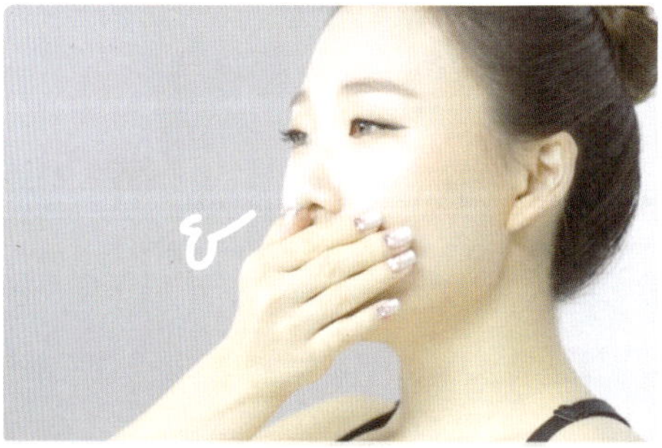

3 다음에 코에서 손을 떼고 입을 다물어 코만으로 소리가 날 정도로 세게 마시고 내뱉습니다.

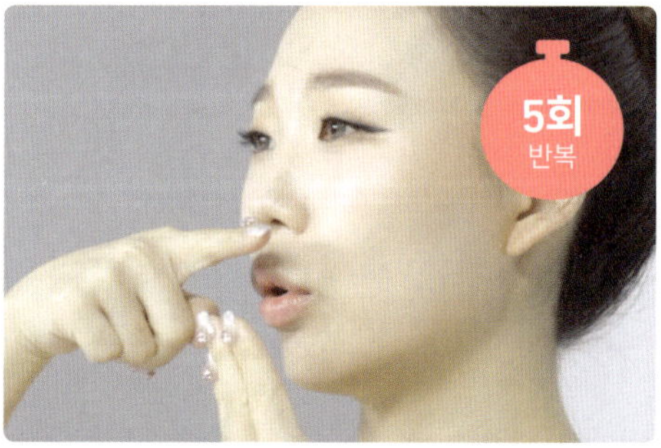

4 다음에 검지를 코 밑을 옆으로 가볍게 대고 반대쪽 손가락 3개를 입 앞에 대고 공기의 흐름을 확인하면서 천천히 입으로 마시고 입을 다물고 코로 뱉고 또 입을 다물고 코로 마시고 입을 벌리고 입을 내뱉는 동작을 5회 반복합니다.

③ 구강 호흡 개선

혀에 물 가두기

영상보기

물을 혀 안에 가두는 동작인데요. 이 운동은 비인강을 폐쇄해 비강 호흡을 촉진하는 운동법으로 혓바닥과 경구개 사이에 액체나 음식 덩어리를 제대로 유지할 수 있도록 혀와 구강 내 근육의 근력을 기를 수 있는 동작입니다.

물을 머금었다가 뱉어내야 하니까 세면대에서 하시는 것이 좋겠지요? 번거롭게 운동 시간을 내는 것보다 양치하기 전, 세수하기 전 반복해주시면 좋습니다. 방법을 설명해 드리면,

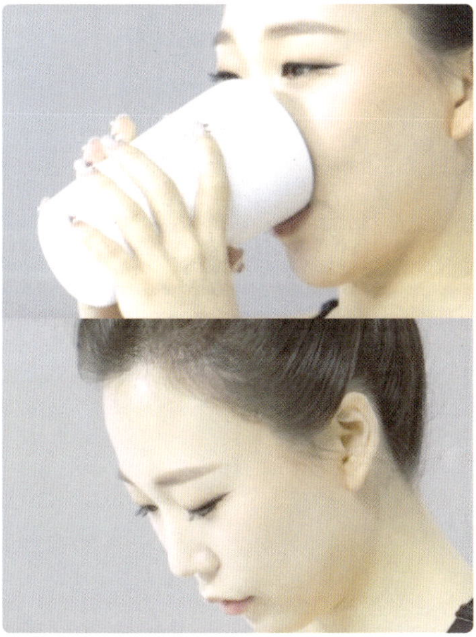

1 바른 자세로 서서 물을 입에 머금은 다음 입술을 다물어서 혓바닥 위에 물을 모아서 혀와 입천장 구개 사이로 물이 쏟아지지 않도록 하면서 입을 크게 벌려주세요.

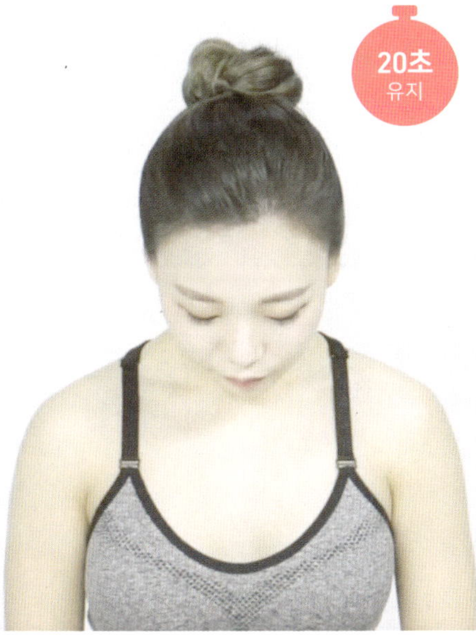

2 그런 다음 고개를 숙인 다음 천천히 20까지 숫자를 센 다음 물을 버립니다.

③ 구강 호흡 개선

가글한 뒤 멈추기

영상보기

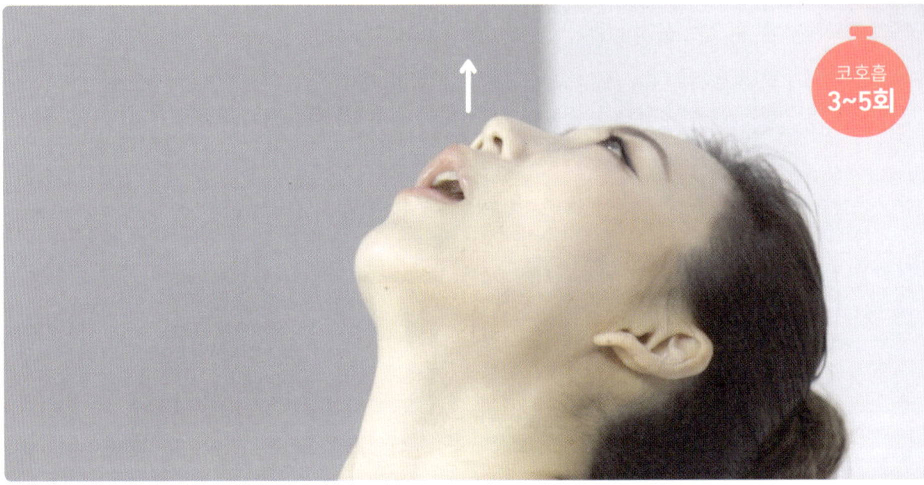

1 위쪽을 향해 "와글와글" 가글을 하고 고개를 위를 향한 상태에서 물을 머금은 채로 코로 3~5회 호흡합니다.

2 초기에 익숙하지 않은 경우에는 너무 많은 양의 물을 넣지 않고 진행하면 코로 하는 호흡이 익숙해질 수 있을 겁니다.

④ 저작, 연하 습관 개선

껌 씹기 훈련

영상보기

올바르게 씹는 방법

음식을 씹을 때 입술을 다물고 비강 호흡을 하면서 안쪽 어금니에서 저작근을 이용해 씹는 것이 중요합니다.

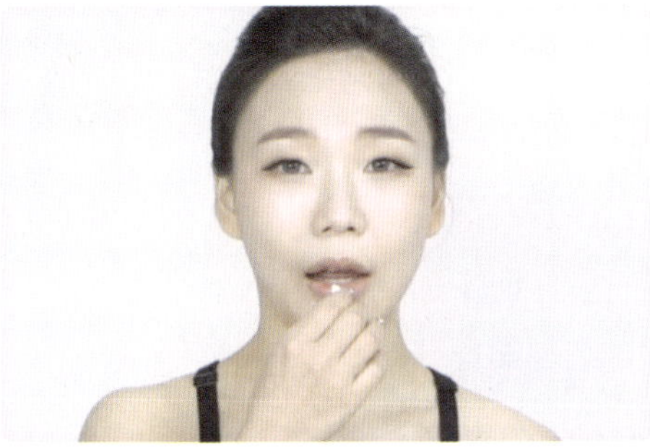

1 알껌은 1개, 판자껌은 1/2개를 뭉쳐서 오른쪽 어금니 음식이 씹히는 면에 올려둡니다.

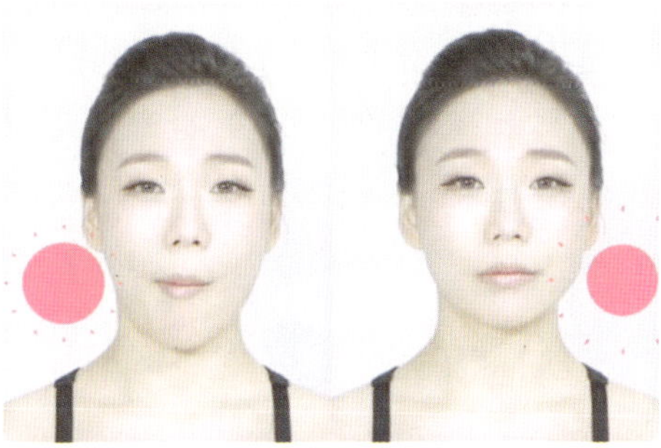

2 자세를 바르게 하고 껌을 오른쪽 왼쪽 번갈아 가며 씹습니다. 이때 앞쪽으로 나오지 않도록 혀의 위치를 의식하면서 씹는 것이 중요합니다.

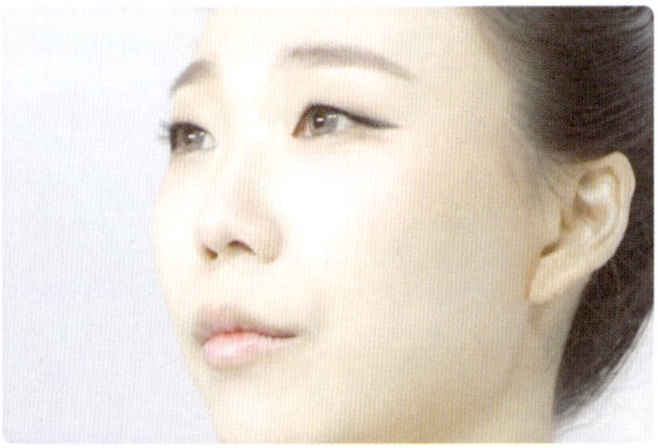

3 침이 분비되기 시작하면 껌은 오른쪽 어금니에 문 채 입술을 다물고 침을 혓바닥 위에 모아서 목을 사용해서 삼키는 것을 3번 반복해줍니다.

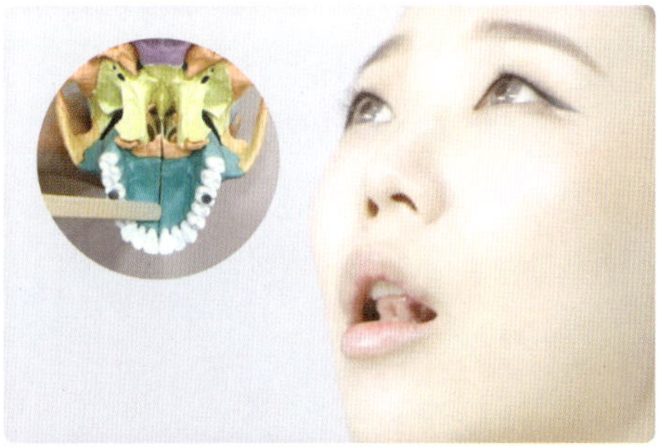

4 껌이 맛이 없어지면 껌을 입천장 위 스폿 주변에 혀끝을 이용해 붙인 다음 혀를 고정한 상태로 잠시 있습니다. 그다음 왼쪽도 같은 방식으로 연습합니다.

올바르게 삼키는 방법

우리가 음식을 섭취할 때 입을 통해 받아들인 음식을 어금니로 옮겨 씹어서 잘게 부순 다음 인두로 넘기기 위한 과정에 혀의 움직임이 굉장히 중요합니다. 이 과정이 원활히 진행되려면 아래의 그림처럼 잘게 부서진 음식을 혀 위에 옮길 수 있어야 하며 혀를 리드미컬하게 움직여서 인두로 밀어 넣는 과정이 원활하게 일어나야 제대로 된 연하가 가능해집니다. 그런데 구강 호흡 습관이 있거나 턱관절 장애가 있는 사람들의 경우 혀의 근육이 약하고 움직임이 자유자재로 되지 않기 때문에 이 과정이 원활하게 진행되지 않습니다. 그래서 음식을 삼키는 것이 힘들어지게 되지요. 결과적으로 잘게 으깬 다음 조금씩 넘기는 습관을 가지게 되니 음식이 입안에 머무는 시간이 길어져 식사 시간이 길어지게 되고 덩어리가 조금만 크더라도 삼키는 것이 힘들어지게 되니 심지어 알약을 잘 삼키지 못하는 경우도 생기게 됩니다.

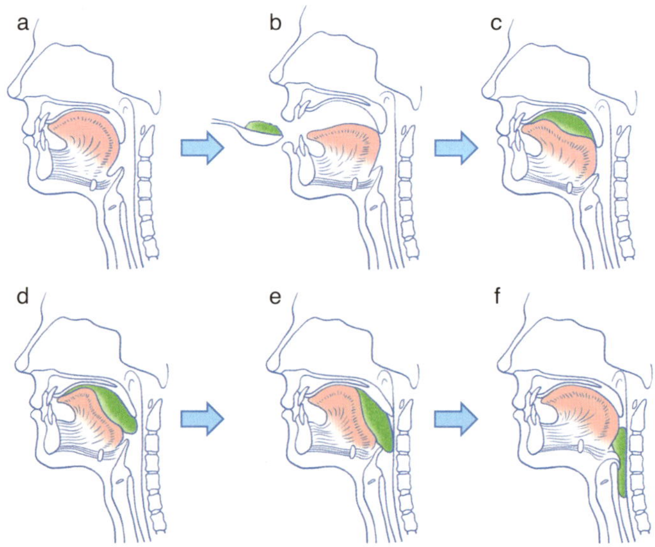

④ 저작, 연하 습관 개선

'캇' 하고 삼키기

영상보기

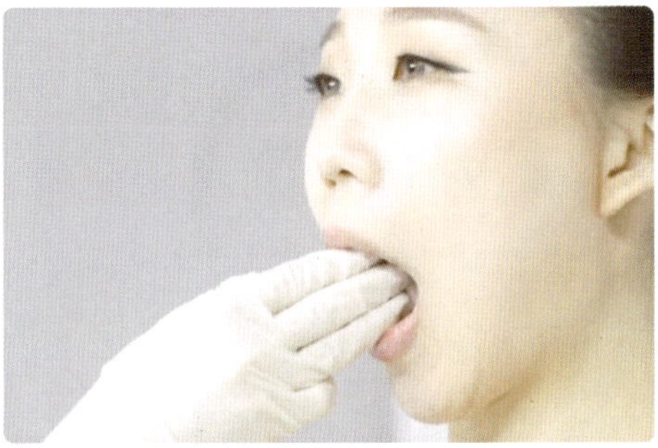

1 검지, 중지, 약지 3개 손가락 끝을 앞니로 가볍게 물고

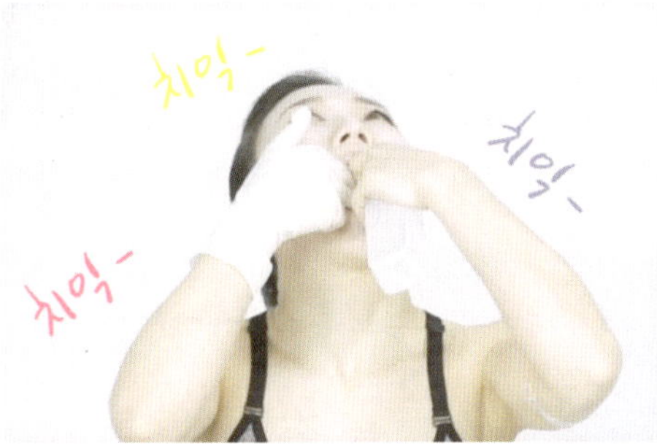

2 고개를 살짝 젖혀 스프레이로 물을 3회 정도 입에 뿌려 넣습니다.

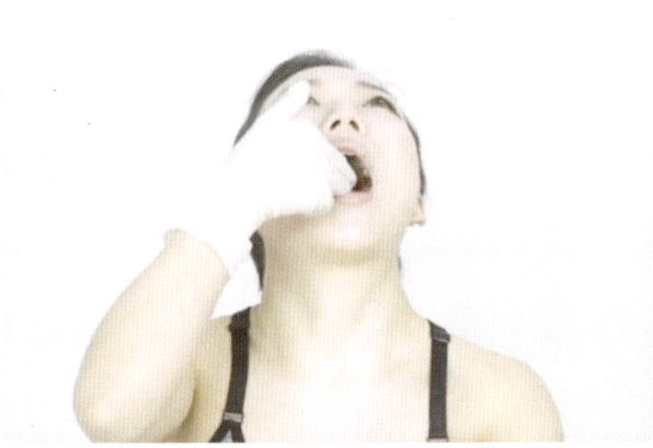

3 고개를 젖힌 상태에서 물이 목으로 오면 물을 삼키는 동작을 합니다. '캇'하고 소리를 내며 물을 인두 쪽으로 끌어당기면서 삼켜줍니다. 이 동작을 3회 반복합니다.

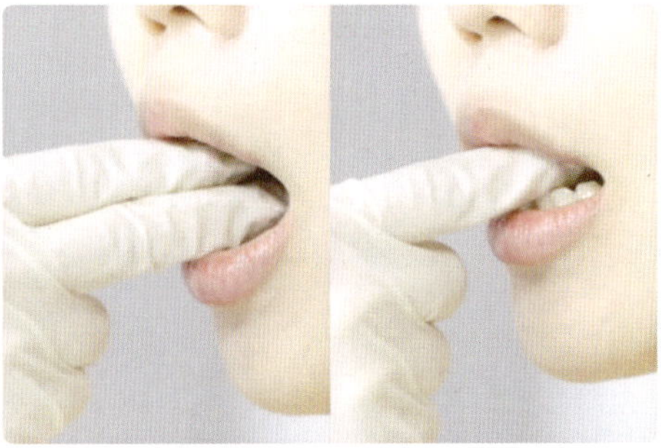

4 세 손가락을 물고 삼키는 것이 힘들 경우 손가락 2개 또는 1개만 물고 진행합니다.

④ 저작, 연하 습관 개선

'후루룩' 하고 삼키기

영상보기

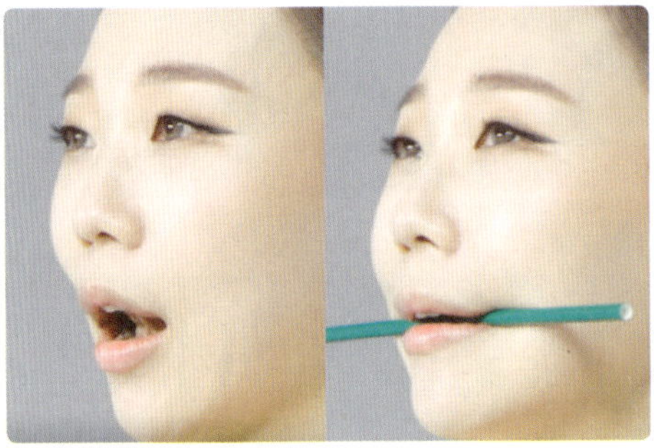

1 혀끝을 스폿에 대고, 혀 전체를 빨아올리며 빨대를 앞에서 3번째 치아 뒤에 두고 어금니로 물어 줍니다.

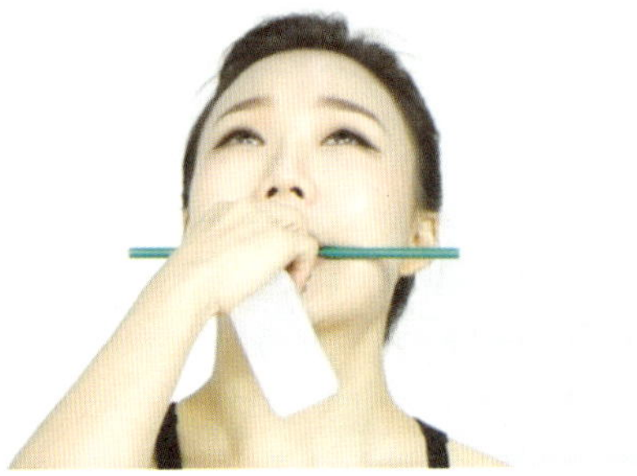

2 입을 옆으로 '이-' 하는 것처럼 벌리고 물을 스프레이로 한 번 뿌려 넣어 '츄우-' 하고 물을 뒤로 빨아들인 후,

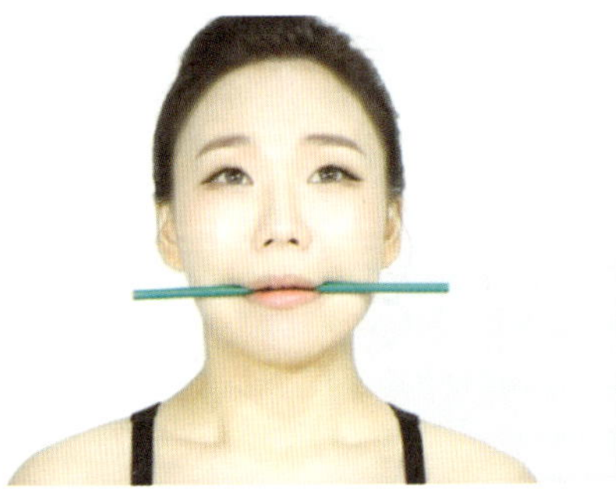

3 혀 위에 모으면서 입술을 벌린 채 삼킵니다.

습관적으로 구강 호흡을 하는 사람은 특징적인 입술 형태를 가지고 있습니다. 구순력이 약해 위아래 입술이 밖으로 벌어져서 두툼하게 보이는 모습을 가진 경우나 상순이 짧고 들리고 아랫입술은 과긴장되어 있는 경우로 나눌 수 있는데, 이러한 부분은 입술의 근육인 구륜근이나 뺨의 협근과 같이 상호 협력하는 근육을 트레이닝하는 운동이 필요합니다. 앞 챕터에서 몇 가지 운동법을 소개해 드렸는데요. 추가로 몇 가지를 더 알려드려 보겠습니다.

⑤ 입술 운동

립 마사지 / 윗입술 유연성 기르기

영상보기

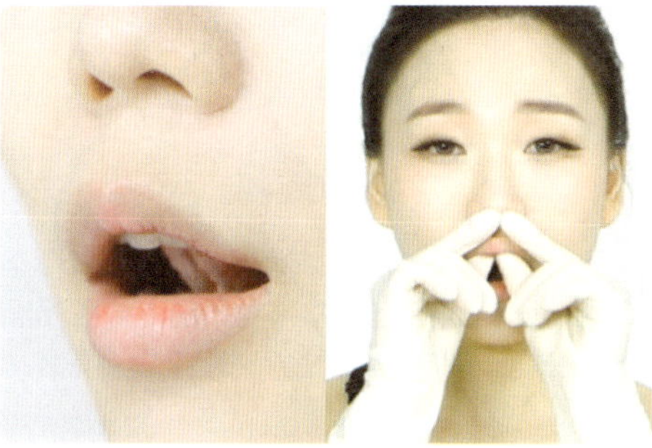

1 자세를 바르게 하고 혀는 위턱 스폿에 대고 양손의 엄지를 윗입술 뒤편에 넣고 집게손가락으로 윗입술 바깥을 잡아줍니다.

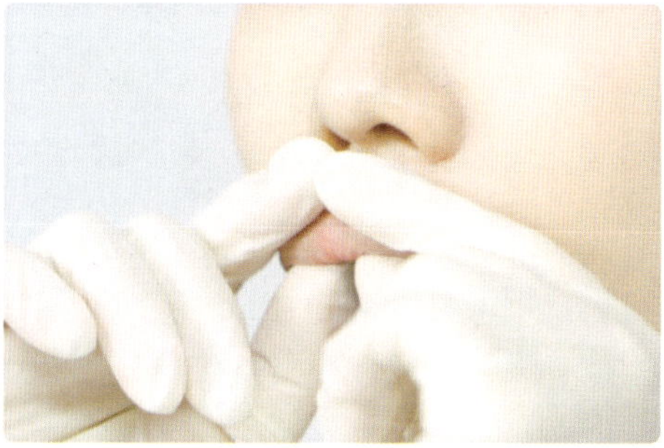

2 안쪽에서 엄지손가락으로 지지하면서 집게손가락으로 부드럽게 윗입술을 엄지를 따라 늘려주세요.

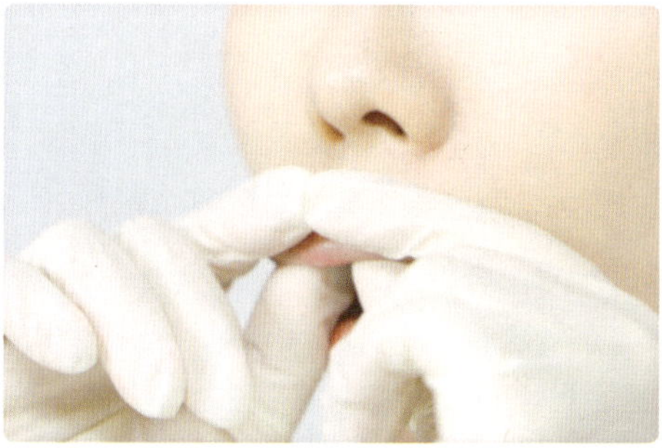

3 그런 다음 코 밑에 집중해 힘을 줘서 쭉 늘려주세요.

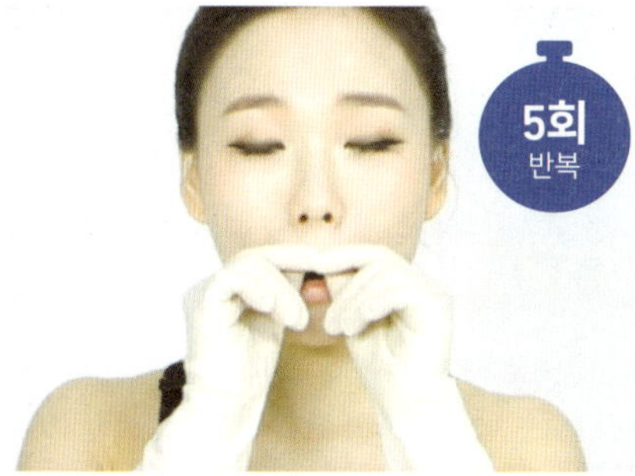

4 1부터 10까지 숫자를 셉니다. 이 동작을 5회 반복해주세요.

⑤ 입술 운동

단추 입에 물고 버티기 / 상하 입술 근력 강화

영상보기

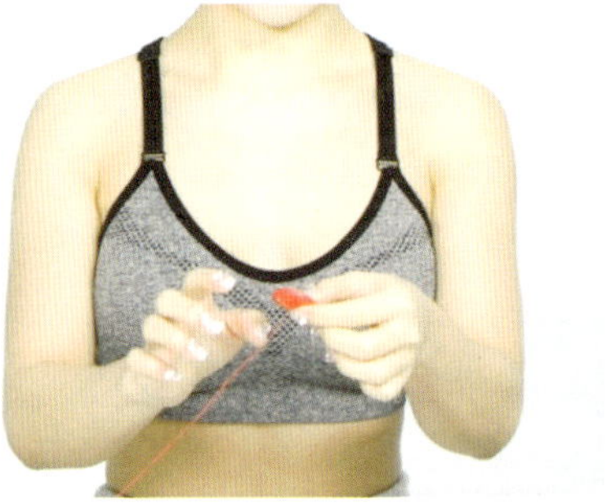

1 지름이 2.5 cm 정도 되는 단추에 60cm 정도의 길이의 무명실을 매달아 줍니다.

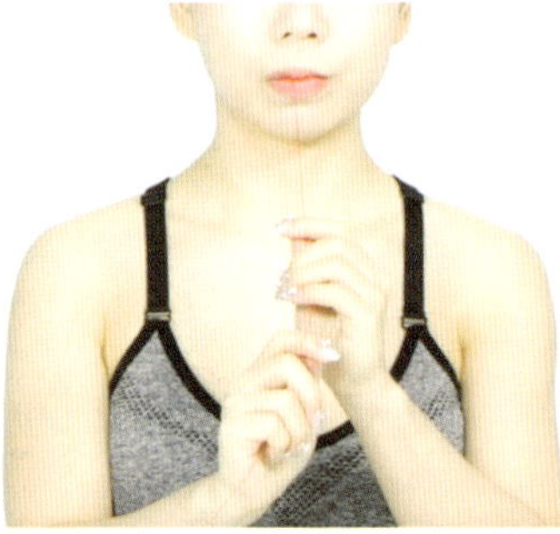

2 실 끝을 40센티 정도 떨어지도록 양손으로 잡고 앞으로 강하게 당겨줍니다. 이때 단추는 입술 한가운데 오도록 하고 이빨로 물지 않도록 주의합니다.

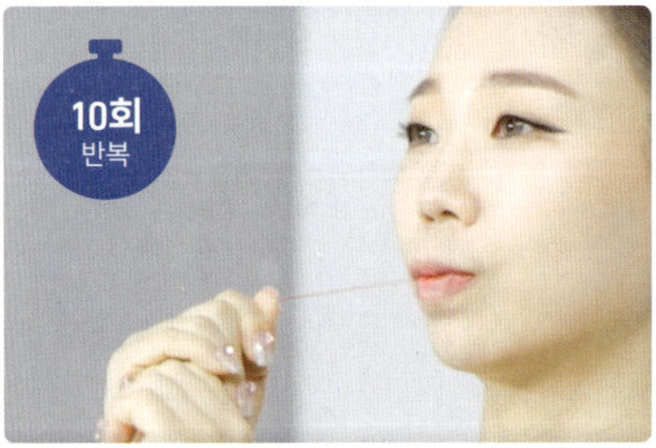

3 앞으로 당기는 힘을 점점 더 강하게 주고, 단추가 입술에서 분리되지 않도록 버팁니다. 10회 반복해줍니다.

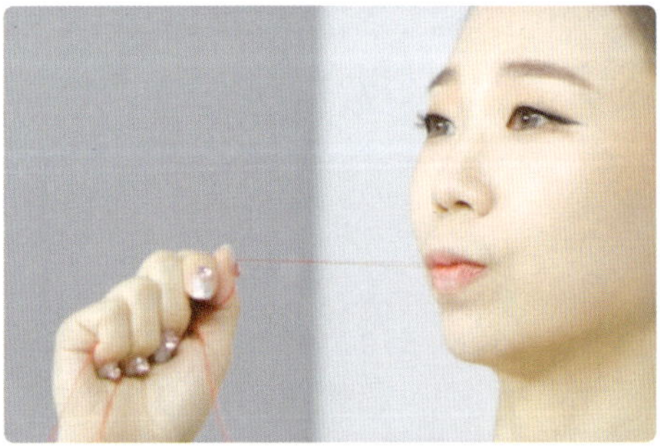

4 손으로 당기는데 버티는 힘이 생기면, 실 끝에 물을 반쯤 담은 스프레이통을 연결해서 진행해도 됩니다. 얼굴을 바닥을 쳐다보면서 입술 힘만으로 스프레이통을 올렸다 내렸다 반복합니다. 스프레이통의 물을 점차 늘려줍니다.

⑤ 입술 운동

입술 오므리기

영상보기

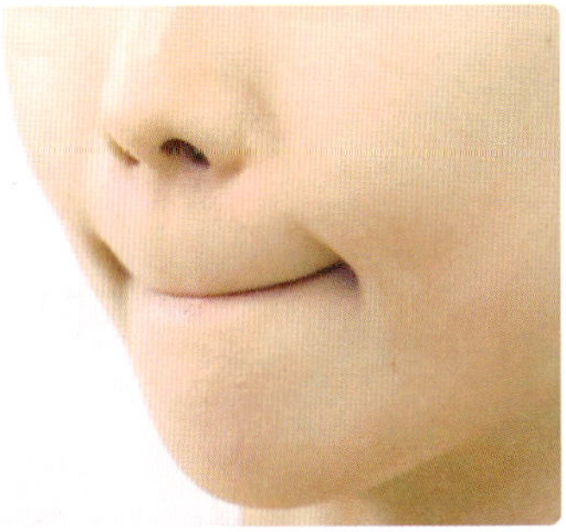

1 자세를 바르게 하고 목을 세워 거울을 봅니다. 아랫입술로 윗입술을 덮어줍니다.

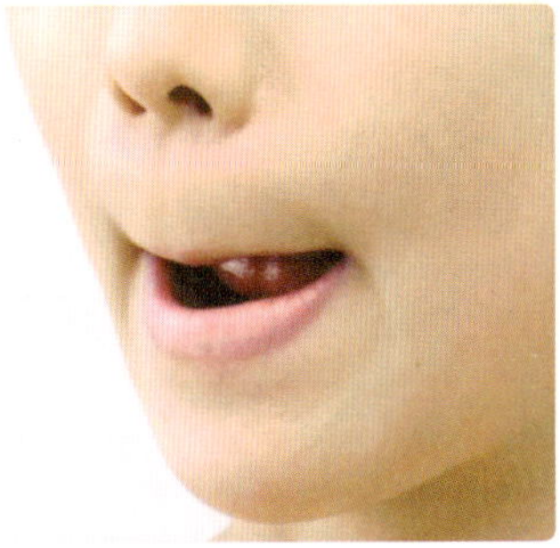

2 코 밑은 확실하게 늘리면서,

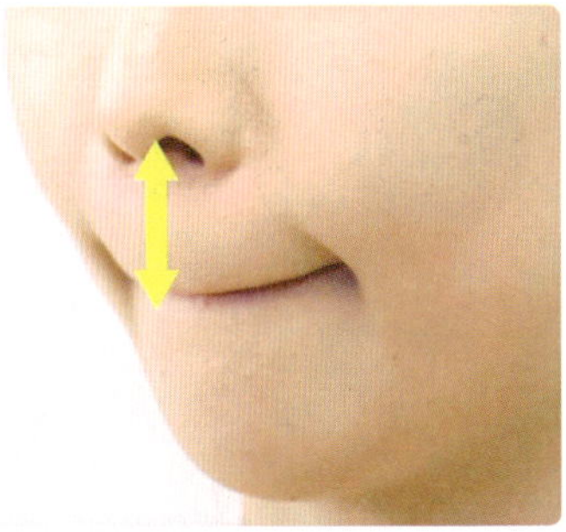

3 천천히 문질러 내립니다.

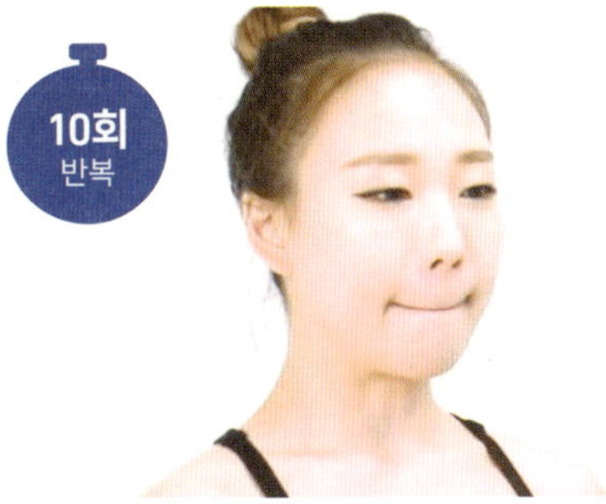

4 10번 반복합니다.

⑤ 입술 운동

윗입술이 들리는 현상 개선

영상보기

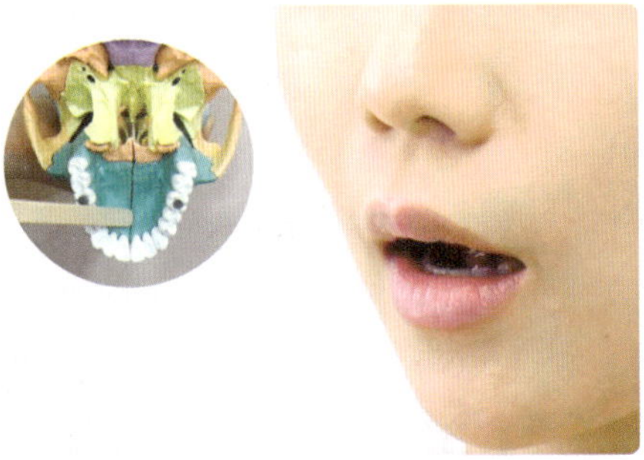

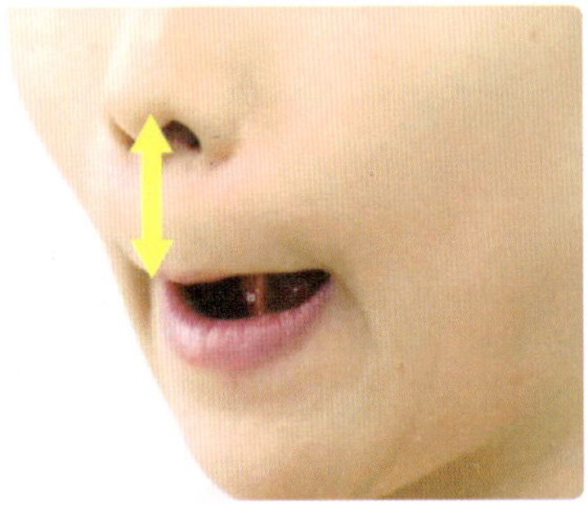

1 자세를 바르게 하고 혀는 스폿에 대고 입은 크게 벌리면서,

2 코 밑을 힘껏 늘려줍니다.

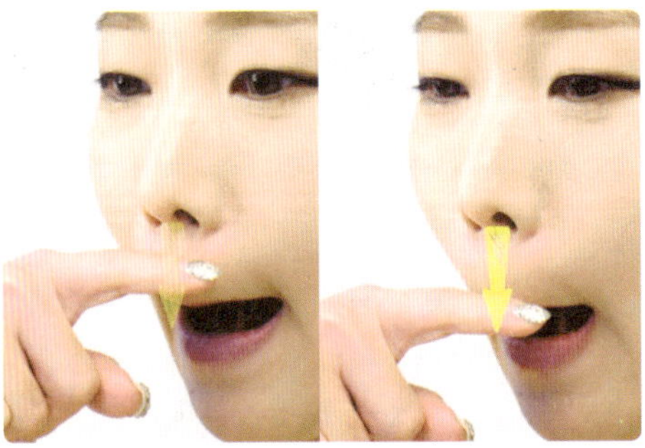

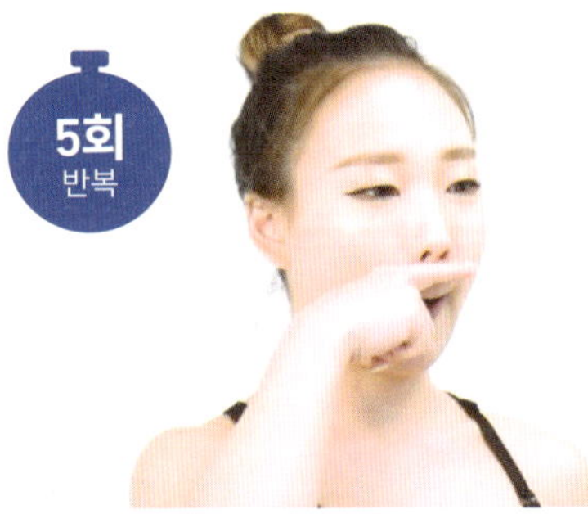

3 그 다음 집게 손가락을 코 밑에 대고 밑으로 문질러서 늘려줍니다.

4 이 동작을 5번 반복합니다.

⑤ 입술 운동

입꼬리 끌어올리기

영상보기

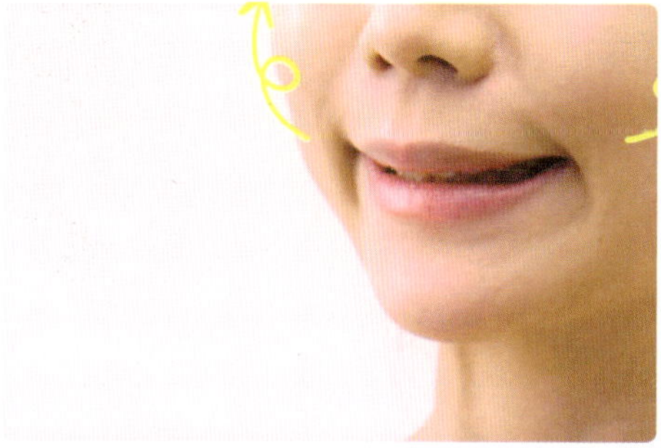

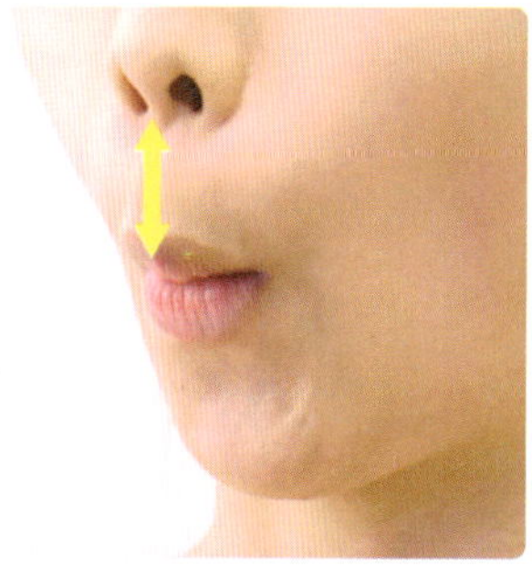

1 자세를 바르게 하고 정면을 바라봅니다. 뺨을 위로 올리면서 “이-”

2 코 밑을 쭉 늘리면서 “오-” 입모양을 반복합니다.

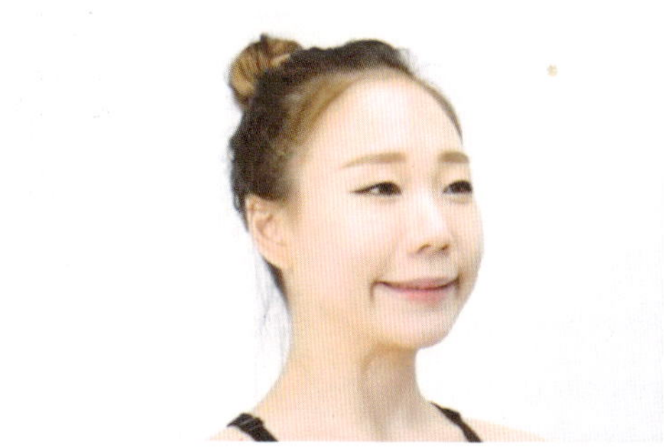

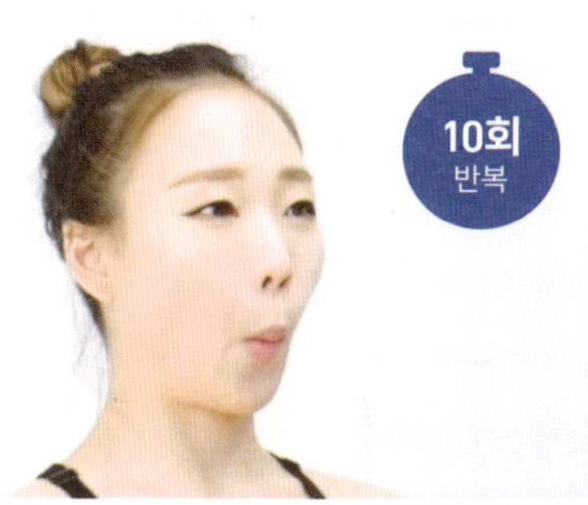

3 이 동작을 10회 반복해주세요.

⑤ 입술 운동

늘어진 입술 힘 기르기

영상보기

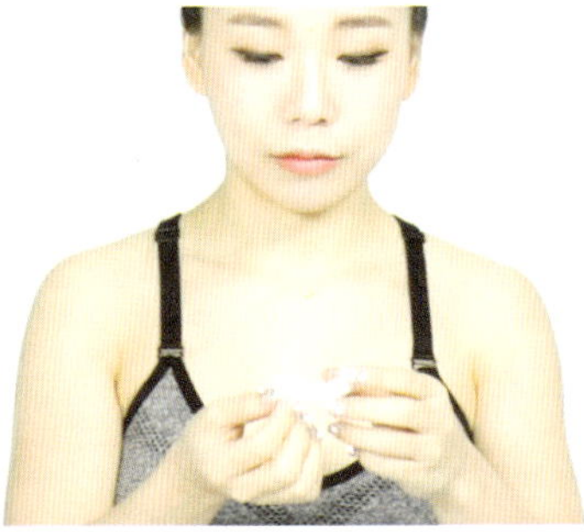

1 물에 적신 코튼 솜을 준비합니다.

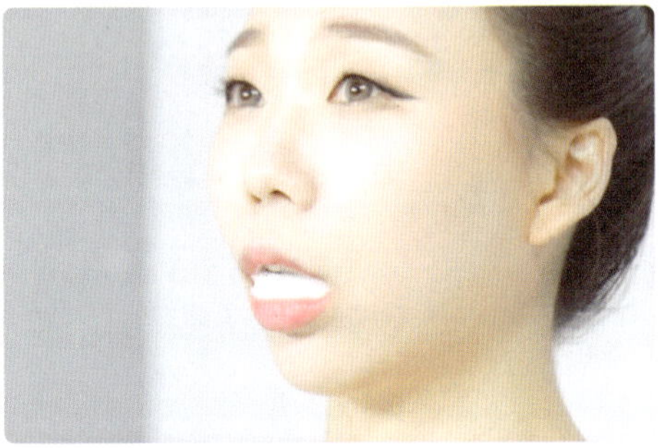

2 혀끝을 스폿에 대고 물에 적신 코튼 솜을 아랫입술과 치아 사이 공간에 말아 물고,

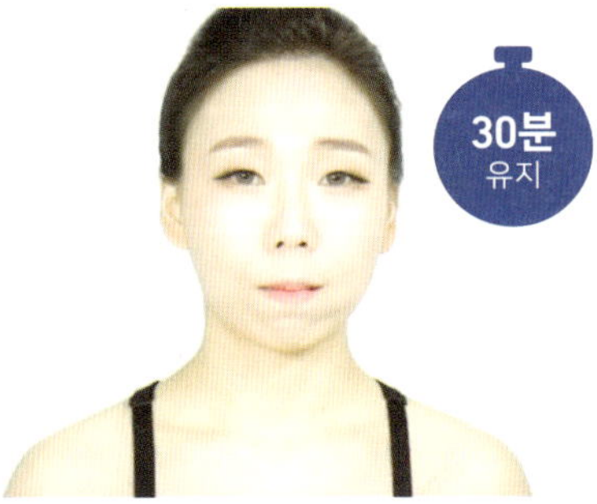

3 코로 숨을 쉽니다. 30분 정도 물고 있습니다.

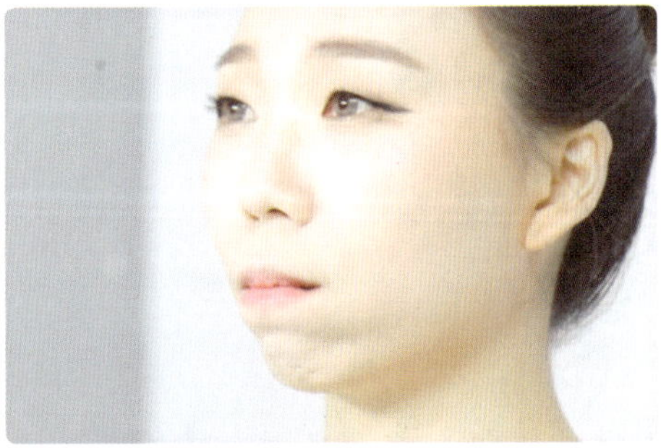

4 TV를 보거나 공부를 할 때 물고 있으면 좋습니다.

삐뚤어진 얼굴,
습관 바로잡기

초판 1쇄 2019년 9월 2일
초판 2쇄 2020년 2월 3일
지은이 신정민
펴낸이 유성권
편집장 이재선
기획 윤희영
마케팅 임태완, 김호철, 최성규, 정명한, 한태수, 박만근,
김모란, 김성환, 김지현, 김민애, 김소연
판형 180mm × 220mm

펴낸곳 범문에듀케이션
서울시 양천구 목동서로 211 범문빌딩, 우 07995
전화 02) 2654-5131 / **팩스** 02) 2652-1500
웹사이트 www.medicalplus.co.kr

출판등록 2011년 1월 3일 제 2011-000001호
ISBN 979-11-5943-162-3 (13510)

이 도서의 국립중앙도서관 출판예정도서목록(CIP)은 서지정보유통지원시스템 홈페이지(http://seoji.nl.go.kr)와
국가자료공동목록시스템(http://www.nl.go.kr/kolisnet)에서 이용하실 수 있습니다. (CIP제어번호: CIP2019029542)

아침사과는 (주)범문에듀케이션의 건강 실용서 브랜드입니다.